Hartmut Gaulrapp, Gregor Schönecker, Thomas Wirth (Hrsg.)

Die schmerzhafte Kinderhüfte

Die schmerzhafte Kinderhüfte

Herausgegeben von
Hartmut Gaulrapp, Gregor Schönecker, Thomas Wirth

DE GRUYTER

Herausgeber

Dr. med. Hartmut Gaulrapp
Facharztpraxis für Orthopädie und
Kinderorthopädie
Leopoldstr. 25
80802 München
E-Mail: gaulrapp.dr@gmx.net

Prof. Dr. med. Thomas Wirth
Klinikum Stuttgart – Olgahospital
Orthopädische Klinik
Kriegsbergstr. 60
70174 Stuttgart
E-Mail: t.wirth@klinikum-stuttgart.de

Dr. med. Gregor Schönecker
Gemeinschaftspraxis für Orthopädie und
Orthopädische Chirurgie
Seligenthaler Str. 8
84034 Landshut
E-Mail: pfanzelt.schoenecker@web.de

ISBN 978-3-11-046944-8
e-ISBN (PDF) 978-3-11-047059-8
e-ISBN (EPUB) 978-3-11-046970-7

Library of Congress Cataloging-in-Publication Data
A CIP catalog record for this book has been applied for at the Library of Congress.

Bibliografische Information der Deutschen Nationalbibliothek
Die Deutsche Nationalbibliothek verzeichnet diese Publikation in der Deutschen
Nationalbibliografie; detaillierte bibliografische Daten sind im Internet über
http://dnb.dnb.de abrufbar.

© 2017 Walter de Gruyter GmbH, Berlin/Boston
Umschlaggestaltung: Photographee.eu/Shutterstock
Satz: le-tex publishing services GmbH, Leipzig
Druck und Bindung: Hubert & Co. GmbH & Co. KG, Göttingen
♾ Gedruckt auf säurefreiem Papier
Printed in Germany

www.degruyter.com

Vorwort

Schmerzen im Bereich der Hüftgelenke sind einer der häufigsten Gründe, die zur Vorstellung in der kinderorthopädischen Praxis oder Ambulanz führen. Betroffen sind überwiegend Kleinkinder, Schulkinder und Präadoleszente. Welche differenzierten Erkrankungen vorliegen können, entscheidet sich nach einer eingehenden Erhebung der Krankengeschichte, die auch Schwangerschaft und Geburtsumstände beinhalten muss. Der kindgerecht durchgeführten körperlichen Untersuchung folgt meist unmittelbar eine Ultraschalluntersuchung der Hüftgelenke. Weitere Bildgebung, Laboruntersuchungen und interdisziplinäre Konsile sowie der Austausch im Netzwerk ergänzen die Diagnostik.

Das vorliegende Werk ist Teil einer Reihe zu Gelenkerkrankungen bei Kinder und Jugendlichen und fußt auf einer vom Berufsverband für Orthopädie und Unfallchirurgie durchgeführten wissenschaftlichen Sitzung auf dem Deutschen Kongress für Orthopädie und Unfallchirurgie. Alle Kapitel über die Vielfalt bei kindlichem Hüftschmerz möglicher Diagnosen wurden von führenden deutschsprachigen Experten verfasst. Erstmals steht somit eine Monographie zum Thema Hüftschmerz bei Kindern zur Verfügung, die von den Herausgebern Kinderärzten, Orthopäden und Unfallchirurgen, Kinderrheumatologen und anderen mit Kindern befassten medizinischen Fachgebieten ans Herz gelegt wird.

Die Herausgeber danken ihren Autoren und dem Verlag für die gute Zusammenarbeit sehr herzlich.

Dr. Hartmut Gaulrapp,
Dr. Gregor Schönecker,
Prof. Thomas Wirth

München, Landshut, Stuttgart,
Mai 2017

Inhalt

Teil I: Diagnostik

Christian Roggenbuck, Jasmin El Helo, Holger Mellerowicz

Teil II: Erkrankungen

Mohammad Azizbaig Mohajer, Christian Tschauner

Autorenverzeichnis

Maren Asmussen
Pädiatrische Radiologie
Universitäts-Kinderspital beider Basel
Spitalstrasse 33
4056 Basel - Schweiz
E-Mail: maren.asmussen@ukbb.ch
Kapitel 3

Dr. Peter Bernius
Kinderorthopädie, Neuroorthopädie
Schön Klinik München Harlaching
Harlachinger Straße 51
81547 München
E-Mail: pbernius@schoen-kliniken.de
Kapitel 13

Dr. Bernd Bittersohl
Universitätsklinikum Düsseldorf
Moorenstr. 5
40225 Düsseldorf
E-Mail:
bernd.bittersohl@med.uni-duesseldorf.de
Kapitel 4 und 11

Prof. Dr. Dr. Hans-Georg Dietz
Dr. von Haunersches Kinderspital
Kinderchirurgische Klinik und Poliklinik
Lindwurmstraße 4
80337 München
E-Mail:
hans-georg.dietz@med.uni-muenchen.de
Kapitel 10

Prof. Dr. Hans Roland Dürr
Orthopädische Klinik
Klinikum der LMU München
Geschwister-Scholl-Platz 1
80539 München
E-Mail:
hans_roland.duerr@med.uni-muenchen.de
Kapitel 15

Dr. Hartmut Gaulrapp
Facharztpraxis für Orthopädie und
Kinderorthopädie
Leopoldstr. 25
80802 München
E-Mail: gaulrapp.dr@gmx.net
Kapitel 2 und 8

Dr. Tobias Hesper
Klinik für Orthopädie
Universitätsklinikum Düsseldorf
Moorenstr. 5
40225 Düsseldorf
E-Mail: tobias.hesper@med.uni-duesseldorf.de
Kapitel 11

Prof. Dr. Franz Wolfgang Hirsch
Abteilung für Kinderradiologie
Universitätsklinikum Leipzig AÖR
Liebigstr. 20 a
04103 Leipzig
E-Mail: hirw@medizin.uni-leipzig.de
Kapitel 14

Prof. Dr. Rüdiger Krauspe
Universitätsklinikum Düsseldorf
Moorenstr. 5
40225 Düsseldorf
E-Mail: hemmers@med.uni-duesseldorf.de
Kapitel 11

PD Dr. Holger Mellerowicz
Klinik für Kinderorthopädie und
Kindertraumatologie
HELIOS Klinikum Emil v. Behring
Walterhöferstr. 11
14165 Berlin
E-Mail: holger.mellerowicz@helios-kliniken.de
Kapitel 1

Dr. Mohammad Azizbaig Mohajer
Orthopädie und Orthopädische Chirurgie
Steiermärkische Krankenanstaltengesellschaft
mbH, LKH Stolzalpe
Stolzalpe 38
8852 Stolzalpe, Österreich
E-Mail: mamohajer@me.com
Kapitel 16

Dr. Michael Poschmann
Kinderorthopädie, Neuroorthopädie
Schön Klinik München Harlaching
Harlachinger Straße 51
81547 München
E-Mail: mposchmann@schoen-kliniken.de
Kapitel 13

Dr. Christian Roggenbuck
Orthopädisches Zentrum Wilmersdorf
Roggenbuck und Rutkowski
Hohenzollerndamm 197
10717 Berlin
E-Mail: info@rr-ozw.de
Kapitel 1

Prof. Dr. Andreas Roth
Universitätsklinikum Leipzig AÖR
Klinik und Poliklinik für Orthopädie,
Unfallchirurgie und Plastische Chirurgie
Liebigstr. 20, Haus 4
04103 Leipzig
E-Mail: andreas.roth@uniklinik-leipzig.de
Kapitel 14

Dr. Gregor Schönecker
Gemeinschaftspraxis für Orthopädie und
Orthopädische Chirurgie
Seligenthaler Straße 8
84034 Landshut
E-Mail: pfanzelt.schoenecker@web.de
Kapitel 6, 7 und 9

Prof. Dr. Maximilian Stehr
Kinderchirurgie
Diakonie Neuendettelsau Klinik Hallerwiese /
Cnopf'sche Kinderklinik
St.-Johannis-Mühlgasse 19
90419 Nürnberg
E-Mail:
maximilian.stehr@diakonieneuendettelsau.de
Kapitel 10

Dr. Patrick Stumpp
Klinik und Poliklinik für Diagnostische und
Interventionelle Radiologie
Universitätsklinikum Leipzig AÖR
Liebigstr. 20, Haus 4
04103 Leipzig
E-Mail: patrick.stumpp@medizin.uni-leipzig.de
Kapitel 14

PD Dr. Christian Tschauner
Department III
Steiermärkische Krankenanstalten-
gesellschaft mbH
LKH Stolzalpe
Stolzalpe 38
8852 Stolzalpe, Österreich
E-Mail: christian.tschauner@lkh-stolzalpe.at
Kapitel 16

Prof. Dr. Bettina Westhoff
Orthopädische Klinik
Universitätsklinikum Düsseldorf
Moorenstr.5
40225 Düsseldorf
E-Mail: westhoff@med.uni-duesseldorf.de
Kapitel 4

Prof. Dr. Thomas Wirth
Klinikum Stuttgart
Orthopädische Klinik
Kriegsbergstraße 60
70174 Stuttgart
E-Mail: t.wirth@klinikum-stuttgart.de
Kapitel 5 und 12

PD Dr. Christoph Zilkens
Universitätsklinikum Düsseldorf
Moorenstr. 5
40225 Düsseldorf
E-Mail:
christoph.zilkens@med.uni-duesseldorf.de
Kapitel 11

——

Teil I: **Diagnostik**

Christian Roggenbuck, Jasmin El Helo, Holger Mellerowicz

1 Anamnese und klinische Untersuchung der kindlichen juvenilen und adoleszenten Hüfte

Um zielgerichtet, schnell und ressourcensparend eine Diagnose stellen zu können, sollten die Differenzialdiagnosen umfassend bekannt sein. Verschiedene Systematiken können dieses erleichtern.

Merke: Zuerst immer die orthopädisch-traumatologischen Notfälle und häufigen Differenzialdiagnosen bedenken.

1.1 Notfälle

1.1.1 Notfälle am Bewegungsapparat: Infektarthritis (septische/eitrige Coxitis) und Epiphyseolysis capitis femoris

Zur Verhinderung zeitbedingter, teilweise massiver Krankheitsfolgen und Komplikationen müssen diese schnell erkannt und sofort zielgerichtet standardisiert behandelt werden.

Vor allem bei Säuglingen und Kleinkindern muss die seltene septische Coxitis differenzialdiagnostisch von der häufigen Coxitis fugax abgegrenzt werden.

1.1.2 Parameter zur Differenzierung bei Hüftschmerz

Schon bei zwei Parametern der septischen Arthritis liegen Sensitivität und Spezifität für das Vorliegen einer septischen Arthritis über 90 % (Tabelle 1.1 [12]).

Tab. 1.1: Coxitis fugax vs. septische Coxitis ($n = 509$) [21].

Prädiktor	Coxitis fugax	Septische Arthritis
Starker Schmerz	11,5 %	61,9 %
Druckschmerz	17,2 %	85,7 %
Fieber > 38,5 °C	7,9 %	81,0 %
BSG > 20 mm/h	10,9 %	90,5 %

DOI 10.1515/9783110470598-001

Tab. 1.2: Klinische Diagnose ECF

Anamnese	Klinik
Leistenschmerz, Knieschmerz – Hinken	Außenrotationsgang
Gehunfähigkeit	Adipositas
	Schnelles Wachstum/Sport
	Drehmann-Zeichen

Während bis zum neunten Lebensjahr die septische Coxitis beachtet werden muss, steht danach die Epiphyseolysis capitis femoris (ECF) als wichtige und häufig übersehene Notfalldiagnose im Vordergrund (Tabelle 1.2).

Jung et al. erzielen eine weitergehende Sicherung der Diagnose um 98 % unter der Berücksichtigung folgender Faktoren [10] (siehe unter Tab. 1.3 und Liste „Notfälle außerhalb des Bewegungsapparates"):

1. Temperatur > 37 °C
2. Leukos > 11 G/l
3. Gelenkspalt > 2 mm
4. BSG > 20 mm/h
5. CRP > 10 mg/l

Tab. 1.3: Zeitverzögerungen bei der Diagnose ECF [25]

Orthopäde	4,5 Wochen
Andere	9,1 Wochen
Knieschmerz	10,3 Wochen
Röntgen Kniegelenk	13,3 Wochen
Hüftschmerz	4,9 Wochen
Röntgen Hüftgelenk	3,2 Wochen

Notfälle außerhalb des Bewegungsapparates

– Appendizitis
– Hodentorsion
– Inkarzerierte Hernie
– Epididymitis
– Peritonitis
– Invagination
– Volvulus
– Akute Leukose

1.2 Häufigkeit

Die Berücksichtigung der Inzidenz von Hüftschmerzen bei Heranwachsenden ermöglicht häufig eine schnelle Zuordnung (Abbildung 1.1).

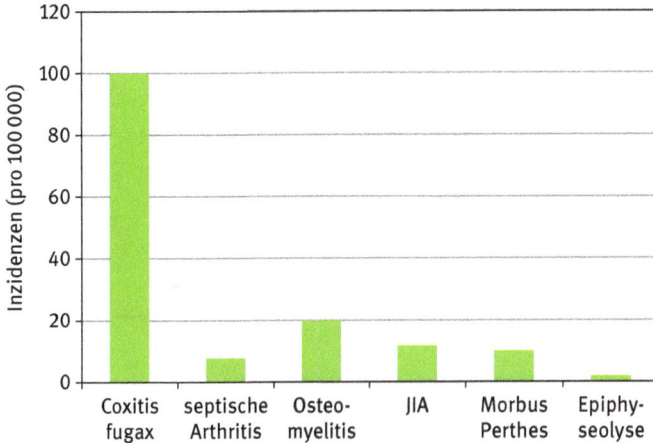

Abb. 1.1: Ursachen von Hüftschmerz. Inzidenzen pro 100.000 der wesentlichen pädiatrischen Hüfterkrankungen [9].

1.3 Alter

Die verschiedenen Erkrankungen am Hüftgelenk weisen eine charakteristische Altersprädisposition auf (Tabelle 1.4).

1.4 Lokalisation

Ein weiterer Zugang zur Differenzialdiagnostik erfolgt über die drei wesentlichen Lokalisationen der geklagten Beschwerden:

- Leiste
- Becken
- Trochanter major

Tab. 1.4: Hüftschmerz Altersprädisposition (modifiziert nach Hefti [7])

Säuglings- und Kleinkindalter (0–2 Jahre)	Kindesalter (2–9 Jahre)	Adoleszentenalter (10–16 Jahre)
Hüftdysplasie	Coxitis fugax	Epiphyseolysis capitis femoris
Hüftluxation	M. Perthes	Juvenile idiopathische Arthritis und andere rheumatische Erkrankungen
Traumata	Septische Coxitis	Juvenile Spondylarthritis
Septische Coxitis	Juvenile idiopathische Arthritis	Andere rheumatische Erkrankungen
Osteomyelitis	Andere rheumatische Erkrankungen Osteomyelitis Tumore	Tumore

1.4.1 Leiste

Bursitis iliopectinea, Osteochondrosis dissecans des Caput femoris, ISG-Syndrome, Femoroazetabuläres Impingement (FAI) im Jugendalter, M. Pierson (Osteonekrose des Os pubis), M. van Neck (Synchondrosis ischiopubica), M. Kremser (Osteonekrose des Tuber ischiadicum), Coxa saltans interna (Psoassehne an der Hüftgelenkskapsel), Engpasssyndrom des N. genitofemoralis, Adduktorenzerrung, Adduktorenapophyseopathie und -enthesiopathie [24], Histiocytosis, idiopathische Chondrolyse des Hüftgelenks, M. Perthes, idiopathische Hüftkopfnekrose sowie direkte und indirekte Leistenhernie, Schenkelhernie „weiche Leiste" (Einklemmung des Peritoneums) [8], Sportlerleiste „imbalance syndrome" (M. rectus abdominis/M. adductor longus) [16, 17], „pubic joint" (Ungleichgewicht adduzierender und abduzierener Kräfte) [14], Osteitis pubis, epiphysäre Dysplasie M. Meyer, M. Ribbing, M. Fairbanks.

1.4.2 Becken

Folgen und Komplikationen: Heterotope Ossifikation, Pseudarthrosen, Pseudotumoren.

Abdominelle, nicht den Bewegungsapparat betreffende Erkrankungen: akute und chronische Appendizitis, abszedierende retikuläre Lymphadenitis (Yersiniose u. a.), Colon irritabile, Colitis ulcerosa, Ileitis terminalis (M. Crohn), Divertikulitis, Salpingitis, Obstipation, akutes Abdomen, Volvulus [6] (Tabelle 1.5).

Tab. 1.5: Apophyseopathien und -ausrisse, Folgen und Komplikationen (modifiziert nach Wolf [26]).

Beckenkammapophyse	Schräge Bauchmuskeln
Spina iliaca anterior superior	M. sartorius, M. tensor fasciae latae
Spina iliaca anterior inferior	M. rectus femoris
Tuber ischiadicum	M. adductor magnus, ischiocrurale Muskulatur
Trochanter minor	M. iliopsoas
Trochanter major	M. gluteus medius et minimus

1.4.3 Trochanter major

Häufige Lokalisation für von den Patienten beschriebene Hüftschmerzen lateral. (Siehe Tab. 1.6)

Tab. 1.6: Beschwerden an der Hüftaußenseite

Coxa saltans externa	Tractus iliotibialis – lateral über den Trochanter major
Bursitis trochanterica	Druck- und Bewegungsschmerz lateral und dorsal des Trochanter major bis Ansatz M. Gluteus max.
Apophyseopathien, -abrisse, Enthesiopathien, M. gluteus medius und minimus	Apophysen, M. gluteus medius und minimus
Meralgia paraesthetica	Engpasssyndrom des N. cutaneus femoris lateralis Parästhesien und brennende Schmerzen proximaler ventraler Oberschenkel

1.5 Hüfte nicht orthopädisch-traumatologisch

1. Tumoren: Tumoren der Konus-Kauda-Region: Myxopapilläres Ependymom (Ependymom in Spinalkanal, 1. Altersgipfel 5. LJ) und primitiv neuroektodermaler Tumor (PNET), Chordome (Lokalisation im Os sacrum/aber überwiegend ältere Jugendliche)
2. Entzündlich: JIA, Still-Syndrom (systemische Form der JIA), M. Bechterew (ISG Arthritis)

1.6 Allgemeine Erkrankungen

Lymphknoten, Lymphangitis, Lymphadenitis rosenmülleri und gonorrhoica u. a., Appendizitis, Lymphome, M. Crohn, Colitis ulcerosa, Senkungsabszess, akute Appendizitis, chronische Appendizitis, abszedierende retikuläre Lymphadenitis (Yersiniose),

Colon irritabile, Colitis ulcerosa, Ileitis terminalis (M. Crohn), Divertikulitis (subfebrile Temperaturen), Salpingitis (Fieber bis Schüttelfrost), Obstipation, akutes Abdomen, Volvulus, Leukämie [6].

Zur Abklärung entzündlicher und tumoröser Erkrankungen siehe unter Abschnitt 1.9.

> **Merke:** Bei allen rheumaähnlichen Knochenschmerzen immer eine Leukämie ausschließen.

1.7 Leitsymptome

Eine weitere Möglichkeit ist die Differenzierung nach vier altersgemäßen Leitsymptomen:
- Hinken
- Hüftschmerz mit Fieber
- Hüftschmerz ohne Fieber
- Knieschmerz

1.7.1 Hinken

Ein hinkendes Gangbild ist ein wichtiges Symptom von Hüftgelenkserkrankungen bei Kindern und Jugendlichen. Es kann schmerzfrei oder schmerzbedingt auftreten. Auch zur Differenzierung der Gangbildveränderungen bietet sich die Berücksichtigung der Altersabhängigkeit an. Die Imitation eines pathologischen Gangbildes/ Hinkens kommt durchaus bei Kindern und Jugendlichen vor und sollte Berücksichtigung finden.

Gangbildveränderungen beim Kleinkind (1–6 Jahre), beim Juvenilen (6–10 Jahre) und beim Adoleszenten (10–16 Jahre) sind zu unterscheiden (Tabelle 1.7–1.9).

Tab. 1.7: Hinken beim Kleinkind (modifiziert nach Hefti [7])

Art des Hinkens	Verdachtsdiagnose
Trendelenburg-Duchenne-Hinken	Hüftluxation, Coxa valga, Coxa vara congenita
Versteifungs-, Schonhinken	Coxitis fugax, M. Perthes, rheumatische Arthritiden
Lähmungshinken	Neuroorthopädische Erkrankungen (ICP, MMC, Myopathien u. a.)
Schonhinken	Apophysitiden und -abrisse, Imitation, Wachstumsschmerz, Kindesmisshandlung (Battered Child), Osteomyelitis

Tab. 1.8: Hinken beim Schulkind

Art des Hinkens	Verdachtsdiagnose
Versteifungs-, Schonhinken	M. Perthes
Versteifungs-, Verkürzungshinken	Beinverkürzung, Kontraktur am Hüft- oder Kniegelenk, Coxa valga, Coxa vara
Versteifungshinken, Schonhinken	Rheumatische Arthritiden
Lähmungshinken	Neuroorthopädische Erkrankungen (ICP, MMC, Myopathien u. a.)
Schonhinken	Apophyseopathien, -abrisse
Schonhinken, Pseudoblockaden	Coxa saltans

Tab. 1.9: Hinken beim Jugendlichen (modifiziert nach Hefti [7])

Art des Hinkens	Verdachtsdiagnose
Schonhinken	ECF, Stressfrakturen, Coxa saltans
Versteifungs-, Schonhinken	Rheumatische Arthritiden
Versteifungs-, Verkürzungshinken	Kontrakturen am Hüft- oder Kniegelenk, Kniebinnenläsion, M. Osgood-Schlatter

1.7.1.1 Duchenne-Hinken

Das Duchenne-Hinken ist Folge der Hüftabduktoreninsuffizienz. In der Phase des Einbeinstands wird am betroffenen Bein der Oberkörper und damit der Schwerpunkt auf die Standbeinseite verlagert. Dadurch soll das Abkippen des Beckens auf die Schwungbeinseite verhindert werden.

1.7.1.2 Schonhinken

Beim Schonhinken ist die Standbeinphase auf dem zu schonenden Bein verkürzt und/ oder das Bein nur teilbelastet: Es resultiert ein unsymmetrisches Gangbild. Eine Verringerung des Drehmoments erfolgt über eine Verkürzung des Lastarmes durch Verlagerung des Körperschwerpunktes über das Standbein.

1.7.1.3 Kontrakturhinken

Muskelkontrakturen führen durch die resultierende Bewegungseinschränkung zur Veränderung des Gangbildes.

1.7.1.4 Verkürzungshinken

Ursache ist eine anatomische oder funktionelle Beinverkürzung. Beim Verkürzungshinken senkt sich der Körperschwerpunkt im Gehen, während der Standphase auf dem verkürzten Bein, übermäßig ab und wird zum Gewichtsausgleich über das andere Bein verlagert.

1.7.1.5 Lähmungshinken
Das Lähmungshinken tritt bei schlaffer oder spastischer Lähmung auf (ICP). Bei der ECF tritt ein Gangbild auf, das durch die veränderten Hebelverhältnisse und eine dadurch insuffiziente Muskulatur ein Lähmungshinken imitiert.

1.7.1.6 Ataxie/Dyskinesie
bei neuroorthopädischen Erkrankungen.

1.7.2 Hüftschmerz mit Fieber

Akuter Beginn der Beschwerden mit hohem Fieber und Schonhaltung: septische Arthritis, spezifische Arthritiden (TBC, Gonorrhö etc.) oder Osteomyelitis.

Subakuter bis akuter Beginn mit gleichzeitigem Gewichtsverlust und Leistungsminderung: maligne Erkrankung oder systemische Form der juvenilen idiopathischen Arthritis (JIA, z. B. Still-Syndrom).

Weitere Differenzialdiagnosen: Appendizitis, Senkungsabszess, Peritonitis, inkarzerierte Hernie, Harnwegsinfekt oder inguinale Lymphadenitis.

1.7.3 Hüftschmerz ohne Fieber

Coxitis fugax, ECF, M. Perthes, Chondrolyse des Femurkopfes, Coxa valga oder vara, Wirbelsäulenschmerz, ISG-Syndrom, weiterhin Hodentorsion, direkte oder indirekte Leistenhernie, persistierende femorale Antetorsion, Miserable-Malalignment-Syndrome [4].

1.7.4 Knieschmerzen

Der Knieschmerz, der durch eine Irritation des N. obturatorius im Bereich des Hüftgelenkes verursacht wird und sich durch den Verlauf des Ramus posterior über die Innenseite des Oberschenkels in die Kniegelenksregion projiziert, kann den Schmerzen im Hüftgelenk vorauseilen. Deshalb ist die Untersuchung des Hüftgelenks immer obligatorisch (häufig übersehen: ECF) (Tabelle 1.10).

Tab. 1.10: Differenzierung: Wachstumshüftschmerz [22]

	Wachstumsschmerz	Hüftschmerz
Schmerzverlauf	Intermittierend, einige schmerzfreie Episoden	Persistierend, steigende Intensität
Lateralität	Bilateral	Unilateral
Lokalisation	M.-quadriceps-Region, Unterschenkel, Kniekehle	Gelenkschmerz
Schmerzbeginn	Spätnachmittags, abends, nachts	Persistenz bis in den Morgen
Klinik	Unauffällig	Schwellung, Erythem, Druckschmerz, Bewegungseinschränkung, Hinken

Merke: „Schmerzen am Knie – Vergiss die Hüfte nie!" [7].

Wachstumsschmerzen werden häufig als „Beinschmerz" von den Kindern beschrieben (Lokalisation Unterbauch bis Fuß).

1.8 Anamnese und klinischer Befund

Merke: Anamnese und klinische Untersuchung sind immer noch das Fundament der Diagnostik. Bildgebung, Labor u. a. untermauern die Hypothesen.

1.8.1 Anamnese

Die Anamnese gibt erste und wichtigste Hinweise auf dem Weg zur Diagnose. (Siehe Abb. 1.2)

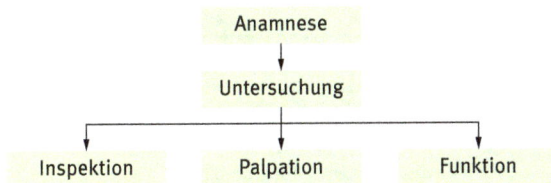

Abb. 1.2: Vorgehen bei der klinischen Untersuchung.

Die erhobenen Daten führen zu einer Gewichtung der körperlichen Untersuchung und entscheiden über die weiteren Untersuchungsschritte (weitere Gelenke und/oder Organsysteme, Bildgebung, Labor). Aufgrund der verschiedenen Hüftgelenkserkrankungen von der Geburt und bis zum 18. Lebensjahr kommt in der Regel der Fremdanamnese, also der Befragung der Eltern, die wesentliche Bedeutung zu. Die Anamnese muss strukturiert und systematisch erhoben werden.

1.8.1.1 Aktuelle Anamnese

Was ist passiert? Vorstellungsgrund (Trauma, Entzündung Tumor u. v. a.)

1. Schmerzanamnese: visuelle Analogskala (VAS), numerische Analogskala (NAS) – die beide wichtige Möglichkeiten in der Praxis zur Quantifizierung und vor allem zur Verlaufsbeurteilung sind – und vier W-Fragen:
   - Was ist passiert?
   - Wo schmerzt es? (Und wohin ausstrahlend?)
   - Wann tut es weh? (Seit wann/am Tag/in der Nacht?)
   - Wobei? (Belastung/Ruhe/Anlaufschmerz?)
   - Wie? (Konstant zunehmend, abnehmend, rezidivierend?)
2. Traumaanamnese: Zeitpunkt/Hergang/bisherige Behandlung
3. Deformierung
4. Bewegungseinschränkung

1.8.1.2 Eigenanamnese

Pränatale, perinatale und postnatale Entwicklung:

Intrauterine Lageanomalien, Alkohol/Medikamenteneinnahme während der Schwangerschaft, Plazentainsuffizienz, intrauterine Asphyxie, Auffälligkeiten im Geburtsverlauf, APGAR-Index, Ergebnis der Hüftsonografie, U-Untersuchungen, Kinderkrankheiten, Impfstatus, Traumata, bisherige Behandlungen, neuroorthopädische Erkrankungen (ICP, MMC, Spina bifida, Myopathien u. a.), kongenitale Erkrankungen.

Die Entwicklungszeitpunkte sind häufig mit Hüfterkrankungen assoziiert. Sie sollten deshalb routinemäßig abgefragt werden (v. a. Entwicklungszeitpunkte: Sitzen, Krabbeln, Drehen, Stehen, Laufen). (Siehe Tab 1.11)

Tab. 1.11: Entwicklungszeitpunkte (modifiziert nach Hefti [7])

Kopfkontrolle	2. Lebensmonat
Drehen von Bauch- in Rückenlage und umgekehrt	3. Lebensmonat
Selbstständiges Sitzen	6. Lebensmonat
Stehbeginn	12. Lebensmonat
Selbstständiges Gehen	Bis zum 18. Lebensmonat

Merke: Der wichtigste Meilenstein ist der Zeitpunkt des selbstständigen Laufens (spätestens 18. Monat) [20].

1.8.1.3 Allgemeine Anamnese

Allergien, Essen, Trinken, Schlafen, Stuhlgang, Miktion, Medikamente, Alkohol, Nikotin, Drogen

1.8.1.4 Familienanamnese

Erbkrankheiten, Hüftdysplasie, syndromale Erkrankungen

1.8.1.5 Sozialanamnese

Familiäre und Wohnsituation, Kita, Schule, Hobbys, Sport (Freizeit)

1.8.2 Inspektion

1. Haut (Trauma, Entzündungen, Narben usw.)
2. Weichteile (Tumore, Entzündungen und Trauma sowie Hypertrophie, Pseudohypertrophie und Atrophie der Muskulatur)

Die Inspektion erfolgt im Stehen und beim Gehen.

Stand: Beckenstand, Beinachsen, Torsionen und Stabilität sowie der Trendelenburg-Test (Abb. 1.3).

Trendelenburg-Test
Ausführung

Kind im Stand. Das Kind wird aufgefordert ein Bein anzuheben und dabei im Hüft- und Kniegelenk zu beugen.

Aussage

Das Absinken auf der Spielbeinseite spricht für eine Insuffizienz der Abduktorenmuskulatur auf der Standbeinseite

Krankheitsbilder

M. Perthes, Hüftluxation, Trochanterhochstand, auch nach Umstellungsosteotomien

Gang

> **Merke:** Beachte das Gangbild, wenn das Kind den Raum betritt, nicht selten ist es die einzige Möglichkeit, das Gangbild zu beurteilen (Compliance-Problematik bei Kindern) [20].

Zu wesentlichen Gangbildveränderungen siehe unter Abschnitt 1.8.

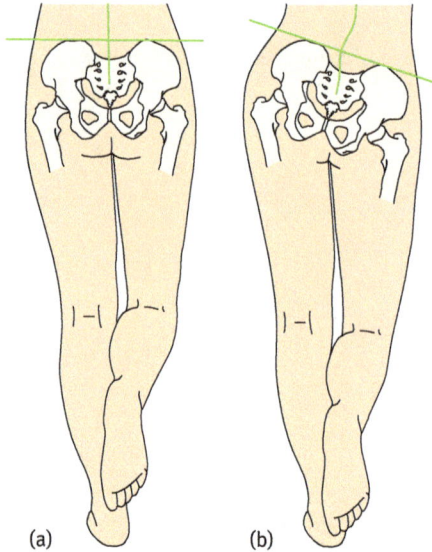

(a)　　　　　(b)

Abb. 1.3: Trendelenburg-Zeichen. a) Normalbefund b) Trendelenburg links positiv.

1.8.3 Palpation

Die Palpationsuntersuchung prüft Druckschmerzhaftigkeit am Trochanter major, dem distalen Leistenband, an der Adduktorenmuskulatur, den Apophysen sowie den Lymphknoten. Ferner werden Temperatur und Sensibilität untersucht. Zudem erfolgt eine Palpation der das Hüftgelenk umgebenden Muskulatur, des Versorgungsgebietes des N. cutaneus femoris lateralis sowie der Bruchpforten einer Leistenhernie und Tumore.

1.8.4 Funktion

Die Prüfung der Beweglichkeit erfolgt aktiv, passiv und gegen Widerstand immer im Seitenvergleich, die Dokumentation jeweils nach der Neutral-Null-Methode.

Beweglichkeit
Die Prüfung der Beweglichkeit am Hüftgelenk erfolgt für alle Bewegungsrichtungen nach der Neutral-Null-Methode. Die Prüfung der Streckung wird zusätzlich mit dem Thomas-Handgriff durchgeführt, weitergehend die Rotation in Bauchlage untersucht. (Siehe Abb. 1.4)

Kapselmuster [23]
Zur Differenzierung einer Gelenkbeteiligung dient die Untersuchung des „Kapselmusters nach Cyriax", das für jedes Gelenk ein individuelles Muster an Bewegungseinschränkungen aufweist. Kapselmuster des Hüftgelenkes: Die Innenrotation ist deutlich stärker eingeschränkt als die Flexion, die wiederum stärker eingeschränkt

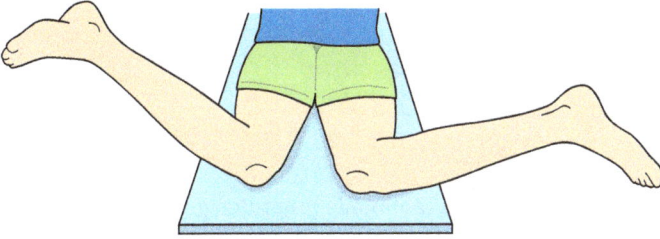

Abb. 1.4: Rotation in Bauchlage.

ist als die Außenrotation, die wiederum stärker ausgeprägt ist als die Extension (Ratio: 3 : 1:1 : 1).

Die Ruheposition (also zur Schonung unbewusst eingenommene Stellung) des Hüftgelenks liegt bei 30° Flexion, 25° Abduktion und 10° Außenrotation.

Vierer-Zeichen oder Fabere-Patrick-Zeichen [15]
Ausführung
Kind in Rückenlage; Behandler fixiert mit einer Hand den Oberschenkel der nicht zu prüfenden Seite. Das andere Bein ist aufgestellt mit dem Fuß auf Kniehöhe des nicht zu prüfenden Beines oder liegt mit dem Außenknöchel oberhalb der anderen Kniescheibe. Der Untersucher führt das aufgestellte Bein mit dem Knie nach außen. Die Prüfung erfolgt im Seitenvergleich. Beurteilt werden: der Abstand des Oberschenkels von der Unterlage, das Adduktorenrelief und die Spannung am Bewegungsende.

Aussage
Störung am Hüftgelenk, Störung am Iliosakralgelenk, Adduktorenmuskulatur

Krankheitsbild
M. Perthes, ISG-Syndrom, Adduktorenläsionen

Femoroazetabuläres-Impingement-(FAI-)Test nach MacDonald und Ganz [15]
Ausführung
Kind in Rückenlage; Hüft- und Kniegelenk werden gebeugt. Es wird die Beugung im Hüftgelenk forciert und mit einer Innenrotations- und Adduktionsbewegung kombiniert (kraniomediales FAI). Anschließend Hüftgelenksüberstreckung mit forcierter Abduktion und Außenrotation (dorsokaudales FAI)

Aussage
Hinweis auf Impingement-Situation am Gelenk

Krankheitsbild

Femoroazetabuläres Impingement, ECF

Noble-Test [3]

Ausführung

Kind in Rückenlage; Palpation des Tractus iliotibialis unter Beugung und Streckung des Kniegelenkes

Aussage

Prüfung der Spannung des Tractus iliotibialis

Drehmann-Zeichen [15]

Ausführung

Kind in Rückenlage; passive Flexion des Hüftgelenkes. Bei zunehmender Beugung kommt es zu einer zunehmenden Außenrotation des Beines im Hüftgelenk. Diese kann schmerzfrei oder schmerzhaft verlaufen.

Aussage

Hinweis auf eine Hüftgelenkserkrankung

Krankheitsbild

ECF, Hüftgelenksinfektion oder Tumor (Siehe Abb. 1.5)

Merke: ECF: Drehmann positiv: sofortige Entlastung und Immobilisierung bis zur Stabilisierung. Drehmann-Zeichen im Verlauf des Remodelling nach ECF ist hinweisend auf ein CAM-Impingement [11].

Galeazzi-Ellis-Test [2]

Ausführung

Kind in Rückenlage mit rechtwinklig gebeugten Kniegelenken; Beurteilung der Position der Kniegelenke

Aussage

Beurteilung einer Beinlängendifferenz

Krankheitsbild

ECF, Hüftluxation, echte Beinlängendifferenz, Femurhypoplasie (Siehe Abb. 1.6)

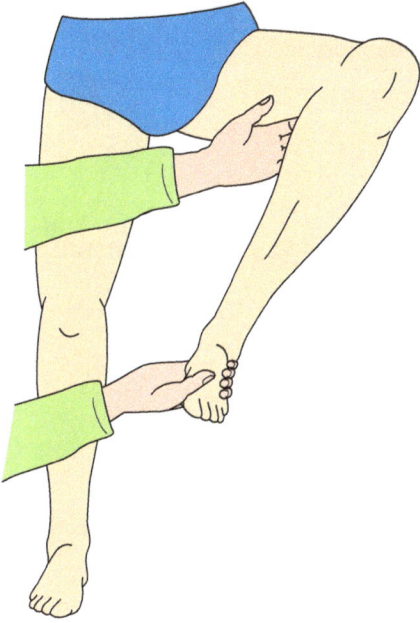

Abb. 1.5: Drehmann-Zeichen.

Lasègue-Zeichen (Straight-Leg-Raising-Test) [19]
Ausführung
Kind in Rückenlage. Das gestreckte Bein wird passiv im Hüftgelenk um bis zu 70° ge-beugt. Bei Schmerzen im Bein bis zu einem Winkel von etwa 45°, die scharf sind, vom Rücken in das Bein einschießen und bis unter das Knie ausstrahlen, ist der Test posi-tiv.

Aussage
Positiv bei Dehnung des N. ischiadicus

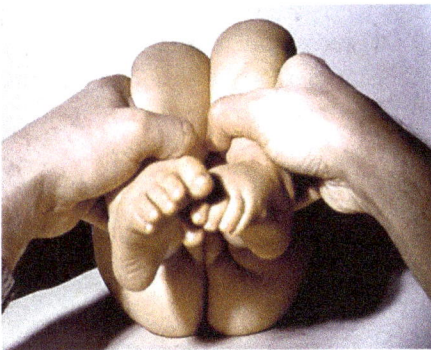

Abb. 1.6: Prüfung Beinlängendifferenz.

Krankheitsbild
Bandscheibenvorfall, Meningitis, Subarachnoidalblutung
Bragard-Zeichen: Dorsalflexion des Fußes

Hüft-Lenden-Strecksteife [5]
Ausführung
Kind in Rückenlage. Die gestreckten Beine werden angehoben. Im positiven Fall wird reflektorisch der ganze Rumpf gehoben.

Aussage
Irritation spinaler Nervenwurzeln oder Dura mater spinalis

Krankheitsbild
Rückenmarkserkrankung und Bandscheibenschäden bei Kindern und Myositis-Spondylodiszitis, spezifische Spondylitis, Tumore u. v. a. (Siehe Abb. 1.7)

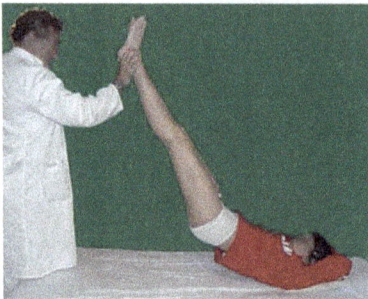

Abb. 1.7: Positiver Nachweis Hüft-Lenden-Strecksteife.

Sign of the buttock (Gesäßzeichen nach Cyriax) [13]
Die Kombination folgender Tests ist positiv: 1. Lasègue positiv, 2. passive Hüftflexion ist eingeschränkt und sehr schmerzhaft, 3. Vorliegen einer Bewegungseinschränkung im nichtkapsulären Muster, 4. Widerstandstest schmerzauslösend.

Aussage
Hinweis auf eine schwerwiegende Pathologie

Krankheitsbild

Tumoren in der Becken- und Hüftregion, rheumatisches Fieber mit einer Bursitis, Sakrumfraktur, chronisch septische Arthritis im ISG, Osteomyelitis im Bereich des proximalen Femurs

Gower-Test [20]
Ausführung

Das Kind wird aufgefordert aus dem Sitzen auf dem Boden zum Stand zu kommen. Bei positivem Gower-Test auf Pseudohypertrophie der Waden achten. Auf Grund der Schwäche der Oberschenkel- und Hüftmuskulatur nutzt das Kind die Arme zur Aufrichtung (klettert an sich selbst hoch).

Aussage

Test dient zur Prüfung einer Schwäche der hüftnahen Muskulatur, besonders der Gluteus maximus.

Krankheitsbild

Muskeldystrophie und v. a. Typ Duchenne der Becken- und Oberschenkelmuskulatur u. a.

Log-Roll-Test [20]
Ausführung

Rückenlage, Hüft und Kniegelenk gestreckt, Drehung des Beines in Innen- und Außenrotation der Hüfte (durch Ablenkung der Aufmerksamkeit auf den Fuß größere Bewegungsamplitude im Hüftgelenk möglich)

Aussage

Dient zur Testung des Ausprägungsgrades der Irritationen des Hüftgelenkes

Krankheitsbild

DD Coxitis fugax, eitrige Coxitis [20]

1.8.4.1 Spezielle Tests bei Verdacht auf eine Hüftdysplasie
Teleskopzeichen [3]
Ablauf

Kind in Rückenlage; das Bein in Hüft- und Kniebeugung bringen. Andere Hand liegt dorsolateral an der Hüfte und tastet den Trochanter major und den Hüftkopf. Das Femur wird in Richtung der Femurachse geschoben.

Beurteilung

Bei Hüftluxation verkürzt oder verlängert sich das Bein scheinbar.

Roser-Ortolani-Barlow-Zeichen [4]
Ablauf

Kind in Rückenlage. Die Hüftgelenke werden in Flexion gebracht und dann die Oberschenkel senkrecht in Richtung Unterlage gedrückt und anschließend abduziert. Hierdurch gleiten im Falle einer Hüftdysplasie die subluxierten Oberschenkelköpfe mit einem Klickgeräusch in die Hüftpfanne zurück. Das Klickgeräusch wird Ortolani-Zeichen genannt. Durch die Entwicklung der Sonografieuntersuchung und auf Grund der Belastung des Labrums durch die Untersuchung hat der Test in Westeuropa an Bedeutung verloren (siehe Abb. 1.8).

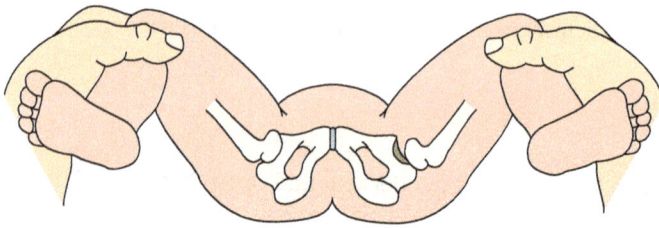

Abb. 1.8: Ortolani-Zeichen.

Ludloff-Luxationszeichen (für ältere Kinder) [1]

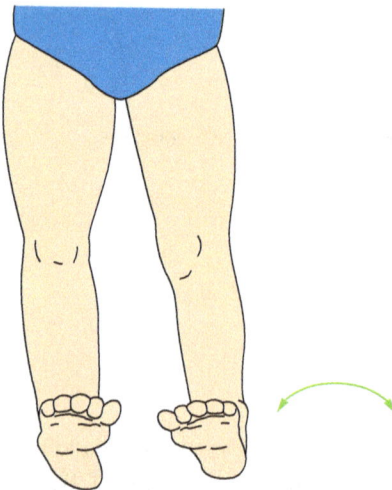

Abb. 1.9: Ludloff-Zeichen.

Ablauf

Das Hüftgelenk wird in Flexion gebracht und weit abduziert. In dieser Position kann das Kniegelenk durch die doppelgelenkübergreifende ischiocrurale Muskulatur physiologischerweise nicht vollständig gestreckt werden. Ist eine Streckung möglich, ist dies ein Hinweis auf ein instabiles Hüftgelenk (siehe Abb. 1.9).

1.9 Abklärung tumoröser und entzündlicher Erkrankungen

Bei Vorliegen der klinischen Entzündungszeichen dolor, rubor, calor, tumor et functio laesa Durchführung der Laboratoriumsdiagnostik mit Blutbild, Differenzialblutbild, CRP, BSG und der bildgebenden Diagnostik mittels MRT, in seltenen Fällen Szintigrafie oder PET/CT.

Bei Verdacht auf eine Tumorerkrankung Abklärung über die klinischen Parameter, Inspektion, Palpation und Funktionsuntersuchung, sowie über die Laboratoriumsdiagnostik s. o. und dazu bildgebende Diagnostik mittels Sonografie, Röntgen, MRT mit gadoliniumhaltigem Kontrastmittel.

Kontrast; dann PE mit Schnellschnitt, darauf aufbauend weitergehende Therapie, soweit nicht durch die Frühdiagnostik eine neoadjuvante Chemotherapie vorangestellt werden kann.

> **Fazit:** Anamnese und klinische Untersuchung sowie Kenntnis der Differenzialdiagnosen sind die wichtigsten Komponenten der Hüftgelenksdiagnostik, besonders auch im Kindes-, Jugend- und Adoleszentenalter. Auf deren Basis wird die differenzierte Arbeitsdiagnose gestellt, die durch gezielte Bildgebung und ggf. Labordiagnostik spezifiziert wird.

1.10 Literatur

[1] Baumgart K, Mellerowicz H, Hüftdysplasie, Orthopädie und Unfallchirurgie uptodate 2006, 2, 579–596.
[2] Buckup K, Kinderorthopädie, Thieme Verlag Stuttgart New York, 2001, 2. Auflage.
[3] Buckup K, Klinische Tests an Knochen, Gelenken und Muskeln, Thieme Verlag Stuttgart New York, 2009, 4. Auflage.
[4] Carreiro JE, Osteopathie bei Kindern und Jugendlichen, Urban und Fischer München, 2011, 2. Auflage.
[5] Chapchal G, Jaster D, Orthopädie im Kinder- und Jugendalter, J. A. Barth Leipzig, 1990, 2. Auflage.
[6] Ewerbeck H, Differentialdiagnose von Krankheiten im Kindesalter, Springer Verlag Berlin Heidelberg New York, 1982, 2. Auflage.
[7] Hefti F, Kinderorthopädie in der Praxis, Springer Verlag, 2015, 3. Auflage.
[8] Hess H, Der chronische Leistenschmerz des Sportlers, Deutsche Zeitschrift für Sportmedizin, 2004, 55(4), 108–109.

[9] Huppertz HI, Gelenkschmerzen im Kindesalter, Monatsschrift Kinderheilkunde, 1998, 146, 5–11.

[10] Jung ST, Rowe SM, Moon ES, Song EK, Yoon TR, Seo HY, Significance of laboratory and radiologic findings for differentiating between septic arthritis and transient synovitis of the hip, J Pediatr Orthop, 2003, 23(3), 368–372.

[11] Kamegaya M, Saisu T, Nakamura J, Murakami R, Segawa Y, Wakou M, Drehmann sign and femoro-acetabular impingement in SCFE, J Pediatr Orthop, 2011, 31(8), 853–857.

[12] Kocher MS, Zurakowski D, Kasser JR, Differentiating between septic arthritis and transient synovitis of the hip in children: an evidence-based clincial prediction algorithm, J Bone Joint Surg Am, 1999, 81(12), 1662–1670.

[13] Löber M, van den Berg F, Untersuchen und Behandeln nach Cyriax, Springer Heidelberg, 2007.

[14] Meyers WC, Foley DP, Garret WE, Lohnes JH, Mandelbaum BR, Management of severe lower abdominal or inguinal pain in high performance athletes PAIN (performing Athletes with Abdominal or Inguinal Neuromuscular pain Study Group), AM J Sports Med, 2000, 28(1), 2–8.

[15] Müller FJ, Schuster C, Weigel B, Klinische Untersuchungstests in Orthopädie und Unfallchirurgie, Springer Verlag Berlin-Heidelberg, 2013.

[16] Muschaweck U, Berger LM, Sportmen's groin diagnostic approach and treatment with the minimal repair technique: a single-center uncontrolled clinical review, Sports Health, 2010, 2(3),216–221.

[17] Muschaweck U, Sportlerleiste. Begriffsbestimmung, Differenzialdiagnostik und Therapie, Orthopäde, 2015, 44, 173–187.

[18] Niethard F, Kinderorthopädie, Thieme Verlag Stuttgart New York, 2010, 2. Auflage.

[19] Sachse J, Schildt-Rudloff K, Wirbelsäule: manuelle Untersuchung und Mobilisationsbehandlung, Urban & Fischer München Jena, 2000, 4. Auflage.

[20] Skaggs DL, Flynn JU, Staying out of trouble- pediatric orthopedics, Lippincott, Williams & Willkins Philadelphia USA, 2006.

[21] Taylor GR, Clarke NMP, Management of irritable hip: a review of hospital admission Child, Arch Dis Child 1994, 71(1), 59–63.

[22] Weller F, Knochen- und Gelenkschmerzen im Kindesalter, Kinder- und Jugendmedizin, 2009, (9), 254–260.

[23] Winkel D, Fisher S, Vroege C, Nichtoperative Orthopädie Band 2 – 4/2, Gustav Fischer Stuttgart, 1985.

[24] Wirth T, Avulsionsverletzungen der Hüftregion des Jugendlichen, Orthopäde, 2016, 45, 213–218.

[25] Wirth T, Epiphyseolysis capitis femoris, Orthopädie und Unfallchirurgie uptodate 2011, 6, 147–170.

[26] Wolf R, Apophysenausrisse, Deutsche Zeitschrift für Sportmedizin, 2000, 51(9), 305–306.

Hartmut Gaulrapp

2 Die sonografische Untersuchung schmerzhafter Hüftgelenke von Kindern und Jugendlichen

2.1 Epidemiologie

Schmerzen im Hüftbereich sind eines der häufigsten Krankheitsbilder bei Kindern und Jugendlichen, das zur Vorstellung in der kinderärztlichen bzw. orthopädischen Sprechstunde führt [1–8]. Auch Knieschmerz oder Oberschenkelschmerz können auf Hüftgelenkserkrankungen hinweisen. Häufig findet sich eine Veränderung des Gangbildes mit Hinken. Die Erhebung der Krankengeschichte und die klinischen Untersuchungen sind besonders bei jungen Kindern nicht immer einfach.

> Die Sonografie stellt als unmittelbar anschließende bildgebende Erweiterung der klinischen Untersuchung die Bilddiagnostik der ersten Wahl dar, da sie objektiv eine Hüftgelenksaffektion beweisen kann.

2.2 Untersuchungstechnik

Der Patient liegt auf dem Rücken. Das Kniegelenk der betroffenen Seite kann durch eine Rolle unterlagert werden, um eine schmerzhafte Streckung des betroffenen Hüftgelenks zu vermeiden. Zur Verwendung kommt ein Linearschallkopf, der nach Möglichkeit mindestens 5 cm lang sein und einen Frequenzbereich zwischen 7,5 MHz und 12 MHz umfassen sollte [9]. Damit wird es möglich, Schenkelhals, Hüftkopf und Pfannenrand in einem einzigen Bild zu erfassen und auch bei kräftigeren Kindern das relativ tief liegende Hüftgelenk ausreichend aufgelöst darstellen zu können. Der Fokus wird auf den knöchernen Reflex des Hüftkopfs gelegt. Zum Einsatz kommen vor allem die beiden longitudinalen (LS) DEGUM-Standardschnitte ventral über dem Hüftgelenk in Längsrichtung des Schenkelhalses sowie lateral des Hüftgelenks (Abbildung 2.1 und Abbildung 2.2), selten zusätzlich der dorsale LS. Zur Darstellung kommen ventral der knöcherne Pfannenrand, das Labrum acetabulare, die Gelenkkapsel, die nach distal konkav zur Metaphyse ausläuft, Epiphyse und Metaphyse des Hüftkopfs, der hyaline Gelenkknorpel, die Mm. iliopsoas, sartorius, tensor fasciae latae und rectus femoris (Abbildung 2.3), der durch Lateralverschiebung des Schallkopfs bis hin zu seinem Ursprung an der Spina iliaca ant. inf. verfolgt werden kann. Laterale Leitstrukturen sind das Os ilium und die Epiphyse des Hüftkopfs sowie der Trochanter major. Der knöcherne Oberrand der Epiphyse liegt auf Höhe des Os ilium. Zwischen Epiphyse und

DOI 10.1515/9783110470598-002

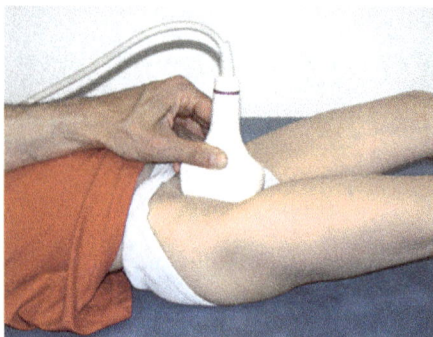

Abb. 2.1: Schallkopfposition ventraler longitudinaler Standardschnitt DEGUM.

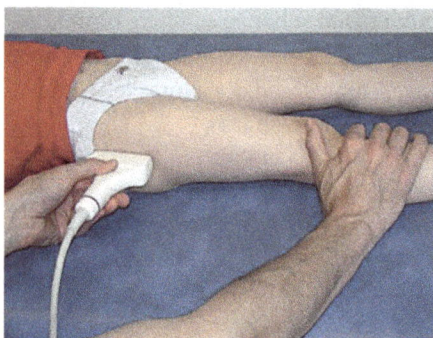

Abb. 2.2: Schallkopfposition lateraler longitudinaler Standardschnitt DEGUM.

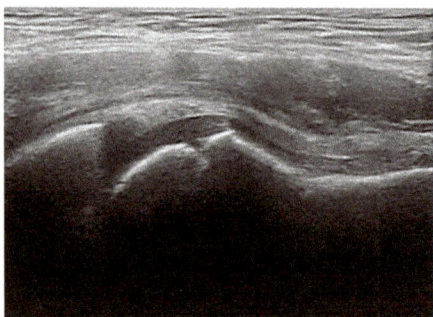

Abb. 2.3: Ventraler longitudinaler Standardschnitt DEGUM.

der breiten echogenen Gelenkkapsel liegt der echoarme hyaline Gelenkknorpel von Hüftkopf und Hüftpfanne. Über der Gelenkkapsel liegen breit die kleinen Glutäi, deren Fiederung sich echogen vom Muskelparenchym abhebt und deren Insertion über den Trochanter major zum M. vastus lateralis hinunter zieht (Abbildung 2.4). In den genannten LS kann das Hüftgelenk radiär von ventral über lateral nach dorsal umfahren werden.

Zur Erfassung vermehrter Gefäßinjektion von Kapsel und Synovialisgewebe können zusätzlich Power-Doppler oder Farbdoppler eingesetzt werden. Unter Sicht auf den Monitor kann das Hüftgelenk passiv oder aktiv bewegt werden und intraartikuläre Flüssigkeit sonografisch kontrolliert oder unterstützt punktiert werden.

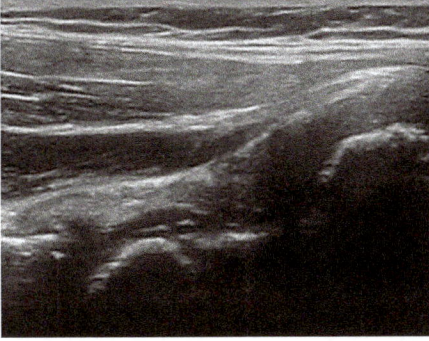

Abb. 2.4: Lateraler longitudinaler Standardschnitt DEGUM.

2.3 Sonografische Fragestellung

Anders als bei der Sonografie der Säuglingshüfte erfolgt die Untersuchung nicht als
Screening, sondern als weiterführende Abklärung, wenn die klinische Untersuchung
Hinweise auf eine Erkrankung des Hüftgelenks ergeben hat. Aus der Literatur ergibt
sich die Häufigkeit folgender typischer Hüftgelenkserkrankungen bei Kindern und Jugendlichen [1, 3, 10] (Tabelle 2.1):

Tab. 2.1: Häufigkeit typischer Hüftgelenkserkrankungen bei Kindern und Jugendlichen.

	Orth. Klinik	Orth. Poliklinik	Kinderradiologie
Indikation	Schmerz	Kapseldistension	Schmerz
Gesamt	144	82	153
Coxitis fugax	58	54	53
M. Perthes	21	19	47
Epiphysiolysis	5	5	28
Septische Coxitis		1	3
Rheumatische Coxitis		2	
Unauffällig	54		15
Falsch-negativ			7

Aussagen über Ergussbildung oder Synovialitis können somit gewonnen werden
und eine intraartikuläre Ursache des vorliegenden Reizzustands dargestellt und diagnostiziert werden. Die Ultraschalluntersuchung fokussiert sich auf artikuläre Veränderungen wie intraartikuläre Volumenzunahme durch Ergussbildung mit oder ohne
Synovialitis, Hämarthros, Eiter oder Chondromatose, die Beurteilung der knöchernen
Oberflächenstrukturen und dynamische Phänomene wie eine Lateralisation und pathologische Beweglichkeit des Hüftkopfs.

Sonografisch können darüber hinaus andere für die Hüftgelenkschmerzen infra-
ge kommende Krankheitsbilder abgegrenzt werden. Hierzu gehören der allerdings in

der Regel mit einem klar zu benennenden Verletzungsereignis einhergehende Ausriss der Rectus-Insertion aus der Spina iliaca anterior inferior ebenso wie der Ausriss der Spina iliaca anterior superior, im ventrolateralen Bereich liegende Veränderungen des Labrum acetabulare oder perilabrale Zysten, aber auch Veränderungen der knöchernen Oberfläche beim M. Perthes oder bei Epiphysenlösung. Dagegen sind Raumforderungen in Leistenkanal, Hoden oder Gefäßen selten Indikationen zur sonografischen Abklärung beim Kind.

2.4 Intraartikuläre Raumforderung

Zielveränderung: Reizerguss, Hämarthros, Synovialitis, Eiter, Fremdkörper.

Beim Reizerguss, wie er bei der Coxitis fugax, aber auch im Initialstadium eines M. Perthes oder bei einer rheumatischen Gelenkentzündung vorkommt, findet sich eine echofreie Aufweitung des ansonsten nicht abgrenzbaren Gelenkcavums im Bereich der Metaphyse [11–14]. Das ventrale Blatt der Gelenkkapsel hebt sich durch den Flüssigkeitssaum ab (Abbildung 2.5). Der Abstand kann senkrecht zur Metaphyse gemessen werden [11, 15]. Die Gelenkkapsel findet sich im Seitenvergleich um mindestens zwei bis neun Millimeter abgehoben [13, 14, 16, 17]. Beim gesunden Hüftgelenk lässt sich keinerlei intraartikuläre Flüssigkeit darstellen, sodass unabhängig von der Messung jegliche Flüssigkeit in diesem Bereich als Ausdruck eines intraartikulären Reizzustands zu werten ist. Der meist echofreie Erguss kann den echoarmen Gelenkknorpel demarkieren (Abbildung 2.5). Nach 18 Tagen zeigen Coxitis-fugax-Fälle meist keinen Erguss mehr.

Ein Hämarthros ist an den ersten Tagen nach dem Auftreten oftmals ebenso echofrei bis echoarm wie ein Gelenkerguss (Abbildung 2.6). Beim Hämarthros kommt es in der Folge jedoch zu einer Zunahme der Echogenität und möglicherweise einer Trennung flüssiger und korpuskulärer Bestandteile, sodass sich im Sonografiebild mitunter eine geschichtete Struktur zeigt. Bei Verdacht auf Hämarthros ist unbedingt auf eine durchgängige Linie des intraartikulären Anteils des Schenkelhalses zu achten, da eine Gelenkblutung Ausdruck einer transzervikalen Schenkelhalsfraktur sein kann.

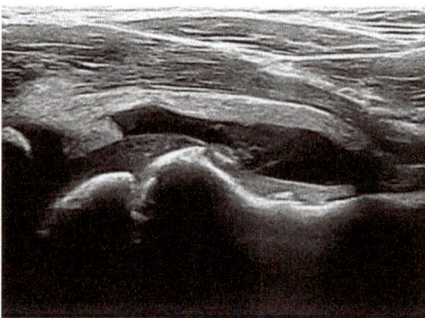

Abb. 2.5: Ventraler LS: Coxitis fugax mit echoreichem Gelenkerguss, schmaler echogener synovialer Verdickung, vorgewölbter Gelenkkapsel über dem Schenkelhals und durch Erguss demarkiertem gering echogenen Gelenkknorpel.

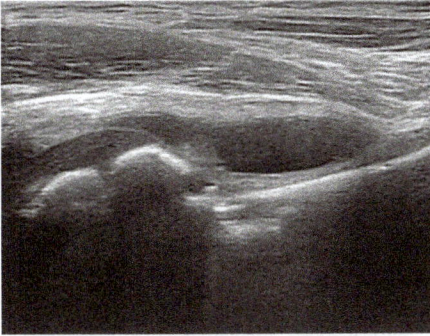

Abb. 2.6: Ventraler LS: Transzervikale Schenkelhalsfraktur mit Unterbrechung der echogenen Kortikalis und Hämarthros.

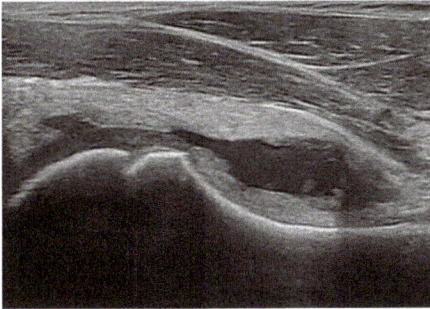

Abb. 2.7: Ventraler LS: Eitrige Coxitis mit weitgehend echofreiem Pyarthros und gering verdickter Synovialis.

Ausdrücklich sei darauf hingewiesen, dass die Sonografie niemals in der Lage ist, sicher zwischen eitrigem Gelenkerguss (Abbildung 2.7) und abakteriellem Gelenkerguss zu unterscheiden [18–20]. Hierfür sind der Allgemeinzustand des Patienten und insbesondere Laborwerte wie die CRP maßgeblich [6, 15, 21, 22]. Im Zweifelsfall muss sogar eine gegebenenfalls sonografisch unterstützte Punktion des Hüftgelenks zur Abklärung empfohlen werden [13, 23].

Rein epidemiologisch weist ein Gelenkerguss im Alter zwischen dem dritten und neunten Lebensjahr mit ganz überwiegender Wahrscheinlichkeit auf das Vorliegen einer Coxitis fugax hin, die neben Schonung und gegebenenfalls antiphlogistischer Medikation keinerlei Therapie benötigt. Es ist jedoch empfehlenswert, das Abklingen des Hüftgelenksergusses sonografisch zu verfolgen und zu dokumentieren [11, 14], da ein über drei Wochen persistierender Gelenkerguss darauf hinweisen kann, dass anstelle, nicht jedoch infolge, der zunächst vermuteten Coxitis fugax eine konkurrierende Erkrankung vorliegt [24, 25]. Dazu gehören vor allem der M. Perthes, der in Initial- und Kondensationsstadium mit einem Erguss einhergehen kann, aber auch die rheumatische Coxitis, die im Kindes- und Jugendalter allerdings im Vergleich zum Befallsmuster an Füßen, Sprunggelenken und Händen eher selten anzutreffen ist. Die synoviale Kapsel erscheint dann mitunter sandwichartig verdickt und gegebenenfalls gefäßinjiziert. Es kann zu echofreier exsudativer oder aber echogehender proliferativer intraartikulärer Raumforderung kommen (Abbildung 2.8). Ein positives Power-Doppler-Signal weist auf vermehrte Gefäßinjektion der Synovialis hin.

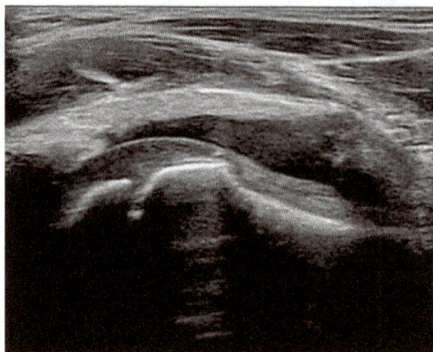

Abb. 2.8: Ventraler LS: Coxitis rheumatica mit echoarmem Erguss und leicht inhomogener, unterschiedlich verdickter Synovialis.

2.5 Labrum acetabulare

Schmerzen infolge Veränderungen des Labrum acetabulare, wie sie bei Hüftdysplasie oder nach einem M. Perthes eintreten können, kommen selten bereits im Kindes- oder Jugendalter zur Beobachtung. Der sonografische Fokus liegt dabei auf Defekten, Deformierung und mangelnder Beweglichkeit des Labrums. Hierzu wird ausgehend vom ventralen LS radiär in den lateralen LS übergehend das direkt auf den Hüftkopf aufliegende Labrum durchgemustert. Degenerativ veränderte Strukturen zeigen sich verdickt. Im Vergleich zum MRT wird die Spezifität als hoch beschrieben [26], die Sensitivität unterschiedlich [26, 27].

2.6 Veränderungen der knöchernen Oberflächen

Bei zunehmender Kondensation zeigt sich beim M. Perthes im ventralen LS eine im Seitenvergleich je nach Lokalisation der Durchblutungsstörung sichtbare Änderung der subchondralen knöchernen echogenen Grenzstruktur der Epiphyse (Abbildung 2.9). Diese kann rauer oder abgeplattet erscheinen und insbesondere im lateralen LS eine deutliche Eindellung zeigen (Abbildung 2.10). Im Seitvergleich kann ggf. die Breite der Epiphyse gemessen werden [28, 29]. Im weiteren Verlauf der Erkrankung, der von der Beweglichkeitsstörung des Hüftgelenks abhängig ist, kann sich hier eine bislang zumeist im Röntgenbild dokumentierte Lateralisation des Hüftkopfes gegenüber dem knöchernen Pfannenrand zeigen, die auf eine Extrusion des veränderten Hüftkopfes aus der Gelenkpfanne heraus hinweisen kann (Abbildung 2.11) [1, 3, 19, 30]. Spätestens dann wird allerdings ein Röntgenbild des Hüftgelenks unabdingbar, da dann operative Maßnahmen zu erwägen sind, um das Containment des betroffenen Gelenks zu verbessern.

Bei fortschreitender Erkrankung zeigt sich ein weiteres Abflachen der betroffenen knöchernen Oberflächen, deren Darstellung im Ultraschallbild sich allerdings nur auf die oberflächlichen vom Schallkopf zu erfassenden Strukturen begrenzt [3, 10, 18]. Die

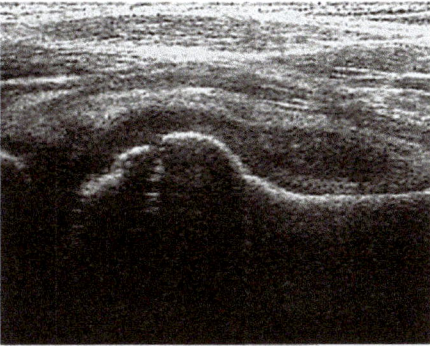

Abb. 2.9: Ventraler LS: M. Perthes im Kondensationsstadium mit gering eingedellter Epiphyse und echogenem Resterguss.

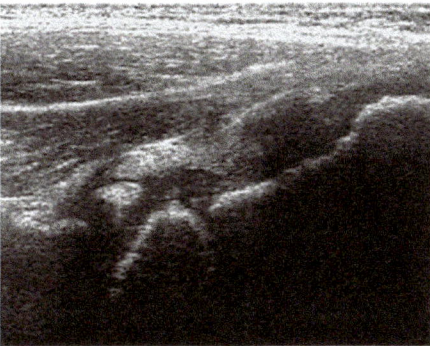

Abb. 2.10: Lateraler LS zu Abbildung 2.9. Die Epiphyse ist auch nach lateral abgeflacht, aber noch kein Hypomochlion im Sinne eines Hinge-Abduction-Syndroms erkennbar. Noch keine messbare Lateralisation.

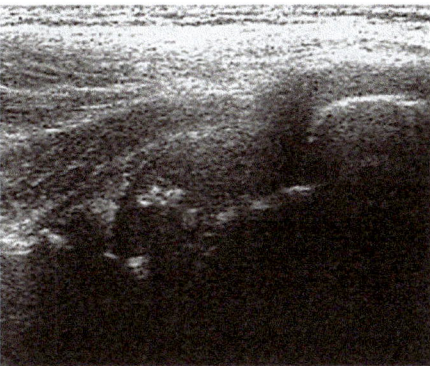

Abb. 2.11: Lateraler LS: Laterale Verkalkung der Epiphyse im Restitutionsstadium eines M. Perthes.

Wertigkeit der Sonografie beim M. Perthes liegt in der Detektion von Erguss, Lateralisation des Hüftkopfes und pathologischer Beweglichkeit [31]. In späteren Stadien wie dem Reparationsstadium kommt der Sonografie kein weiterführender Nutzen mehr zu.

Akuter, aber auch chronischer Hüftschmerz bei älteren Kindern und Adoleszenten muss rasch auf eine mögliche Epiphysenlösung am Hüftkopf abgeklärt werden. Sonografisch kann bei akuten Fällen ein Hüftgelenkserguss beobachtet und ggf. punktiert werden. Auf ein Abkippen der Schenkelhalsmetaphyse im Vergleich zur Epiphyse ist

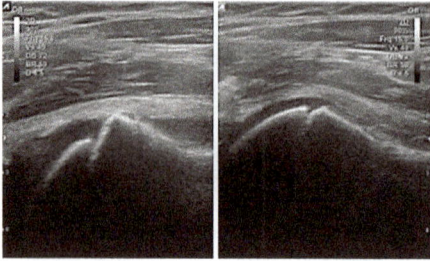

Abb. 2.12: Ventrale LS: Links vgl. rechts abge-
rutschte Fuge bei Epiphysiolysis cap. fem. Am
Bildrand erkennbare Ergussbildung als Ausdruck des Acute-on-chronic-Verlaufs.

zu achten. Der Seitvergleich ist unabdingbar (Abbildung 2.12). Mitunter kann bereits
sonografisch eine Fugenlösung erkannt werden. Dann muss eine Röntgenaufnahme
des schmerzhaften Hüftgelenks in zwei Ebenen erfolgen. Zeigt sich eine Fugenlösung,
ist aufgrund der hohen Wahrscheinlichkeit einer sekundären Miterkrankung der zunächst unauffälligen Gegenseite auch diese in zwei Ebenen radiologisch abzuklären.
Der Sonografie kommt hier kein krankheitsausschließender Wert zu [27, 32–36].

2.7 Funktionelle sonografische Untersuchung

Mitunter gelingt es auch, die pathologische Gelenkbeweglichkeit infolge der Dellen-
bildung an der lateralen Hüftkopfepiphyse („hinge abduction") dynamisch im lateralen LS verfolgen zu können. Dieser Schnitt wird insbesondere vor varisierenden Eingriffen am Schenkelhals hilfreich, wenn das Eintauchen des Hüftkopfs in die Pfanne
strahlenschonend statt unter Röntgendurchleuchtung sonografisch simuliert wird.

2.8 Extraartikuläre Veränderungen

Apophysenausrisse des M. rectus femoris aus der Spina iliaca anterior inferior bzw.
der Mm. tensor fasciae latae/sartorius aus der Spina iliaca anterior superior lassen
sich sonografisch durch ein distalisiertes echogenes Knochenfragment mit dorsaler
Schallauslöschung und ggf. durch die Distalisierung des Muskelbauchs samt Umge-
bungshämatom gut erkennen (Abbildung 2.13). Eine zusätzliche Darstellung im Röntgenbild wird nur erforderlich, wenn in seltenen Fällen eine operative Refixierung diskutiert wird.

Ebenso zu Leistenschmerz führende Erkrankungen wie die kindliche Leistenhernie oder der Pendelhoden können ganz überwiegend klinisch ohne die Notwendigkeit
einer sonografischen Unterstützung diagnostiziert werden. Ein sonografisches Korrelat fehlt hier zumeist [37].

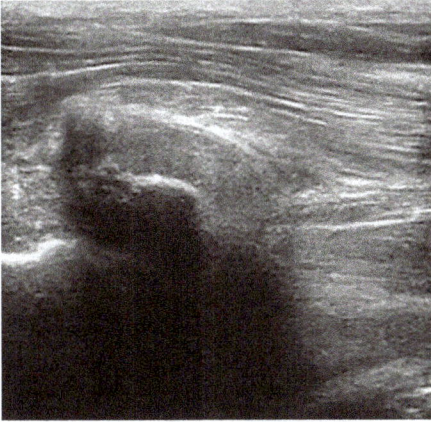

Abb. 2.13: Ventraler LS parallel nach lateral verschoben mit großem Ausriss der Spina il. ant. inf. und der Insertion des M. rectus femoris mit deutlichem Schallschatten.

2.9 Sonografie und Punktion

Wird eine Punktion des Hüftgelenks erforderlich, so kann diese unter sonografischer Unterstützung oder Kontrolle durchgeführt werden [13, 23, 38]. Im ventralen LS wird der optimale Punktionsort, der Standardschnitt unter sonografischer Kontrolle am Monitor mittels einer unter den Schallkopf geschobenen Büroklammer bestimmt (Abbildung 2.14). Dann wird die Punktionsstelle durch Aufzeichnen eines Fadenkreuzes auf der Haut markiert. Auch die notwendige Punktiontiefe kann im Ultraschallbild festgelegt werden. Dann erfolgen nach üblicher Desinfektion die Injektion in die Mitte des gedachten Fadenkreuzes und Aspiration intraartikulärer Flüssigkeit. Abschließend erfolgt die sonografische Kontrolle. Das gleiche Vorgehen ist auch bei gelegentlich notwendiger intraartikulärer Injektion, z. B. bei rheumatischer Coxitis, empfehlenswert. Dieses Vorgehen hat den Vorteil, dass der Standardschnitt nicht abgeändert werden muss und die Injektion den kürzesten Weg nehmen kann. Außerdem muss der Schallkopf nicht steril verpackt werden [37]. Soll unter direkter Ultraschallkon-

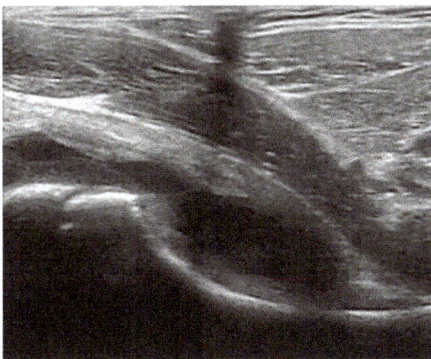

Abb. 2.14: Ventraler LS: Eitrige Coxitis, vgl. Abbildung 2.7, Markierung der Punktionsstelle unter Monitorkontrolle mittels Büroklammer, die unter den Schallkopf geschoben wurde. Notwendige Punktiontiefe seitlich ablesbar.

trolle punktiert werden, werden Schallkopf und Injektionsnadel schräg aufeinander zugeführt, bis die Nadel im Gelenkcavum auf dem Monitor sichtbar wird.

2.10 Fazit

Schmerzhafte Erkrankungen des kindlichen Hüftgelenks gehen oft mit intraartikulärer Flüssigkeitseinlagerung einher, die sonografisch sicher darstellbar ist und eine Hüftaffektion belegt.

Die Differenzierung zwischen seröser Flüssigkeit und Blut oder Eiter ist schwierig, ein sonografischer Ausschluss eitriger Konsistenz nicht erlaubt. Verbreiterte Synovialis und positives Power-Doppler-Signal sind als Hinweise auf eine mögliche rheumatische Genese zu deuten. Knöcherne Oberflächenveränderungen können beim M. Perthes und bei der Fugenlösung sonografisch sichtbar werden. Die sonografisch belegte Lateralisation des Hüftkopfs bei M. Perthes kann Röntgenbilder einsparen. Sonografisch unterstützt oder kontrolliert kann das Hüftgelenk punktiert werden.

2.11 Literatur

[1]   Bosch R, Niedermeier C, Heimkes B. Stellenwert der Sonographie in der Differentialdiagnose des kindlichen Hüftgelenksergusses (M. Perthes, C. fugax, Epiphysiolysis capitis femoris). Z Orthop, 1998, 136(5):412–419.
[2]   Cook PC. Transient synovitis, septic hip, and Legg-Calvé-Perthes disease: an approach to the correct diagnosis. Pediatr Clin North Am, 2014, 61(6):1109–1118.
[3]   Kayser R, Franke J, Mahlfeld K. Wert der Sonographie bei Morbus Legg-Calve-Perthes. Schweizerische Rundschau für Medizin, 2003, 92:1123–1128.
[4]   Krappel F, Harland U. Der heutige Stellenwert der Sonographie in der Orthopädie. Z Orthop, 1997, 135(2):106–111.
[5]   Krul M, van der Wouden JC, Schellevis FG, van Suijlekom-Smit LW, Koes BW. Acute non-traumatic hip pathology in children: incidence and presentation in family practice. Fam Pract, 2010, 27(2):166–170.
[6]   Manig M, Meurer A. Das schmerzhafte kindliche Hüftgelenk im Notfalldienst. OUP, 2014, 1:004–010.
[7]   Parsch K. The painful hip joint in the child: differential diagnosis and therapy of coxitis fugax, Perthes disease and septic coxitis. Padiatr Padol, 1992, 27(4):A55–61.
[8]   Reed L, Baskett A, Watkins N. Managing children with acute non-traumatic limp: the utility of clinical findings, laboratory inflammatory markers and X-rays. Emerg Med Australas, 2009, 21(2):136–142.
[9]   Gaulrapp H, Binder C (Hrsg). Grundkurs Sonografie der Bewegungsorgane. 2. Auflage, Elsevier München, 2014, 142–143.
[10] Robben SG, Meradji M, Diepstraten AF, Hop WC. US of the painful hip in childhood: diagnostic value of cartilage thickening and muscle atrophy in the detection of Perthes disease. Radiology, 1998, 208(1):35–42.

[11] Bickerstaff DR, Neal LM, Booth AJ, Brennan PO, Bell MJ. Ultrasound examination of the irritable hip. JBJS (Br), 1990, 72-B:549–553.

[12] de Pellegrin M, Fracassetti D, Ciampi P. Coxitis fugax. Die Rolle der bildgebenden Verfahren. Orthopäde, 1997, 26(10):858–867.

[13] Rauch G, Schuler P, Wirth T, Griss P, Dörner P. Zur Diagnostik und Therapie der Coxitis fugax unter besonderer Berücksichtigung der Wertigkeit der sonographisch gestützten Diagnostik und Hüftgelenkspunktion. Z Orthop, 1993, 131(2):105–110.

[14] Terjesen T, Osthus P. Ultrasound in the diagnosis and follow-up of transient synovitis of the hip. J Ped Orthop, 1991, 11:608–613.

[15] Lorenz H, Hell A. Das hinkende Kind – Hüfterkrankungen im Kindes- und Jugendalter. Kinderärztliche Praxis, 2013, 84:24–34.

[16] Skinner J, Glancy S, Beattie TF, Hendry GM. Transient synovitis: is there a need to aspirate hip joint effusions? Eur J Emerg Med, 2002, 9(1):15–18.

[17] Kim EY, Kwack KS, Cho JH, Lee DH, Yoon SH. Usefulness of dynamic contrast-enhanced MRI in differentiating between septic arthritis and transient synovitis in the hip joint. AJR Am J Roentgenol, 2012, 198(2):428–433.

[18] Konermann W, de Pellegrin M. Die Differentialdiagnose des kindlichen Hüftschmerzes im Sonogramm. Orthopäde, 1993, 22(5):280–287.

[19] Konermann W, Gruber G. Hüftgelenkerkrankungen im Kindes- und Jugendalter – Sonographische Differenzialdiagnosen. Orthopäde, 2002, 31(3):288–292.

[20] Konermann W, Gruber G. Septische Koxitis im Kindesalter. Orthopäde, 1997, 26(10):830–837.

[21] Singhal R, Perry DC, Khan FN, Cohen D, Stevenson HL, James LA, Sampath JS, Bruce CE. The use of CRP within a clinical prediction algorithm for the differentiation of septic arthritis and transient synovitis in children. J Bone Joint Surg Br, 2011, 93(11):1556–1561.

[22] Sultan J, Hughes PJ. Septic arthritis or transient synovitis of the hip in children: the value of clinical prediction algorithms. J Bone Joint Surg Br, 2010, 92(9):1289–1293.

[23] Zawin JK, Hoffer FA, Rand FF, Teele RL. Joint effusion in children with an irritable hip: US diagnosis and aspiration. Radiology, 1993, 187(2):459–463.

[24] Mumme T, Berkemeier E, Maus U, Bauer A, Wirtz DC. Die Coxitis fugax – Vorstufe des Morbus Perthes? Z Orthop Ihre Grenzgeb, 2005, 143(5):529–533.

[25] Stobbe S, Pennekamp PH, Filler T, Gödecke S, Lieb A, Placzek R. Prädisponiert die Coxitis fugax für einen späteren Morbus Perthes? – Erste Ergebnisse einer auf Versicherungsdaten basierenden Untersuchung. Z Orthop Unfall, 2015, 153(1):80–84.

[26] Troelsen A, Mechlenburg I et al. What is the role of clinical tests and ultrasound in acetabular labral tear diagnostics? Acta Orthop, 2009, 80(3):314–318.

[27] Harland U, Krappel FA. Der Stellenwert von Sonographie, Computertomographie und Kernspintomographie bei der Epiphysiolysis capitis femoris. Orthopäde, 2002, 31(9):851–856.

[28] Kantarci F, Ozpeynirci Y, Unlu M, Gülsen F, Ozbayrak M, Botanlioglu H, Inan M, Mihmanli I, Cantasdemir M. Cross-sectional area of the labrum: role in the diagnosis of anterior acetabular labral tears. Eur Radiol, 2012, 22(6):1350–1356.

[29] Martinoli C, Valle M. Pediatric musculoskeletal ultrasound. In: Binachi, Martinoli C (Hrsg). Ultrasound of the musculoskeletal system. Springer Berlin, 2007, 929–936.

[30] Stücker MH, Habermann C, Bubenheim M, Meiss AL, Rüther W. Wertigkeit der Ultraschalluntersuchung in der Containmentdiagnostik des M. Perthes im Vergleich zur Magnetresonanztomografie. Ultraschall Med, 2008, 29:245–249.

[31] Stücker MH, Buthmann J, Meiss AL. Die Containmentdiagnostik beim M. Perthes – Ein Vergleich von Ultraschall und Magnetresonanztomographie. Ultraschall Med, 2005, 26(5):406–410.

[32] Castriota-Scanderbeg A, Orsi E. Slipped capital femoral epiphysis: ultrasonographic findings. Skeletal Radiol, 1993, 22(3):191–193.

[33] Kallio PE, Lequesne GW, Paterson DC, Foster BK, Jones JR. Ultrasonography in slipped capital femoral epiphysis. Diagnosis and assessment of severity. J Bone Joint Surg Br, 1991, 73(6):884–889.

[34] Kallio PE, Mah ET, Foster BK, Paterson DC, LeQuesne GW. Slipped capital femoral epiphysis. Incidence and clinical assessment of physeal instability. J Bone Joint Surg Br, 1995, 77(5):752–755.

[35] Kallio PE, Paterson DC, Foster BK, Lequesne GW. Classification in slipped capital femoral epiphysis. Sonographic assessment of stability and remodeling. Clin Orthop Relat Res, 1993, 294:196–203.

[36] Terjesen T. Ultrasonography for diagnosis of slipped capital femoral epiphysis. Comparison with radiography in 9 cases. Acta Orthop Scand, 1992, 63(6):653–657.

[37] Holzheimer RG, Gresser U. Inguinal hernia vs. arthritis of the hip in sporting adolescents – case report and review of the literature. Eur J Med Res, 2007, 12(7):314–319.

[38] Gaulrapp H, Binder C (Hrsg). Aufbaukurs Sonografie der Bewegungsorgane. Elsevier München, 2014, 8–9.

Maren Asmussen

3 Röntgendiagnostik

3.1 Allgemeine Besonderheiten der Bildgebung im Kindesalter

Das zentrale Thema in der Röntgendiagnostik im Kindesalter ist der Strahlenschutz. Die höhere Strahlensensibilität, die noch zu erwartende Lebensspanne wie auch die potentielle Weitergabe von Genveränderungen setzen das ALARA-Prinzip (as low as reasonably achievable) mit strenger Indikationsprüfung der rechtfertigenden Indikation an höchste Stelle. Insbesondere auch bei Röntgenaufnahmen des Beckens mit resultierender Bestrahlung der Gonaden muss immer wieder reflektiert werden, ob die Röntgenuntersuchung indiziert ist, ob die Fragestellung auch mit einer röntgenstrahlenfreien Modalität (Ultraschall/MRT) beantwortet werden kann und inwieweit die Aufnahme eingeblendet bzw. mit Strahlenschutzvorkehrungen (Gonadenschutz) vorgenommen werden kann. Zudem muss eine Dosisoptimierung gefordert werden.

Die erste Kontaktaufnahme ist entscheidend für eine Röntgendiagnostik im Kindesalter.

Einfühlsamer Umgang, Geduld und mögliche Ablenkungsmanöver sind ebenso wie die Einbeziehung der Eltern oder einer Bezugsperson wichtig, um den Kindern die Angst der fremden Umgebung zu nehmen.

Beste Bildqualität mit minimaler Dosis wird auch für unruhige Kinder gefordert. Dies zu erreichen, ist die Kunst in der Kinderradiologie. Nur mit einer optimalen Einstellung des Nutzstrahlbündels, einer der Fragestellung angepassten Einblendung des Strahlenfeldes und strahlenschutzgerechter Abdeckung ist dies möglich. Dafür sollten alle Hilfsmittel der Immobilisation genutzt werden, denn „Unruhe/ Unkooperativität" entschuldigt keine Fehlaufnahme. Verwendung finden hier neben den oben genannten psychosozialen Aspekten, mechanische Folien und Sandsäcke sowie auch Haltepersonen oder im Zweifelsfall auch eine Sedierung.

Im Kindesalter wird zu den 2,5 mm Aluminium der Röntgenröhre eine Zusatzfilterung von 1 mm Aluminium und 0,1–0,2 mm Kupfer gefordert. Durch die Aufhärtung der Strahlung kann die Hautdosis um 30–40 % verringert werden. Allerdings führt die Filterung zu einem Verlust der Bildqualität.

Die Benutzung eines Streustrahlenrasters ist zwar das wirkungsvollste Verfahren, um Streustrahlung zu vermindern, bringt jedoch eine deutliche Erhöhung der Strahlendosis mit sich. Im Kindesalter sollte deshalb nur über einem Objektdurchmesser von 12–15 cm ein Raster verwendet werden. Säuglinge werden somit ohne Raster untersucht. Je nach Rastertyp (Schwingraster, Festraster) werden unterschiedliche Rastergrößen gefordert. Das Raster muss am Röntgen- und Durchleuchtungsplatz auf einfachste Weise entfernt werden können.

DOI 10.1515/9783110470598-003

Aufnahmespannung und Röhrenstrom-Zeit-Produkt und Aufnahmezeit (kV, mAs und ms) entscheiden über Kontrast und Detailgenauigkeit, somit über die Bildqualität. Hier sollen die Empfehlungen der Leitlinie der Bundesärztekammer [2] für jede Untersuchungsmethode und Altersstufe beachtet werden.

Insbesondere im Kindesalter sollte das Ziel verfolgt werden, die diagnostischen Dosisreferenzwerte [1] nicht nur zu beachten, sondern möglichst weit zu unterschreiten. Da im Kindesalter niedrigste Dosiswerte vorkommen, sollte auch die Dosisanzeige niedrigste Werte anzeigen können und entsprechend empfindlich sein. Gefordert wird eine Dosisauflösung zwischen $1,0 \times 10^{-1}$ und $1,0 \times 10^4$ µGym^2.

3.2 Standardaufnahmen

Die konventionelle Röntgendiagnostik sollte neben der Sonographie die primäre Untersuchungsmodalität der kindlichen Hüfte sein. Die meisten Fragestellungen können ohne Computertomographie oder Magnetresonanztomographie, somit oft ohne nötige Sedierung beantwortet werden.

Im Kindesalter sind meistens Standardaufnahmen zur Klärung der Fragestellung ausreichend. Als Standard gilt die Beckenübersicht kombiniert mit einer zweiten Ebene als Hüfte axial nach Lauenstein. Selten sind Zusatzaufnahmen indiziert.

3.2.1 Beckenübersicht (Becken mit Hüftgelenken)

Klare Indikationen sind Trauma, der Verdacht auf eine Epiphysiolysis capitis femoris oder einen M. Perthes, wobei dessen Frühstadium lediglich mittels Magnetresonanztomographie erkannt werden kann. Die primäre Abklärung einer Hüftdysplasie erfolgt im Neugeborenen- und Säuglingsalter mittels Sonographie (Verfahren nach Graf). Erst ab einem Alter von einem Jahr sollte gegebenenfalls eine Röntgenaufnahme des Beckens erfolgen, da erst zu diesem Zeitpunkt der Epiphysenkern des proximalen Femur zu verknöchern beginnt und die Sonographie daher nur noch eingeschränkt möglich wird. Entzündungen mit dem Verdacht auf eine Coxitis oder auch einer septischen Arthritis sollten primär mittels Sonographie diagnostiziert werden. Die Frage nach einer Osteomyelitis kann nur in der Kernspintomographie geklärt werden.

Die Lagerung erfolgt in Rückenlage mit gestreckten und ca. 15°–20° nach innen rotierten Beinen. Die Großzehen sollten sich hierbei berühren. Durch diese Innenrotation der Beine kann die Antetorsion des Schenkelhalses teilweise ausgeglichen werden. Alternativ kann die Untersuchung bei größeren, kooperativen Kindern auch im Stehen und damit unter Belastung durchgeführt werden (Abbildung 3.1, 3.2).

Als Qualitätsmerkmal sollten das Becken und die Hüftgelenke entsprechend der Fragestellung vollständig und symmetrisch abgebildet sein.

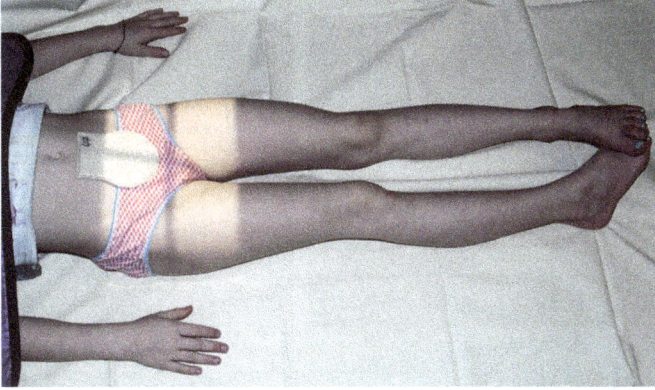

Abb. 3.1: Lagerung des Kindes zur Beckenübersicht mit Ovarialprotektor.

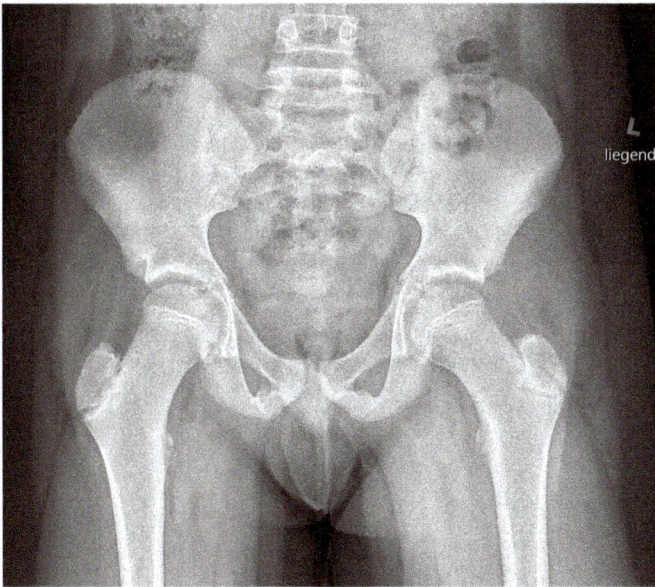

Abb. 3.2: Röntgen Beckenübersicht ohne Einblendung und Strahlenschutzprotektor (Fragestellung Fraktur nach Trauma).

Besonderheiten: Eine sinnvolle Einblendung der Aufnahme sollte in Rücksprache mit dem Zuweiser entsprechend der Fragestellung erfolgen. Lautet die Fragestellung Pathologie der Hüftgelenke (z. B. Hüftdysplasie), kann im Bereich der Beckenkämme großzügig eingeblendet werden und damit die Strahlendosis deutlich reduziert werden. Ebenso kann bei der Untersuchung der Hüften von Mädchen ein 1 mm Blei-Ovarialprotektor genutzt werden. Auf diesen ist bei Abklärung nach Beckentrauma und Frakturen am Os sacrum zu verzichten. Die männlichen Gonaden können fast im-

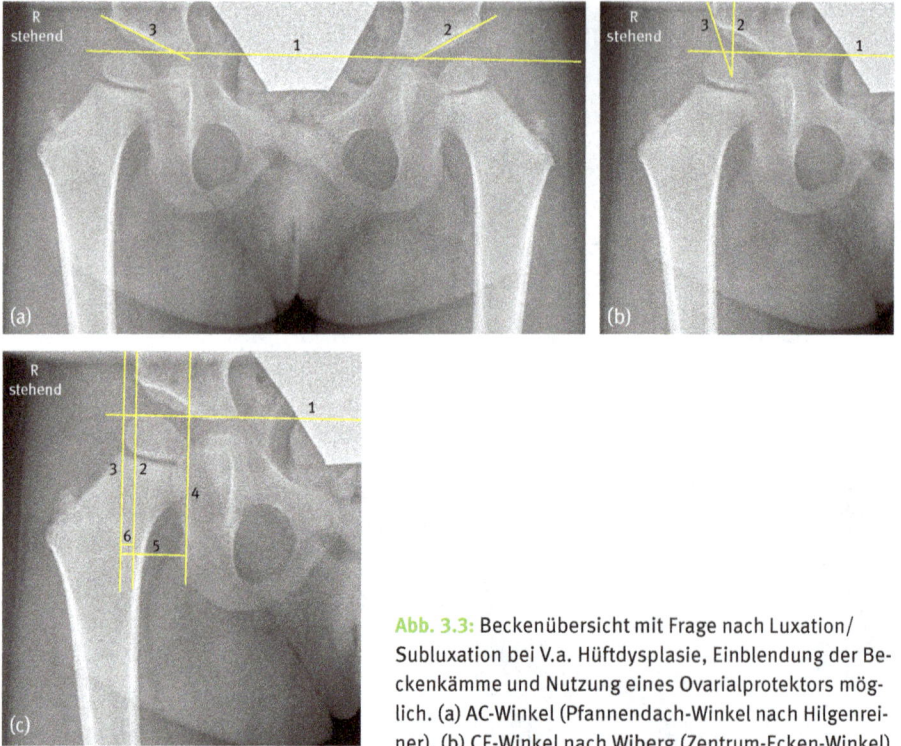

Abb. 3.3: Beckenübersicht mit Frage nach Luxation/ Subluxation bei V.a. Hüftdysplasie, Einblendung der Beckenkämme und Nutzung eines Ovarialprotektors möglich. (a) AC-Winkel (Pfannendach-Winkel nach Hilgenreiner), (b) CE-Winkel nach Wiberg (Zentrum-Ecken-Winkel) und (c) Migration-/Instabilitätsindex nach Reimers.

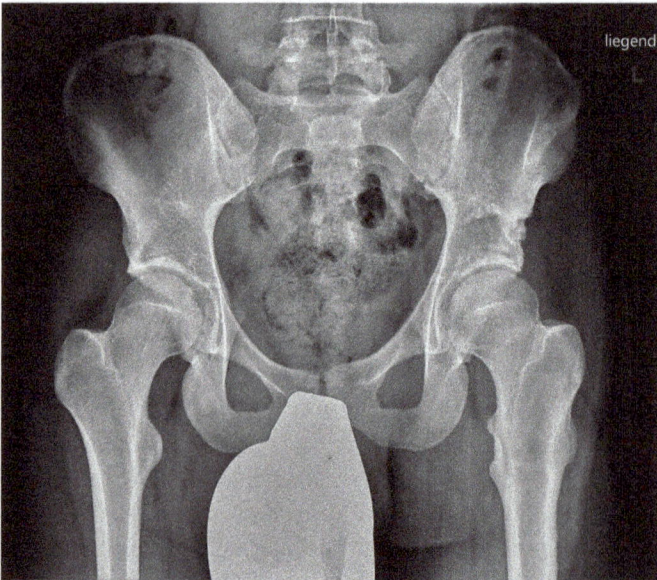

Abb. 3.4: Beckenübersicht mit Verwendung einer Hodenkapsel.

mer unterhalb der Symphyse ohne Beeinträchtigung der Bildqualität abgedeckt werden. Zum Frakturausschluss sollten keine knöchernen Strukturen durch den Gonadenschutz überlagert sein (Abbildung 3.3–3.4).

3.2.2 Hüfte axial nach Lauenstein

Indikation ist die zweite Ebene der Hüfte/Beckenübersicht bei oben genannten Pathologien.

Die Lagerung erfolgt in Rückenlage mit 45° Beugung und Außenrotation der betroffenen Hüfte. Hilfreich kann ein Schaumstoffkeil im Kniebereich sein.

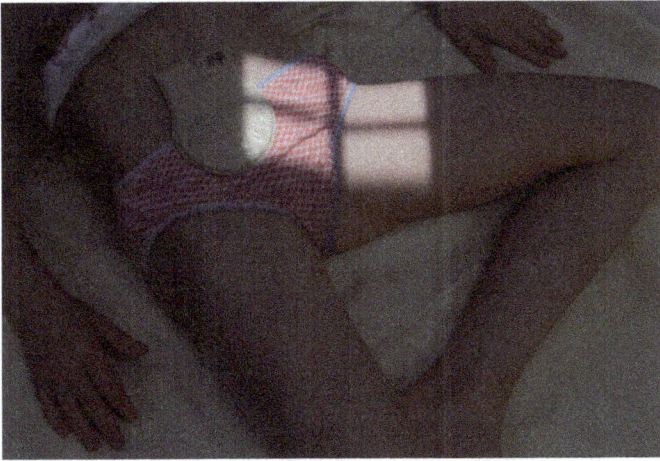

Abb. 3.5: Lagerung des Kindes zur Hüfte axial nach Lauenstein.

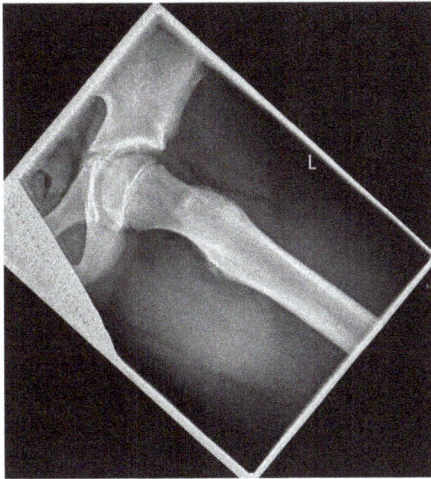

Abb. 3.6: Röntgen Hüfte axial nach Lauenstein.

Für diese Aufnahme können die Gonaden immer mit einem Bleiprotektor abgedeckt werden.

Als Qualitätsmerkmal sollte das Hüftgelenk vollständig abgebildet sein. Schenkelhals und Femurschaft sollen in einer Linie verlaufen (Abbildung 3.5, 3.6).

3.3 Zusatzaufnahmen Becken

3.3.1 Ala/Obturator (Beckenschrägaufnahme)

Indikation für Schrägaufnahmen des Beckens ist der Verdacht auf eine Fraktur. Entsprechend der Fragestellung muss die Röntgenaufnahme eingeblendet werden.

Der Patient liegt für beide Aufnahmen auf dem Rücken.

Für die Ala-Aufnahme wird die gegenseitige Hüfte um 45° angehoben (Frakturverdacht des Beckenkamms oder knöcherner Apophysenausriss der Spina iliaca anterior inferior oder superior) (Abbildung 3.7).

Für die Obturator-Aufnahme wird die betroffene Hüfte um 45° angehoben (Frakturverdacht Os pubis oder Os ischii).

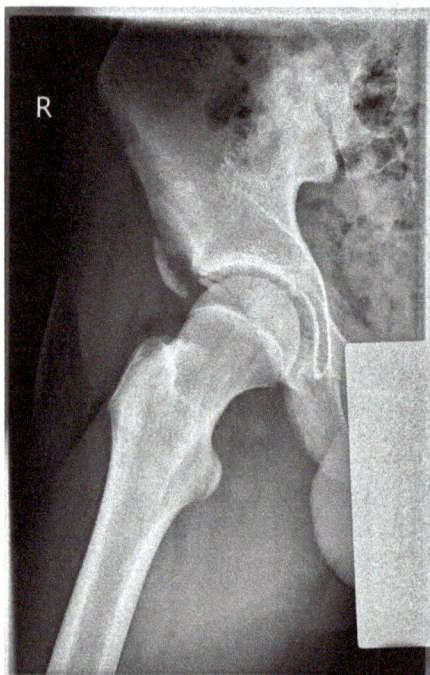

Abb. 3.7: Röntgen Becken schräg (Ala-Aufnahme) mit erkennbarem Ausriss der Spina iliaca anterior inferior.

Qualitätskriterium für die Ala-Aufnahme ist die gute Beurteilbarkeit der Ala ossis ilii und der Spinae. Qualitätskriterium der Obturator-Aufnahme ist die gute Abgrenzbarkeit von Schambein, Sitzbein, Foramen obturatum und Gelenkspalt des Hüftgelenks.

Gonaden können mit einem Bleischutz gut abgedeckt werden.

3.3.2 Inlet/Outlet

Die Indikation für eine Inlet- oder Outlet-Untersuchung ist im Kindesalter äußerst selten in der Traumatologie nach Beckenringfrakturen gegeben.

Das Kind liegt wie für eine konventionelle Beckenübersicht in Rückenlage mit innenrotierten Beinen. Für die Inlet-Aufnahme wird der Zentralstrahl entsprechend der Beckeneingangsebene um 40° craniocaudal gekippt. Für die Outlet-Aufnahme wird der Zentralstrahl senkrecht zur Ebene des Os sacrum um 40° caudiocranial gekippt (Abbildung 3.8, 3.9).

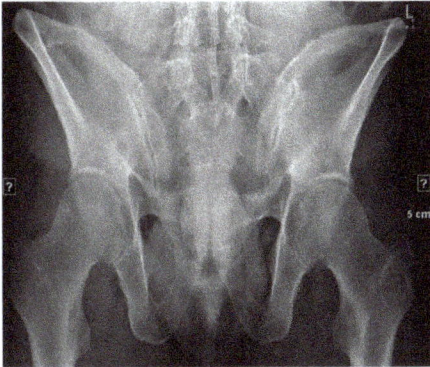

Abb. 3.8: Inlet – Foramina obturatoria, Ramus inferior des Os pubis, Sakrum, Hüftgelenke

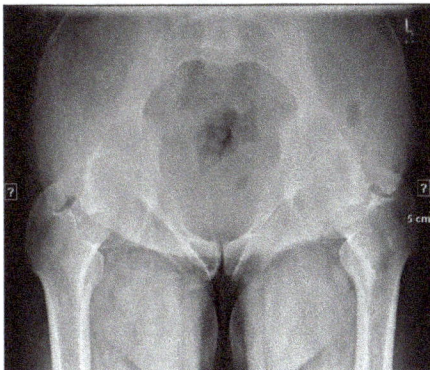

Abb. 3.9: Outlet – gesamter Beckenring dargestellt

3.3.3 Rippstein und Aufnahme nach Dunn

Indikation für die Rippstein-I-/Rippstein-II- oder Dunn-Aufnahme sind Rotationsfehlstellungen bei z. B. Luxationshüften oder nach Frakturen.

Die Rippstein-I-Aufnahme dient der Bestimmung des projizierten CCD-Winkels (Centrum-Collum-Diaphysen-Winkel) und entspricht einer Beckenübersichtsaufnahme, zentriert auf die Hüftgelenke mit Abbildung der proximalen Drittel der Femora.

Die Rippstein-II- oder Aufnahme nach Dunn dient der Bestimmung des projizierten AT-Winkels (Antetorsionswinkel).

Am einfachsten wird die Aufnahme mit dem Haltegerät nach Rippstein durchgeführt. Hüft- und Kniegelenke werden 90° gebeugt und die Oberschenkel 20° abduziert. Gonadenschutz kann immer verwendet werden, da hierdurch keine wichtigen knöchernen Strukturen für die Befundung überlagert werden (Abbildung 3.10(a), (b),

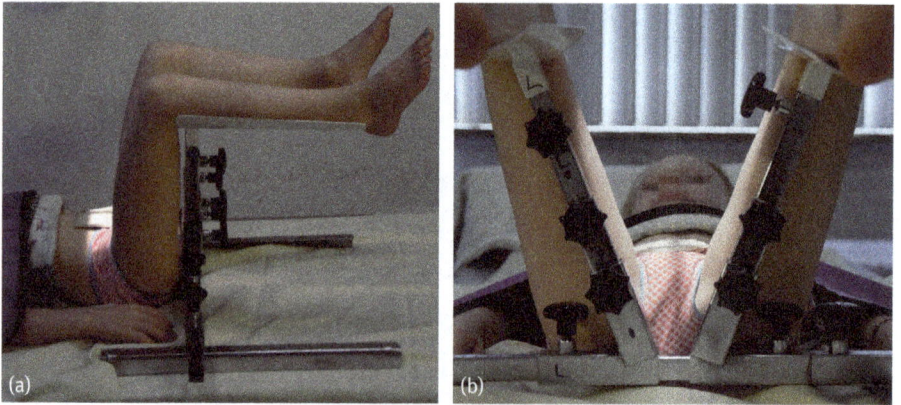

Abb. 3.10: Lagerung des Kindes zur Rippstein-II-/Dunn-Aufnahme im Haltegerät nach Rippstein (a,b).

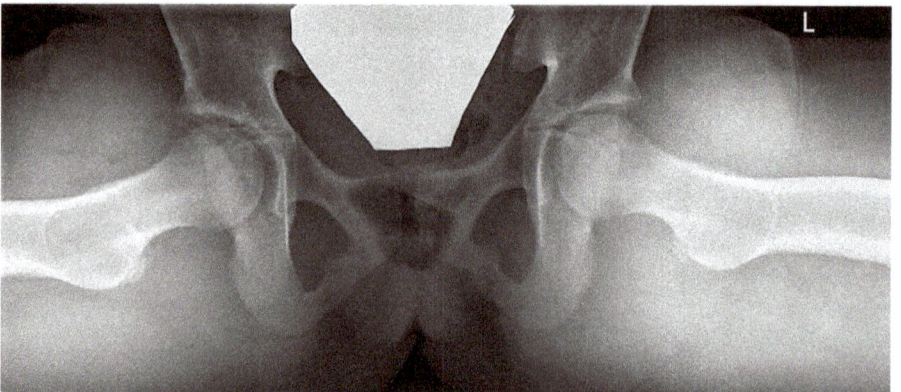

Abb. 3.11: Röntgen Beckenübersicht nach Rippstein II/Dunn.

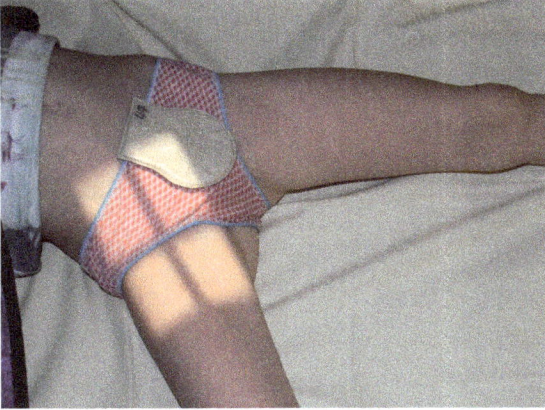

Abb. 3.12: Lagerung des Kindes zur Abduktionsaufnahme.

3.11–3.12). Röntgenstrahlenfrei kann jedoch bei kooperativen Patienten die Torsion auch mittels Kernspintomographie einfach und schnell ermittelt werden. Hierzu werden T2-gewichtete TRUFI- oder HASTE-Sequenzen mit einem Block weniger Schichten über das Hüftgelenk, das Kniegelenk und bei Torsion des Unterschenkels zusätzlich über das Sprunggelenk angefertigt.

3.4 Zusatzaufnahmen Hüfte

3.4.1 Hüfte a.–p. in maximaler Abduktion

Indikationen für Funktionsaufnahmen, insbesondere die Aufnahme in maximaler Abduktion, sind insbesondere das Containment z. B. in der präoperativen Planung beim M. Perthes und die Frage nach pathologischer Beweglichkeit durch das Hinge-Abduction-Phänomen.

Hierzu liegt der Patient mit ausgestreckten Beinen in Rückenlage auf dem Untersuchungstisch und das zu untersuchende Bein wird maximal abgespreizt. Achtung, es darf dabei weder zu einer Drehung des Beckens kommen, noch das Bein angehoben oder außenrotiert werden (Abbildung 3.12, 3.13).

3.4.2 Hüftgelenk nach Sven Johannson/Cross Table

Indikation für die Aufnahme des Hüftgelenks nach Johannson ist vor allem der Verdacht auf Schenkelhalsfrakturen, bei denen eine Lauensteinaufnahme/Außenrotation des Beins nicht möglich ist.

Der Patient liegt auf dem Rücken, das gesunde Bein wird im Hüftgelenk 90° hochgelagert. Das verletzte Bein liegt ausgestreckt auf der Untersuchungsliege. Die Kassette wird auf der verletzten Seite zwischen Beckenkamm und Rippenbogen parallel zum Schenkelhals aufgestellt. Der Winkel zur Medianebene beträgt 45°.

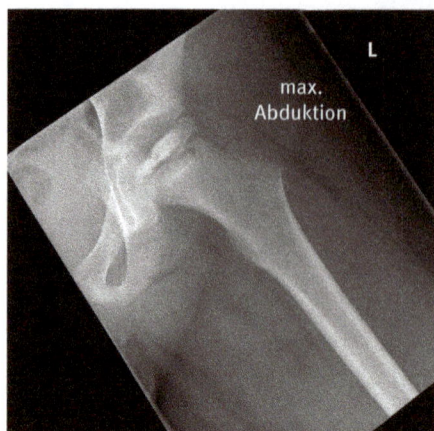

Abb. 3.13: Röntgen Hüfte in maximaler Abduktion. (M. Perthes)

Mit dieser Aufnahme kann das Hüftgelenk mit unverkürztem Schenkelhals ohne
nötige Rotation des Patienten dargestellt werden.

3.4.3 Faux-Profil-Aufnahme nach Lequesne

Indikation ist die Darstellung des vorderen Pfannendachs.

Der Patient steht in einem Winkel von 65° zum Wandstativ. Das zu untersuchende
Bein steht parallel am Wandstativ und wird dabei abduziert (Abbildung 3.14).

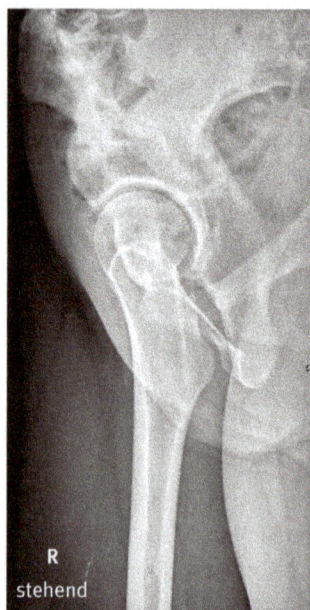

Abb. 3.14: Röntgen Hüfte Faux-Profile nach Lequesne.

3.5 Literatur

[1] Bundesamt für Strahlenschutz. Bekanntmachung der aktualisierten diagnostischen Refe-
     renzwerte für diagnostische und interventionelle Röntgenuntersuchungen, 2010. Im Internet:
     www.bfs.de/de/ion/medizin/diagnostik/drw_roentgen.pdf; Stand 05. 06. 2013.
[2] Bundesärztekammer. Leitlinie zur Qualitätssicherung in der Röntgendiagnostik – Qualitätskri-
     terien röntgendiagnostischer Untersuchungen, 2007. Im Internet: www.bundesaerztekammer.
     de/downloads/LeitRoentgen2008Korr2.pdf; Stand 05. 06. 2013.
[3] Oppelt B. Pädiatrische Radiologie. Thieme Stuttgart, 2010.
[4] Flechtenmacher, J. Praktische Röntgendiagnostik Orthopädie und Unfallchirurgie. Thieme
     Stuttgart, 2014.

Bettina Westhoff, Bernd Bittersohl

4 Magnetresonanztomographie

Die Magnetresonanztomographie (MRT) hat sich in den letzten Jahren als wesentliches Verfahren im Rahmen der Diagnostik von Hüfterkrankungen etabliert. Sie erlaubt eine hervorragende Darstellung der Weichteile, des Gelenkknorpels sowie des Labrums. Sie weist eine hohe Spezifität und Sensitivität für Knochen- und Weichteilerkrankungen auf und ermöglicht eine multiplanare Darstellung pathologischer Veränderungen. Ein weiterer, insbesondere in der Kinderorthopädie bedeutender Vorteil gegenüber anderen bildgebenden Verfahren ist die fehlende Strahlenbelastung. Wesentlicher Nachteil der Technik ist, dass bei kleinen Kindern eine Sedierung oder Narkose erforderlich und der Kostenaufwand relativ hoch ist.

> Daher ist die MRT nicht als Untersuchungstechnik der ersten Wahl bei der Differentialdiagnose von Schmerzen anzusehen.

4.1 Grundlagen

Üblicherweise wird die MRT-Untersuchung im Liegen durchgeführt. Das Untersuchungsprotokoll richtet sich in Hinblick auf die Wahl der Sequenzen, die Wichtungen sowie die Aufnahmeebenen nach der Art der Fragestellung und muss daher einerseits individuell angepasst sein (entsprechend der Verdachtsdiagnose), andererseits aber auch ausgewogen sein, um Differentialdiagnosen auszuschließen und eventuelle Zufallsbefunde zu erkennen. Die zusätzliche intravenöse (i. v.) Gabe von Kontrastmitteln – in der Regel gadoliniumhaltig – erlaubt die Beurteilung der Aktivität in dem zu untersuchenden Gewebe; hohe Stoffwechselaktivität führt zu Kontrastmittelanreicherung und damit zu hoher Signalintensität in T1-gewichteten Sequenzen; die Gabe ist sinnvoll zur Abklärung entzündlicher und tumoröser Veränderungen. Intraartikuläre Kontrastmittelgaben (Arthro-MRT) erlauben die Diagnose von Labrumläsionen; bei der am Hüftgelenk seltenen Osteochondrosis dissecans zeigt die Umspülung des Dissekats mit Kontrastmittel die vollständige Lösung an. Pro Sequenz wird eine Untersuchungsdauer von ca. 5 min benötigt. Spezialsequenzen können längere Messzeiten beanspruchen.

Je nach Sequenzwichtung zeigen die verschiedenen Gewebestrukturen in Abhängigkeit von ihrer biochemischen Zusammensetzung unterschiedliche Signalintensitäten. Pathologische Prozesse gehen häufig mit Veränderungen des normalen Signalmusters eines Gewebes einher. Wasserhaltige Gewebe bilden sich in der T1-Wichtung dunkel und in der T2-Wichtung hell ab; ein Signalmuster T1-hell und T2-hell charak-

DOI 10.1515/9783110470598-004

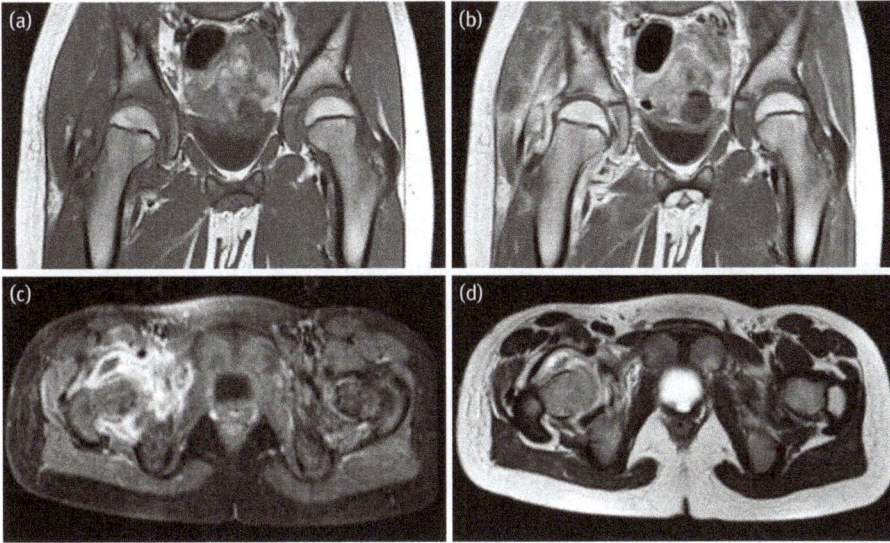

Abb. 4.1: Darstellung des Hüftgelenks im MRT bei septischer Coxitis und Osteomyelitis rechts. (a) T1-Wichtung ohne Kontrastmittelverstärkung in der Koronarebene; (b) T1-Wichtung mit Kontrastmittelverstärkung in der Koronarebene; (c) T1-Wichtung mit Kontrastmittelverstärkung und Fettsättigung in der Transversalebene; (d) T2-Wichtung ohne Kontrastmittelverstärkung in der Transversalebene. Beachte die ausgedehnten T2-hyperintensen Veränderungen mit korrelierender Kontrastmittelverstärkung im rechten Azetabulumdach, die ebenfalls ausgedehnten T2-hyperintensen Veränderungen in der hüftgelenkumfassenden Muskulatur mit kräftigem Enhancement nach Kontrastmittelgabe und die ca. 5 mm große intrakapsuläre Kontrastmittelaussparung. Der Hüftkopf ist noch regelrecht konfiguriert.

terisiert Fettgewebe (Abbildung 4.1). In der Tabelle 4.1 wird das Signalverhalten verschiedener Strukturen in verschiedenen Wichtungen aufgeführt. Es ist jedoch darauf hinzuweisen, dass die hier gegebenen Informationen nur eine vereinfachende Orientierung geben können. So sind je nach Sequenzdesign oder Gewebeeigenschaften (z. B. Tumor) Mischmuster im Signal möglich.

4.2 Indikation

Die MRT-Untersuchung hat einen Stellenwert im Rahmen der Diagnostik von Hüftbeschwerden, der Therapieplanung – insbesondere in der Onkologie – sowie in der Therapieevaluation.

Tab. 4.1: Orientierende Darstellung unterschiedlicher Strukturen im MRT (in Teilen in Anlehnung an Goldmann) [1]

	T1	T2	PD	T1 mit Gd	T2 mit FS	T1 mit Gd/FS
Fett	hell	hell	hell	hell	dunkel	dunkel
Wasser	dunkel	hell	hell	dunkel	hell	dunkel
Kortikalis	dunkel	dunkel	dunkel	dunkel	dunkel	dunkel
Fettmark	hell	hell	hell	hell	dunkel	dunkel
Knorpel	dunkel	hell	mittel-hell	dunkel	hell	dunkel
Muskel	mittel	mittel	mittel	mittel	mittel	mittel
Sehne/Band	dunkel	dunkel	dunkel	dunkel	dunkel	dunkel
Nerven	mittel-hell	mittel-hell	mittel-hell	mittel-hell	dunkel-hell	dunkel-mittel

PD Protonendichte, Gd Gadolinium, FS Fettsättigung

4.2.1 MRT als Diagnostikum

Bei der Abklärung von Hüftbeschwerden ist die Indikation zur MRT-Untersuchung dann zu stellen, wenn trotz sorgfältiger Anamnese und klinischer Untersuchung sowie apparativer Diagnostik mit Ultraschall, Röntgen und Labor keine Diagnose gestellt werden kann und die klinische Symptomatik eine weitere Diagnostik erforderlich macht. Dieser diagnostische Algorithmus sollte unbedingt eingehalten werden, um effizient zu sein einerseits für den Patienten in Hinblick auf eine zeitnahe Diagnose und Einleitung einer adäquaten Behandlung, andererseits in Hinblick auf einen verantwortungsvollen Umgang mit unseren Kapazitäten und finanziellen Ressourcen. In den meisten Fällen kann mit den o. g. Standardmethoden eine Diagnose bzw. Verdachtsdiagnose gestellt werden, die dann ggf. eine zielgerichtete MRT-Untersuchung mit konkreter Fragestellung erlaubt.

Aus der Erwachsenenmedizin ist durch die Analyse von Keeney et al. bekannt [2], dass der Einsatz der MRT als Screening-Untersuchung für die Diagnostik „schmerzhafte Hüfte" nicht kosteneffektiv ist, wenn die Indikation durch Anamnese, klinische Untersuchung und Standardröntgen nicht unterstützt wird; die Untersuchung zeigte auch, dass die therapeutische Vorgehensweise bei der Diagnose „Schmerz" am seltensten, bei Tumoren und Infektionen jedoch am häufigsten beeinflusst wurde. Ähnliches lässt sich für den pädiatrischen Bereich vermuten.

Hat die Basisdiagnostik (Anamnese, klinische Untersuchung, Ultraschall, Röntgen und Laboruntersuchung) eine konkrete Verdachtsdiagnose bzw. Diagnose ergeben, kann zur Diagnosesicherung bzw. zur weiteren Therapieplanung die MRT-Untersuchung erforderlich sein.

Bei der Differenzierung Entzündung versus Tumor kann die MRT wertvolle Zusatzinformationen geben; dabei spielen v. a. morphologische Kriterien eine Bedeutung: Entzündliche Prozesse sind eher unscharf begrenzt, zeigen ausgeprägtere Destruktionen und Periostreaktionen; tumoröse Läsionen sind eher scharf begrenzt, perio-

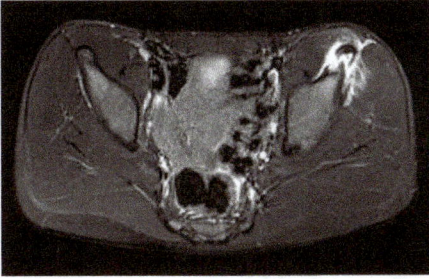

Abb. 4.2: Apophysenausriss der Spina iliaca anterior inferior. Der 15-jährige Junge stellte sich mit akut einsetzenden Leistenschmerzen vor, nach einer ruckartigen maximalen Anspannung der Hüftbeuger beim Fußballspielen. Klinisch bestand der Verdacht auf einen Apophysenausriss der Spina iliaca anterior inferior. Im MRT erkennt man die dislozierte Apophyse sowie ein Ödem in der Umgebung.

stale Reaktionen sind unwahrscheinlicher und in manchen Fällen zeigen sich auch Einblutungen [1]. Durch die Gabe von Kontrastmitteln sind weitere Differenzierungen möglich: Zystische, flüssigkeitsgefüllte Prozesse nehmen kein Kontrastmittel auf (z. B. juvenile Knochenzyste, Abszess), wohl aber solides Tumor- und Entzündungsgewebe.

In speziellen Fällen, wenn eine optional multifokale Erkrankung vorliegt, kann die Ganzkörper-MRT-Untersuchung wertvolle Informationen liefern. Neben malignen Erkrankungen ist besonders die CRMO (chronisch rezidivierende multifokale Osteomyelitis) hierfür eine Indikation.

Nach akuten **Traumen** ist bei entsprechender Anamnese und klinischem Befund die Röntgenuntersuchung die Methode der Wahl zum Frakturausschluss. Auch die im Jugendalter typische Verletzung eines Ausrisses der Apophyse am Becken – hier am häufigsten der Ausriss der Spina iliaca anterior inferior bei Fußballern (Abbildung 4.2) – oder am proximalen Femur bedarf im Allgemeinen keiner MRT-Untersuchung – typische Anamnese, typische Klinik sowie Sonographie und konventionelle Röntgendiagnostik erlauben die korrekte Diagnose [3]. Im Rahmen der Ausheilung kann es zu einer übermäßigen Kallusbildung kommen, die differentialdiagnostisch an ein neoplastisches Geschehen denken lässt. Hier ist die sorgfältige Anamnese wegweisend. **Stressfrakturen** zeigen sich häufig am Schenkelhals, aber auch am Azetabulum. Im MRT sieht man typischerweise ein periostales Ödem mit Periostschwellung, ein Knochenmarködem und eine Frakturlinie. Typischerweise nimmt die Region Kontrastmittel auf, die Veränderung ist unscharf begrenzt, die Frakturlinie erscheint in allen Sequenzwichtungen dunkel.

Den Stellenwert der MRT-Untersuchungen zur Diagnosesicherung und Therapieplanung bei verschiedenen Hüftgelenkerkrankungen, die differentialdiagnostisch bei Hüftschmerzen im Kindes- und Jugendalter zu erwägen sind, sind Tabelle 4.2 zu entnehmen.

Bei der Differentialdiagnose entzündlicher Veränderungen ist vorrangig der Ausschluss einer septischen Arthritis notfallmäßig erforderlich. Im MRT sind die Veränderungen bei einer septischen Arthritis mit denen bei einer aseptischen vergleichbar, nur ausgeprägter. Besteht der Verdacht auf eine **septische Arthritis**, kann das MRT einen möglichen osteomyelitischen Prozess zeigen, der in das Hüftgelenk perforiert ist.

Tab. 4.2: Stellenwert der MRT-Untersuchung bei der Differentialdiagnose kindlicher Hüfterkrankungen.

	Diagnose	Therapie-planung	Bemerkungen
Trauma			
akut	(+)	(+)	
chronisch	++	–	Diagnose Stressfraktur
Entzündung			
bakteriell			
– septische Arthritis	(+)	(+)	
– Osteomyelitis	+++	+	
– Pyomyositis	+++	–	
abakteriell			
– Coxitis fugax	–	–	
– iuvenile rheumatische Arthritis	–	+	
– CRMO (chronisch rezidivierende multifokale Osteomyelitis)	+	–	Ganzkörper-MRT
vaskulär			
M. Perthes	+	–	Frühstadium, wenn Röntgen noch unauffällig; eventuell in Zukunft Beeinflussung des Therapiekonzepts
sekundäre Hüftkopfnekrose	++	+	
Knocheninfarkt, Osteonekrosen	+++	++	
Hämarthros bei Gerinnungsstörungen	+	+	
mechanisch			
Epiphyseolysis capitis femoris	+	–	nur im Früheststadium (Ecf incipiens)
Skelettdysplasie	–	–	
Labrumläsion	+++	++	als Arthro-MRT
neoplastisch			
benigne Tumore	++	++	Aussagen zur Dignität und Art des Tumors im konventionellen Röntgenbild häufig besser möglich
maligne Tumore	+++	+++	
Nachbarregion			
Wirbelsäule, z. B. Spondylitis	+++	++	
Sacroileitis	+++	+	
Abdomen, z. B. Appendizitis	–		

Wichtig ist zu wissen, dass die MRT nicht in der Lage ist, zwischen einem septischen und einem aseptischen Gelenk zu differenzieren.

Daher ist, wenn der dringende Verdacht auf eine septische Coxitis besteht, eine notfallmäßige operative Gelenkspülung erforderlich – die Durchführung einer MRT-Untersuchung darf nicht zu einer Verzögerung der therapeutischen Maßnahme führen (Abbildung 4.3)! Bei **rheumatischen** Erkrankungen hilft die MRT bei der Beurteilung der Krankheitsaktivität; im MRT lassen sich das Ausmaß und die Lokalisation der Synovitis, der Osteitis und der Erosionen dokumentieren und im Verlauf verfolgen [4].

Osteonekrosen lassen sich in der MRT sehr gut und früh nachweisen, auch wenn das konventionelle Röntgenbild noch unauffällig ist. Paradebeispiel für die kindliche Hüftkopfnekrose im Grundschulalter ist der **M. Perthes:** Gelegentlich klagen die Kinder über belastungsabhängige Beschwerden, sonographisch zeigt sich meist eine Kapseldistension und der Röntgenbefund kann noch unauffällig sein; eine MRT-Untersuchung mit Kontrastmittel kann hier Klarheit bringen, allerdings muss der Radiologe

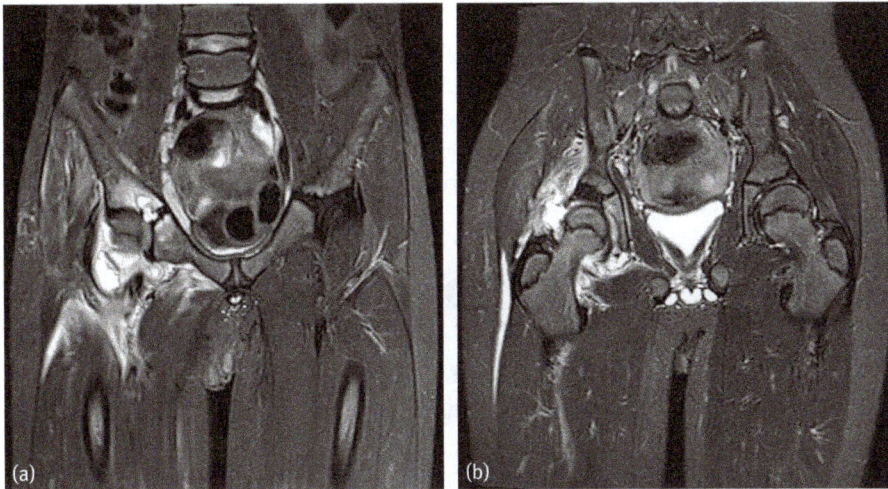

Abb. 4.3: Osteomyelitis. Der 9-jährige Junge stellte sich mit seit ca. zwei Monaten bestehenden, zunehmenden Hüftbeschwerden und hinkendem Gangbild vor. Die Untersuchung ergab eine deutliche schmerzbedingte Bewegungseinschränkung, sonographisch bestand eine massive Kapseldistension, der CRP-Wert war mit 8,1 mg/dl deutlich erhöht. Es erfolgten die notfallmäßige arthroskopische Spülung des Gelenks und der Nachweis von Staphylococcus aureus. Im weiteren Verlauf kam es trotz antibiogrammgerechter Antibiose zu keiner wesentlichen Besserung der Entzündungswerte. Daraufhin wurde eine MRT-Untersuchung durchgeführt, die einen osteomyelitischen Herd im Bereich des Azetabulums mit Beteiligung der Y-Fuge und Einbruch ins Gelenk zeigte (a). Außerdem zeigten sich ein deutlicher intraartikulärer Erguss und eine periartikuläre Ödembildung (b). Nach Ausräumung des entzündlichen Herdes, nochmaliger Spülung des Gelenks und Fortführung der Antibiose kam es zu einer raschen Normalisierung des klinischen und laborchemischen Befundes.

für eine optimale Darstellung spezielle Untersuchungstechniken einsetzen [5]. Zusätzlich lässt sich genau die Ausdehnung des betroffenen Areals darstellen. Allerdings haben weder die „Frühestdiagnose" noch die Kenntnis der Ausdehnung bislang einen Einfluss auf die therapeutische Vorgehensweise; die Behandlungskonzepte und auch deren Evaluation orientieren sich an den klinischen und konventionell radiologischen Befunden (Kapitel 2).

Wirklich hilfreich ist die MRT zur Diagnose von Osteonekrosen, wie sie beispielsweise im Rahmen von Chemotherapien auftreten. Sie kommen epi-, meta- und diaphysär vor und zeigen sich in der MRT als typische „landkartenartige" Formation mit Skleroserand und zentralem Fettsignal (Abbildung 4.4). Bei nachgewiesenen Osteonekrosen ist für die Entscheidung über das weitere Vorgehen wesentlich zu wissen, ob die Epiphyse bzw. die Belastungszone mit betroffen ist bzw. inwiefern ein Einbruch der Gelenkfläche droht.

Die Diagnose einer **Epiphyseolysis capitis femoris** (ECF) wird im konventionellen Röntgenbild gestellt und bedarf keiner MRT-Untersuchung. Lediglich im Frühstadium, dem Preslip-Stadium – oder auch ECF incipiens genannt –, wenn die röntgenologischen Veränderungen noch nicht eindeutig sind (Auflockerung und Erweiterung der Epiphysenfuge), zeigt die MRT wegweisende Veränderungen mit Erweiterung und unscharfer Begrenzung der Epiphysenfuge sowie einer fugennahen Ödemzone (Abbildung 4.5) [6].

Labrumläsionen sind im Kindesalter eher nicht zu erwarten. Im Jugendalter können sie durchaus als Folge eines femoro-acetabulären Impingements (FAI), beispielsweise nach ECF, beobachtet werden. Die Diagnose bei klinischem Verdacht ist dann

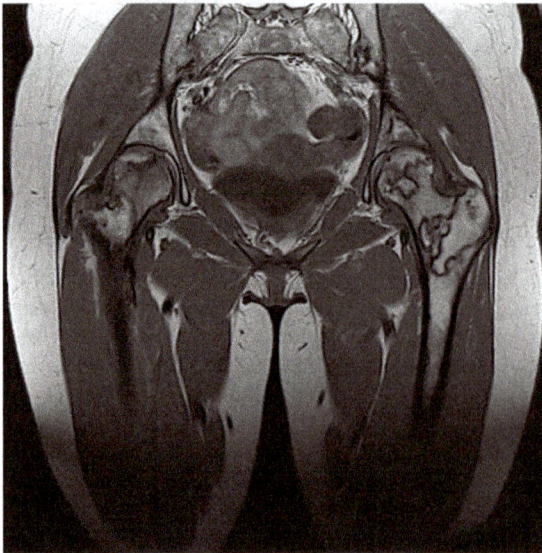

Abb. 4.4: Knocheninfarkt. Im Alter von 16 Jahren wurde bei dieser Patientin eine akute lymphoblastische Leukämie diagnostiziert, die mittels Chemotherapie behandelt wurde. Im Verlauf entwickelten sich beidseits ausgeprägte Osteonekrosen des Femurs und des Ileums. Im MRT erkennt man die typischen landkartenartigen Veränderungen in der Intertrochantärregion, im Hüftkopf findet sich in der Belastungszone ebenfalls ein nekrotischer Herd.

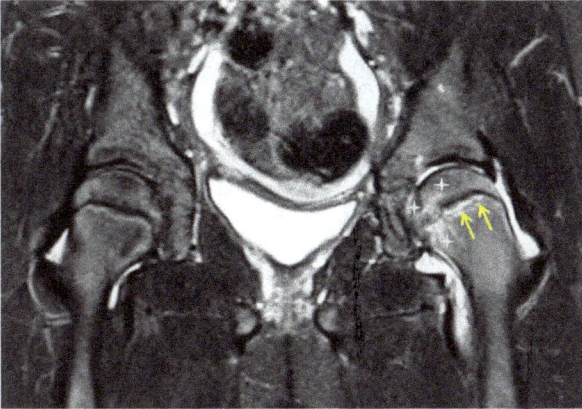

Abb. 4.5: Nachweis einer drohenden ECF mittels MRT links. Beachte die unscharf und aufgeweitete Epiphysenfuge (Pfeile) und das medial betonte Begleitödem (Sternchen).

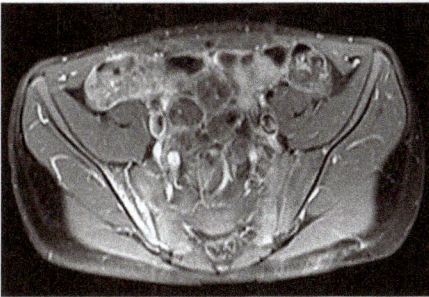

Abb. 4.6: Sacroileitis. Das 11-jährige Mädchen stellte sich mit erheblichen, relativ akut aufgetretenen Schmerzen in der Trochanter- und Glutealregion rechts notfallmäßig vor. Klinisch zeigten sich ein Druckschmerz über dem Trochanter major und ein Rotationsschmerz. Sonographisch bestand keine nennenswerte Kapseldistension des Hüftgelenks. Röntgenologisch keine Auffälligkeit. Die Entzündungswerte waren deutlich erhöht (CRP 7,8 mg/dl, Leukozyten 16.000). Bei Verdacht auf ein entzündliches Geschehen erfolgte die MRT-Untersuchung mit Kontrastmittel, die eine Sacroileitis ohne Abszedierung zeigte. In der Blutkultur konnte Staphylococcus aureus nachgewiesen werden. Unter antibiotischer Therapie kam es zu einer raschen Befundbesserung.

mittels Spezialtechniken (z. B. Arthro-MRT, radiäre Sequenzen) zu stellen (Sensitivitätsrate 66–100 %).

Schmerzen in der Hüftregion resultieren jedoch nicht nur vom Hüftgelenk selbst, die Ursache kann auch in der Nachbarregion liegen – sei es im Bereich des Beckenskeletts oder in benachbarten Organen (Abbildung 4.6).

4.2.2 MRT zur Therapieplanung und -evaluation

Insbesondere in der Tumororthopädie ist die MRT-Untersuchung ein unverzichtbarer Bestandteil sowohl zur Therapieplanung als auch zur Therapieevaluation. Sie ermög-

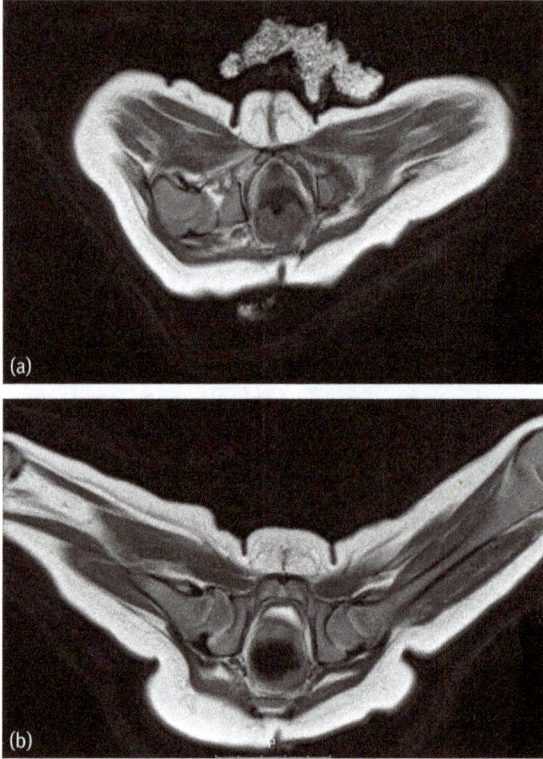

Abb. 4.7: Bei dem 2,5 Monate alten Säugling lag eine Hüftluxation rechts vor, die in Narkose – arthrographisch kontrolliert – geschlossen reponiert wurde. Zur Retention wurde ein Fettweisgips angelegt. Anschließend erfolgte die Stellungskontrolle im MRT, die zeigte, dass es zu einer Reluxation der Hüfte gekommen war (a). Es erfolgten unmittelbar eine neuerliche Reposition und Fettweisgipsanlage; die MRT-Kontrolle zeigte ein zentriertes Hüftgelenk (b).

licht die Visualisierung des pathologischen Prozesses, die exakte Größenbestimmung, die Ausdehnung einer Weichteilkomponente sowie die Bestimmung der Lagebeziehungen zu wesentlichen in der Umgebung liegenden Strukturen, insbesondere den Leitungsbahnen. Vitales Tumorgewebe kann von avitalem unterschieden werden. Daher ist die MRT insbesondere für die Verlaufsbeurteilung bei der Therapie maligner Tumoren von immenser Bedeutung.

> Aber nicht nur in der Onkologie auch bei der Behandlung der kongenitalen Hüftluxation ist die MRT eine wertvolle Methode zur Sicherstellung einer erfolgreichen Reposition (Abbildung 4.7).

4.3 Vor- und Nachteile

Die Vorteile der MRT sind evident: Die Technik erlaubt eine hervorragende Darstellung der Weichteile und zeigt eine hohe Spezifität und Sensitivität für Knochen- und Weichteilerkrankungen – und dies ohne Strahlenbelastung. Des Weiteren ermöglicht sie eine multiplanare Darstellung pathologischer Veränderungen, was insbesondere bei der Planung von operativen Eingriffen sehr hilfreich ist. Die Möglichkeit der exakten Bestimmung der Ausdehnung eines Prozesses – auch im Verlauf – ist insbesondere in der Onkologie enorm wichtig.

Nachteilig ist die Tatsache, dass die Untersuchung einige Zeit in Anspruch nimmt und daher insbesondere kleinere Kinder eine Sedierung oder gar Narkose benötigen. Metallische Implantate können zu Bildstörungen führen. Die Untersuchung kann aber auch nennenswerte negative Auswirkungen auf die Funktionsfähigkeit dieser Implantate haben, wie z. B. beim Vorhandensein von Cochlea-Implantaten. Hier kann die MRT sogar kontraindiziert sein. Eine sorgfältige Anamnese ist daher im Vorfeld unerlässlich.

4.4 Kontraindikationen

Wie bereits angeführt, kann das Vorhandensein metallischer Implantate eine Kontraindikation für die MRT-Untersuchung darstellen. Dies muss im Einzelfall sorgfältig evaluiert werden. Des Weiteren ist bei Patienten mit Niereninsuffizienz die Gabe von gadoliniumhaltigen Kontrastmitteln relativ kontraindiziert.

4.5 Literatur

[1]   Goldmann A. Stellenwert der MRT-Diagnostik bei Hüftgelenkveränderungen. OUP 2013, 7:332–340.
[2]   Keeney JA, Nunley RM, Adelani M, Mall N. Magnetic resonance imaging of the hip: poor cost utility for treatment of adult patients with hip pain. Clinical orthopaedics and related research 2014, 472(3):787–792.
[3]   Wolff R. Apophysenausrisse. Dt Z Sportmed 2000, 51:305–306.
[4]   Fischer W. MR-Atlas.com: Lehrbuch und Fallsammlung zur MRT des Bewegungsapparates. Zusmarshausen, MR-Verlag, 2014.
[5]   Kim HK, Kaste S, Dempsey M, Wilkes D. A comparison of non-contrast and contrast-enhanced MRI in the initial stage of Legg-Calve-Perthes disease. Pediatric radiology 2013, 43(9):1166–1173.
[6]   Montenegro NB, Junior VF, Grinfeld R, Rodrigues MB, Santos Pereira ED, Gorios C. Magnetic resonance imaging for diagnosing the pre-slip stage of the contralateral proximal femoral epiphysis in patients with Unilateral Epiphysiolysis. Revista brasileira de ortopedia 2011, 46(4):439–443.

Thomas Wirth

5 Differenzierte Labordiagnostik

5.1 Einführung

Die Hauptaufgabe von Laboruntersuchungen bei schmerzhaften Hüftgelenkserkrankungen im Kindesalter ist die Klärung differenzialdiagnostischer Überlegungen. Die Labordiagnostik dient in erster Linie dazu, die Ursache der entzündlichen Hüftgelenkserkrankungen im Kindesalter aufzuspüren und das therapeutische Vorgehen bei akuten und chronischen Krankheitsbildern zu erleichtern. Aus diesen Gründen wird initial eine orientierende laborchemische Basisdiagnostik durchgeführt, die zunächst die Weichen innerhalb eines groben Rasters stellt und dann später ein verfeinertes Laborprogramm, wenn dies spezifische Symptome, klinische Befunde und erste Ergebnisse des Basislabors erfordern.

Schmerzhafte kindliche Hüftgelenkserkrankungen, die eine Labordiagnostik erfordern, können in akute Hüftgelenkserkrankungen, Hüftgelenkserkrankungen mit akuten Episoden und chronische Hüftgelenkserkrankungen eingeteilt werden. Ein Beispiel für eine akute Hüftgelenkserkrankung ist die akute Epiphyseolysis capitis femoris. Ein M. Perthes kann in seiner frühen Krankheitsphase mehrere akute Episoden aufweisen, während beispielsweise synoviale Hüftgelenkserkrankungen von vorneherein einen eher chronischen Charakter zeigen. Weil die klinischen und anamnestischen Hinweise bei Hüftgelenkserkrankungen zum einen sehr gleichartig sind, zum anderen aber oft nicht nur hüftgelenkszentrierte Schmerzen und klinische Befunde vorliegen, sondern häufig auch benachbarte Gelenke wie das Kniegelenk oder das ganze Bein betroffen sind, ist die Differenzialdiagnose zu Beginn der Erkrankung oft erschwert. Gerade bei der Epiphyseolysis capitis femoris stehen häufig initial Kniegelenksschmerzen im Vordergrund, während entzündliche Hüftgelenkserkrankungen meistens hüftgelenksnahe Beschwerden auslösen. Beim M. Perthes ist mehr oder minder alles möglich, von initialen Kniegelenks- bis zu alleinigen Hüftgelenksbeschwerden oder gar das ganze Bein betreffende Einschränkungen.

Der wesentliche bildgebende Befund akuter und akuter rezidivierender Gelenkschmerzen ist der sonographisch nachweisbare Hüftgelenkserguss. Der Gelenkerguss alleine ist aber nicht geeignet, um zwischen den einzelnen Krankheitsbildern, beispielsweise zwischen einer Coxitis fugax, einem M. Perthes oder einer Epiphyseolysis capitis femoris, zu differenzieren, obwohl immer wieder darauf hingewiesen wird, dass Ergussmenge und Ergussqualität zwischen den einzelnen Krankheitsbildern differieren. Während diejenigen kindlichen Hüftgelenkserkrankungen, die strukturelle Veränderungen an Knochen oder Gelenken hinterlassen, wie beispielsweise der M. Perthes, die Epiphyseolysis capitis femoris, aber auch eine Osteomyelitis des

DOI 10.1515/9783110470598-005

Schenkelhalses oder des Acetabulums, durch weiterführende bildgebende Diagnostik wie Röntgenuntersuchungen oder MRT-Untersuchungen differenzialdiagnostisch voneinander unterschieden werden können, gelingt dies bei Erkrankungen der Synovialis, insbesondere bei der breiten Palette der Arthritiden, nicht. An dieser Stelle kommt einer differenzierten Labordiagnostik eine große Bedeutung zu.

5.2 Initiale Labordiagnostik

Zur Differenzialdiagnose der Coxarthritis im Kindesalter ist die Labordiagnostik das Werkzeug erster Wahl. Es geht hier darum, die vielfältigen Differenzialdiagnosen auf dem entzündlichen Gebiet voneinander abzugrenzen. Die häufigste entzündliche Hüftgelenkserkrankung im Kindesalter, die Coxitis fugax, muss vor allen Dingen von der septischen Arthritis, die die schwerwiegendsten akuten Auswirkungen nach sich ziehen kann, sehr frühzeitig und schnell abgegrenzt werden. Akute und chronische Verlaufsformen finden wir bei der juvenilen idiopathischen Arthritis, der durch Borrelieninfektion verursachten Lyme-Arthritis sowie bei einer breiten Palette von sympathischen Begleit- oder reaktiven Arthritiden. Der wichtigste Laborparameter zur Entscheidung zwischen einem akut septischen Geschehen und einer nicht septischen Ursache ist das C-reaktive Protein. Allerdings ist das CRP natürlich keinesfalls der alleinige diagnostisch wegweisende Laborwert, da die Immunitätslage des individuellen Patienten eine große Rolle spielt und sehr verschieden sein kann. Es ist also möglich, dass eine septische Arthritis trotz eines relativ geringen Anstiegs des C-reaktiven Proteinwertes vorliegt, sodass auch die übrigen klinischen Befunde bei der Diagnose- und Therapiefindung einen zentralen Stellenwert haben. Trotzdem ist dieser Laborwert ein exzellenter primärer diagnostischer Parameter und im weiteren Verlauf auch als Monitor der Therapie der septischen Arthritis und akuten Osteomyelitis sehr geeignet. Bei einer Coxitis fugax steigt das CRP nicht an, während es bei einer eitrigen Coxitis erhöht bis sehr stark erhöht ist [1]. Aber auch bei einer juvenilen idiopathischen Arthritis oder einer Lyme-Arthritis steigt das C-reaktive Protein, erreicht jedoch meistens nicht so hohe Werte wie bei der septischen Arthritis [2] (Abbildung 5.1). Die differenzialdiagnostische Einschätzung berücksichtigt immer das allgemeine Wohlbefinden des Kindes und den klinischen Befund, um aus der Gesamtkonstellation heraus die Ergänzungsdiagnostik und die Therapie einleiten zu können.

Der zweite wichtige Parameter im initialen Labor ist die Blutsenkungsgeschwindigkeit, die weit träger reagiert als das CRP und deswegen vor allen Dingen in der Verlaufsdiagnostik weniger geeignet ist, die aber initial, insbesondere wenn sie deutlich erhöht ist, ein sehr hilfreicher Baustein in der Differenzialdiagnostik ist und nicht vergessen werden sollte. In der Unterscheidung zwischen septischer Arthritis und akutem rheumatischen Fieber spielt die BSG eine Schlüsselrolle, da sie beim akuten rheumatischen Fieber deutlich höher ist als bei der septischen Arthritis [3]. Zur primären

```
                    ┌─────────────────────┐
                    │   Coxitis-Verdacht   │
                    └─────────────────────┘
                              │
                              ▼
                    ┌─────────────────────┐
                    │ Sonographie: Erguss  │
                    └─────────────────────┘
                              │
                              ▼
                    ┌─────────────────────┐
                    │        Labor         │
                    └─────────────────────┘
```

CRP–	CRP–	CRP+	CRP+
relatives Wohlbefinden	relatives Wohlbefinden	relatives Wohlbefinden	krankes Kind
Coxitis fugax	rezidivierend	**„Rheumalabor"**	**eitrige Coxitis**
	Röntgen		**OP**
	M. Perthes		

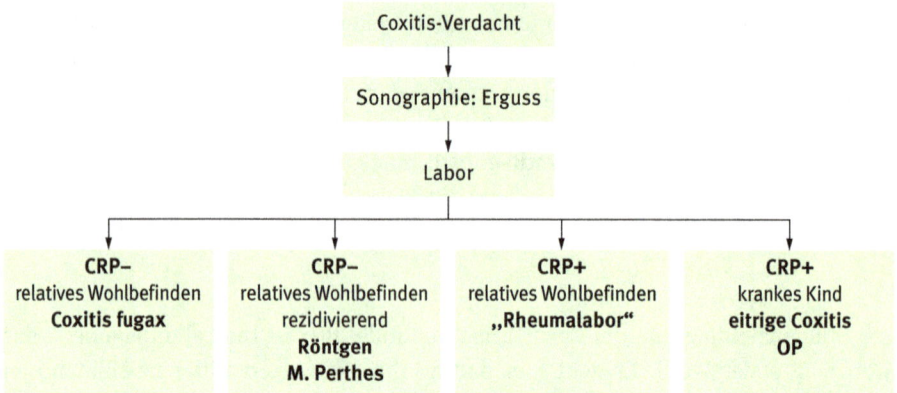

Abb. 5.1: Differenzialdiagnostik der Coxarthritis unter dem Aspekt des CRP-Wertes.

Labordiagnostik gehört außerdem die Durchführung eines Blutbildes mit der Möglichkeit, auch ein Differenzialblutbild zu erstellen. Letzteres ist insbesondere dann besonders wichtig, wenn innerhalb der Differenzialdiagnostik auch eine Leukämie als Ursache in Frage kommt (Tabelle 5.1).

Tab. 5.1: Basislabordiagnostik und ihre wichtigste Differenzialdiagnose

Parameter	Differenzialdiagnostik
CRP	septische Coxarthritis
BSG	septische Coxarthritis
Differenzialblutbild	akute (lymphatische) Leukämie

5.3 Septische Coxarthritis

Das wichtigste kinderorthopädische Krankheitsbild, das gleichzeitig eine frühestmögliche Diagnose benötigt, ist die eitrige Hüftgelenksentzündung. Die Labordiagnostik spielt bei dieser Erkrankung eine ganz herausgehobene Rolle. Die Basisdiagnostik ist fast immer ausreichend, denn die Patienten mit einer septischen Arthritis weisen in der Regel ein erheblich bis massiv gesteigertes C-reaktives Protein und eine deutlich beschleunigte Blutsenkungsgeschwindigkeit auf und haben nicht selten eine ganz erhebliche Leukozytose. Natürlich ist für die Diagnosestellung einer septischen Arthritis das gesamte klinische Bild von Bedeutung. Neben einem sonographisch nachweisbaren Gelenkerguss ist auch das generelle Krankheitsgefühl, das bis hin zum schwerkranken Kind mit Zeichen der Sepsis reichen kann, wegweisend. Für die akute Osteomyelitis oder die akute Osteomyelitis mit begleitender septischer Arthritis gilt die gleiche Laborkonstellation und auch eine sehr ähnliche Klinik. Allerdings können septische Arthritiden durchaus auch mit nur sehr moderat angestiegenen CRP-Werten vorliegen, sodass dieses Krankheitsbild bei allen Arthritiden bzw. bei allen Krankheitsbildern mit nachgewiesenem Gelenkerguss im Hinterkopf eine Rolle spielen muss. Dies ist auch der Grund für die Empfehlung, bei allen unter der Verdachtsdiagnose einer Coxitis fugax hospitalisierten Patienten eine Laborbasisdiagnostik durchzuführen. Abhängig von der Klinik und diesem Laborbefund erfolgt dann bei Patienten, die unter der Arbeitsdiagnose Coxitis fugax abgeklärt werden, aber ein inkonklusives Labor bieten, die weitere Differenzialdiagnostik (Abbildung 5.2). Hinweise auf das Vorliegen einer septischen Arthritis oder akuten eitrigen Osteomyelitis kann auch das Serum-Procalcitonin geben. Ab einem Schwellenwert von 0,4 ng/ml ist es ein sensitiver und spezifischer Parameter in der Diagnose der eitrigen Arthritis und Osteomyelitis [4]. Eine zusätzliche Diagnosemöglichkeit unter Nutzung der Labordiagnostik besteht in der Punktion des Hüftgelenksergusses mit anschließender Bestimmung der Zellzahlen im Punktat. Die diagnostische Wertigkeit ist jedoch kritisch zu prüfen, weil sich sowohl bei der septischen Arthritis als auch bei der Lyme-Arthritis ähnlich hohe Zellzahlen im Punktat finden können [5]. Allerdings ist die septische Arthritis des Hüftgelenkes die häufigste am Ende der Abklärungskette gestellte Diagnose, wenn in der synovialen Flüssigkeit Leukozytenwerte zwischen 25.000 und 75.000 Zellen/mm^3 gefunden werden [5].

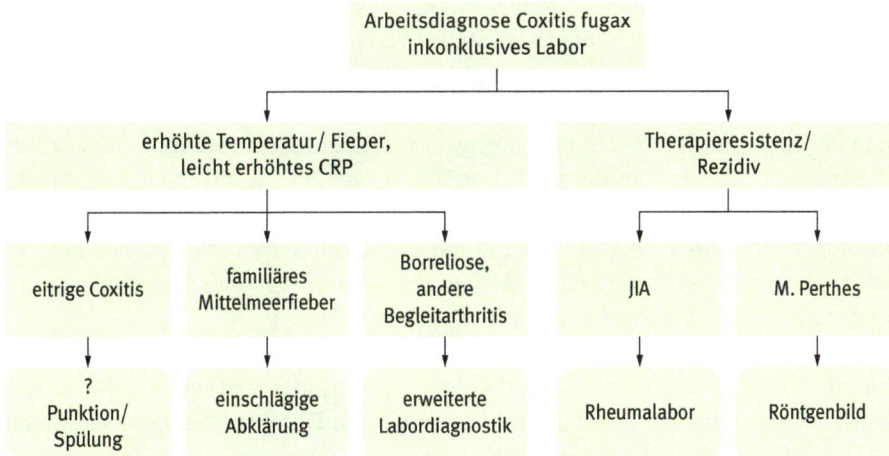

Abb. 5.2: Diagnosealgorithmus bei Verdacht auf Coxitis fugax und inkonklusivem Labor.

5.4 Erweiterte Labordiagnostik

Patienten mit einem inkonklusiven Basislabor, bei denen weder eine Coxitis fugax oder eine septische Arthritis als Erkrankung nachweisbar ist, erfordern eine umfassendere Laboruntersuchung, um die möglichen Differenzialdiagnosen zu finden bzw. auszuschließen. Hier geht es im Wesentlichen um die Abklärung einer juvenilen idiopathischen Arthritis oder anderer sympathischer und reaktiver Arthritiden. Zusätzliche Laborparameter sind in diesen Fällen die Bestimmung des Rheumafaktors (RF), der antinukleären Antikörper (ANA), des Anti-CCPs als zusätzlichen Laborparameter, welcher bei der juvenilen idiopathischen Arthritis positiv sein kann, und der Zellmarker, wie beispielsweise das HLA B27. Die Bestimmung des Antistreptolysintiters wird ebenfalls häufig durchgeführt, ist aber in ihrer Wertigkeit umstritten. Nachdem bei den meisten Kindern und Jugendlichen, die eine juvenile idiopathische Arthritis haben, die antinukleären Antikörper selten nachweisbar sind, hat sich die Bestimmung des antizyklischen citrullinierten Peptidantikörpers (Anti-CCP) in der Diagnostik der JIA verbreitet. Dabei zeigte sich in einer Metaanalyse, dass das Anti-CCP eine hohe Sensitivität und Spezifität für die Diagnose der juvenilen idiopathischen Arthritis hat [6].

Die Differenzialdiagnostik anderer Arthritiden ist über die Bestimmung weiterer Laborparameter möglich. An erster Stelle geht es hier um die Abklärung einer durch Borrelien hervorgerufenen Arthritis, also einer Lyme-Arthritis. Deswegen gehört in das erweiterte Labor immer eine Borrelienserologie, welche das IgM und das IgG erfasst. Oft ist es aber erst möglich, die Diagnose im Verlauf zu stellen, natürlich unter Berücksichtigung der einschlägigen Anamnese. Weil der serologische Nachweis einer Lyme-Arthritis schwierig sein kann, spielt der Western Blot eine ganz wichtige Rolle in der Laboranalyse. Neben dem positiven Borrelien-IgG-Wert gehören fünf positive Banden im Western Blot zur definitiven Diagnosestellung dazu. Erst das komplette Laborpaket erlaubt hier die Diagnose. Seltenere Arthritiden stehen in Zusammenhang mit einer Salmonellen- oder Yersinien-Erkrankung. Man sollte an sie denken, um über den Nachweis der entsprechenden serologischen Parameter auch diese Differenzialdiagnosen im Rahmen eines erweiterten Labors abzuklären.

Bei Patienten aus dem Mittelmeerraum und fiebrigen Gelenkentzündungen muss das familiäre Mittelmeerfieber in die differenzialdiagnostischen Überlegungen einbezogen werden. Über die ausführliche Anamnese und Familienanamnese kann man dann auf die in unseren Breiten gar nicht so seltene Diagnose stoßen. Diagnostisch ist letzten Endes die genetische Analyse des M694V als die häufigste Genmutation in dieser Krankheitsgruppe [7].

Die differenzialdiagnostische Vielfalt von Hüftgelenksschmerzen ist, wie erwähnt, enorm. Neben der breiten Palette der verschiedenen Arthritiden können auch systemische Erkrankungen, hier insbesondere maligne Systemerkrankungen durch Gelenkschmerzen, als Leitsymptom auffallen. Dabei spielen vor allen Dingen die Ausstrahlung von Erkrankungen des Beines und die Projektion in bestimmte Gelenkabschnitte eine Rolle und erschweren die Diagnostik. Insbesondere Leukämien sind hier eine wichtige Krankheitsgruppe, weshalb die Analyse des Differenzialblutbildes im Rahmen einer Basisdiagnostik durchaus als Routineuntersuchung angesehen werden sollte. In dem von uns behandelten Krankengut kommt es wenigstens ein- bis zweimal im Jahr vor, dass Kinder mit einer akuten Leukämie primär in der orthopädischen Sprechstunde vorgestellt werden, die dann über diese konsequente Labordiagnostik rasch diagnostiziert werden können. Zusätzlich lohnt es sich auch, die Zellzahlen der neutrophilen Leukozyten im Rahmen der Differenzialdiagnostik genau anzuschauen. Gerade in der Differenzialdiagnose zwischen akuter lymphatischer Leukämie und juveniler idiopathischer Arthritis gibt es hier richtungsweisende Unterschiede [8].

Eine andere Thematik hat sich in den letzten Jahren wieder in den Vordergrund geschoben, nämlich die des Vitamin-D-Mangels im Zusammenhang mit eher chronischen Hüftgelenkserkrankungen, ganz besonders im Zusammenhang mit der Epiphyseolysis capitis femoris. Es gibt eine Reihe von Hinweisen, dass eine Vitamin-D-Mangelsituation die Entstehung einer Epiphyseolysis capitis femoris begünstigt [9]. Wir sind zwar weit davon entfernt, die Bestimmung des Vitamins D als Routinemethodik zu fordern, jedoch sollte dieses Problem durchaus so präsent sein, dass man diesen Wert bei entsprechender Konstellation bestimmt und therapeutisch eingreift.

Fazit: In der Differenzialdiagnostik kindlicher Hüftgelenkserkrankungen, insbesondere kindlicher Hüftgelenksentzündungen, die mit einem Gelenkerguss assoziiert sind, ist die Klinik in jedem Einzelfall wichtiger als jeder Laborwert. Trotzdem ist die Labordiagnostik ein unverzichtbarer Bestandteil in der diagnostischen Kette. Dabei spielt der CRP-Wert die größte Rolle, weil er der Parameter für die Identifikation eines infektiösen Geschehens schlechthin ist. Außerdem ist er für den Verlauf extrem wichtig, da er sehr sensitiv auf die klinische Verbesserung und das Infektionsgeschehen reagiert. Die Bewertung einer Punktatanalyse aus differenzialdiagnostischen Erwägungen ist schwierig. Für den serologischen Nachweis einer juvenilen idiopathischen Arthritis ist das Anti-CCP ein wichtiger Parameter. Zusätzliche Parameter wie das HLA B27 oder die Befunde eines Augenarztes müssen in die Erstellung der Diagnose einer JIA mit einbezogen werden. Die Labordiagnostik der Borrelienarthritis besteht neben der Bestimmung der IgG- und IgM-Serologie immer auch aus dem Western Blot. Eine Reihe von spezifischen Parametern ermöglicht in vielen Fällen, die nicht in das übliche Schema passen, das Auffinden der Diagnose.

5.5 Literatur

[1] Pääkkönen M, Kallio MJ, Kallio PE, Peltola H. C-reactive protein versus erythrocyte sedimentation rate, white blood cell count and alkaline phosphatase in diagnosing bacteraemia in bone and joint infections. J Paediatr Child Health 2013, 49(3): E189–192.

[2] Baldwin KD, Brusalis CM, Nduaguba AM, Sankar WN. Predictive factors for differentiating between septic arthritis and Lyme Disease of the knee in children. J Bone Joint Surg Am 2016, 98(9):721–728.

[3] Mistry RM, Lennon D, Boyle MJ, Chivers K, Frampton C, Nicholson R, Crawford H. Septic arthritis and acute rheumatic fever in children: the diagnostic value of serological inflammatory markers. J Pediatr Orthop 2015, 35(3):318–322.

[4] Maharajan K, Patro DK, Menon J, Hariharan AP, Parija SC, Poduval M, Thimmaiah S. Serum Procalcitonin is a sensitive and specific marker in the diagnosis of septic arthritis and acute osteomyelitis. J Orthop Surg Res 2013, 4(8):19.

[5] Heyworth, BE, Shore, BJ, Donohue, KS, Miller, PE, Kocher, MS, Glotzbecker, MP. Management of pediatric patients with synovial fluid white blood-cell counts of 25,000 to 75,000 cells/mm^3 after aspiration of the hip. J Bone Joint Surg A 2015, 97:389–395.

[6] Wang, Y, Pei, F, Wang, X, Sun, Z, Hu, D, Dou, H. Meta-analysis: diagnostic accuracy of anti-cyclic citrullinated peptide antibody for juvenile idiopathic arthritis. J Immunol Re 2015, epub 2015, 19 Feb.

[7] Ebrahimi-Fakhari D, Schönland SO, Hegenbart U, Lohse P, Beimler J, Wahlster L, Ho AD, Lorenz HM, Blank N. Familial Mediterranean fever in Germany: clinical presentation and amyloidosis risk. Scand J Rheumatol 2013, 42(1):52–58.

[8] Agodi, A, Barchitta, M, Trigilia, C, Barone, P, Marino, S, Garozzo, R, La Rosa, M, Russo, G, Di Cataldo, A. Neutrophil counts distinguish between malignancy and arthritis in children with musculoskeletal pain: a case-control study. BMC Pediatr 2013, 13:15.

[9] Madhuri, V, Arora, SK, Dutt, V. Slipped capital femoral epiphysis associated with vitamin D deficiency. A Series of 15 cases. Bone Joint J 2013, 95-B:851–854.

Gregor Schönecker
6 Hüftpunktion

6.1 Einleitung

Die Hüftgelenkspunktion erfolgt aus diagnostischen und aus therapeutischen Gründen.

Die diagnostische Punktion dient in erster Linie der Differentialdiagnose und der Abgrenzung aller Hüftgelenkserkrankungen mit Erguss von der septischen Coxitis, die ein sofortiges erweitertes operatives Vorgehen nach sich ziehen muss. Die Punktion kann mit der Injektion eines Medikamentes in das Hüftgelenk kombiniert werden. Im Gegensatz zu den diagnostischen Gelenkpunktionen, die häufig dringende Behandlungsmaßnahmen darstellen, gehören therapeutische intraartikuläre Injektionen jedoch zu den aufschiebbaren Behandlungsverfahren.

6.2 Indikation

Im Kindes- und Jugendalter besteht eine Indikation zur Punktion des Hüftgelenks bei allen Patienten mit einem sonografisch sichtbaren Hüftgelenkserguss und einem differentialdiagnostisch unklaren klinischen Befund.

Die geschlossene Reposition des luxierten Hüftgelenkes im Säuglingsalter wird immer mit einer Punktion des Hüftgelenkes und einer Injektion eines Kontrastmittels (Arthrografie) kontrolliert.

6.3 Aufklärung

Die Punktion des kindlichen Hüftgelenkes ist ein invasiver Eingriff, der eine sorgfältige Indikationsstellung und eine Aufklärung des Patienten und seiner Eltern voraussetzt.

Jede Punktion weist ein Infektionsrisiko auf, das je nach der individuellen Immunitätslage des Patienten zwischen 1 : 20.000 und 1 : 50.000 liegt und durch Grunderkrankungen wie Diabetes mellitus, rheumatische Entzündungen oder maligne Erkrankungen erhöht sein kann.

DOI 10.1515/9783110470598-006

6.4 Vorbereitung

Eine Punktion des kindlichen Hüftgelenkes muss unter Beachtung der allgemein gültigen Leitlinien zur Gelenkpunktion durchgeführt werden.

Beim Verdacht auf eine septische Coxitis sollte der Eingriffsraum der OP-Saal sein, um bei Bestätigung der bakteriellen Infektion sofort den erweiterten operativen Eingriff durchführen zu können.

Die Durchführung ist jedoch grundsätzlich in jedem geeigneten Raum möglich, der als sauberer desinfizierbarer Untersuchungsraum in der Praxis oder in der Notfallambulanz bereitgehalten wird. Die Anzahl der Personen im Behandlungsraum ist für den Zeitraum der Punktion auf die notwendigen Assistentinnen zu beschränken.

6.5 Technische Durchführung

Die Durchführung einer Hüftgelenkspunktion ist klinisch unter Beachtung anatomischer Landmarken und/oder unter Zuhilfenahme bildgebender Verfahren zum Auffinden der Injektionsstelle möglich. Eine Röntgen-Bildwandler kontrollierte Gelenkpunktion, die zusätzlich sogar mit Kontrastmittel durchgeführt wurde, ist durch die Technik der sonografischen Untersuchung völlig abgelöst und damit obsolet geworden. Die Sonografie unterstützt das Auffinden des Punktionsortes und kann die Lage der Punktionsnadel im Gelenkraum objektiv kontrollieren.

Die einfachste anterolaterale Punktionsstelle wird durch den Schnittpunkt der Senkrechten durch die Spina iliaca anterior superior mit der Horizontalen durch die Trochanterspitze gebildet. Die Nadel wird 30° nach medial geneigt in Richtung auf die ventrale Schenkelhalskontur eingestochen.

Die laterale Punktionsstelle wird zwei Querfinger lateral und zwei Querfinger kaudal der Mitte der Linie zwischen Spina iliaca anterior superior und Symphyse gefunden. Die Nadel wird 20° nach medial und 20° nach kranial geneigt eingestochen.

Beim Säugling wird eine Punktion im Bereich des Ludloff-Zuganges zum Hüftgelenk in abgespreizter und gebeugter Hüftposition lateral des tastbaren Sitzbeinhöckers und zwischen den Adduktoren und den medialen Kniebeugemuskeln gewählt.

Nach vorausgehender hygienischer Händedesinfektion sind sterile Handschuhe anzulegen. Die bei der Gelenkpunktion und -injektion obligat zu verwendenden sterilen Handschuhe schützen gleichzeitig den Arzt vor einer Kontamination.

Eine wissenschaftliche Evidenz für das Tragen von sterilen Handschuhen besteht nicht, diese werden jedoch durch das RKI empfohlen und das Tragen entspricht der aktuell überwiegenden Rechtsprechung. Assistenzpersonal bei der Punktion oder Injektion hat eine hygienische Händedesinfektion vorzunehmen, bevor es Verrichtungen zur Vorbereitung der Punktion vornimmt [1].

Gespräche sind auf das Notwendige zu beschränken. Die vom Behandlungspersonal ausgehende Erregerstreuung aus den oberen Luftwegen ist am geringsten, wenn nicht gesprochen wird. Deshalb sind Gespräche mit Beginn der Verpackungsöffnung der sterilen Geräte/Lösungen bis zur Injektion/Punktion auf das Notwendigste zu beschränken. Bei Gelenkpunktion mit Spritzenwechsel (Dekonnektion) ist stets ein Mund-Nasen-Schutz zu verwenden. Bei Infektionen der Atemwege und regelmäßig bei Gelenkpunktionen mit Spritzenwechsel (Dekonnektion) ist ein Einweg-Mund-Nasen-Schutz (Einweg-Gesichtsmaske) mit ausreichenden Filtereigenschaften zu verwenden [2].

Zur Vermeidung einer Kontamination soll die Öffnung der steril verpackten Instrumente unmittelbar vor der Punktion erfolgen.

Auch bei der Verwendung kleinster Injektionskanülen sind Entstehung und Verlagerung von Hautstanzzylindern in das Gelenk praktisch nicht vermeidbar. Zur Anwendung einer Stichinzision vor intraartikulärer Injektion oder Punktion liegen keine Daten hinsichtlich einer Veränderung der Infektionshäufigkeit vor.

Die Injektionsstelle und ihre Umgebung werden chirurgisch desinfiziert, das Antiseptikum kann im Sprüh- oder Wischverfahren aufgebracht werden. Eine wissenschaftliche Evidenz für die generelle Anwendung von sterilen Abdeckungen gibt es nicht. Ein Lochtuch kann sinnvoll sein, wenn durch einen möglichen Kontakt der Injektionshand oder der Spritze und der Nadel mit dem Patienten eine Kontaminationsgefahr besteht.

Eine Ultraschalluntersuchung des Hüftgelenkes wird im unmittelbaren Zusammenhang nach der klinischen Untersuchung durchgeführt und zeigt die Kapseldistension als Hinweis auf einen Erguss. Es kann jedoch nicht sicher zwischen septischer Coxitis und aseptischer rheumatischer bzw. reaktiver Arthritis unterschieden werden.

Die Abbildung 6.1 zeigt eine sonografische Untersuchung im Säuglingsalter unter der Verdachtsdiagnose einer Hüftdysplasie links. Die Dezentrierung des linken Hüftgelenks ist durch eine septische Coxitis verursacht.

Daher besteht bei einem unklaren Befund die Indikation zur Punktion, die unter sonografischer Kontrolle sicher durchgeführt werden kann. Die drei Möglichkeiten der sonografischen Kontrolle sind:

1. sonografische Lokalisation des Gelenkspaltes bzw. des Kapselraumes vor dem Schenkelhals und Bestimmung sowie Markierung des Punktionsortes; anschließend Desinfektion und Punktion ohne weitere bildgebende Kontrolle;
2. Verwendung eines herkömmlichen Schallkopfes und Punktion entfernt von der Auflagefläche des Schallkopfes in entsprechendem Winkel zum Zielorgan. Hierbei sind sowohl die Injektionsstelle zu desinfizieren als auch der Schallkopf steril zu verpacken. Das Desinfektionsmittel wird als Ankopplungsmedium benutzt;
3. Verwendung eines Punktionsschallkopfes mit eingearbeiteter Öffnung für die Nadel, die steril abgedeckt werden können.

Die Hüftpunktion kann unter sonografischer Kontrolle sicher durchgeführt werden, eine Spülung des gesamten Hüftgelenkes ist hierdurch jedoch sicher nicht möglich.

Das gewonnene Gelenkpunktat wird laborchemisch untersucht. Dazu ist routinemäßig ein EDTA-Röhrchen für die Bestimmung der Zellzahl, ein Nativröhrchen für die Suche nach Kristallen und zur Gramfärbung und ein Abstrichröhrchen für die Bakterio-

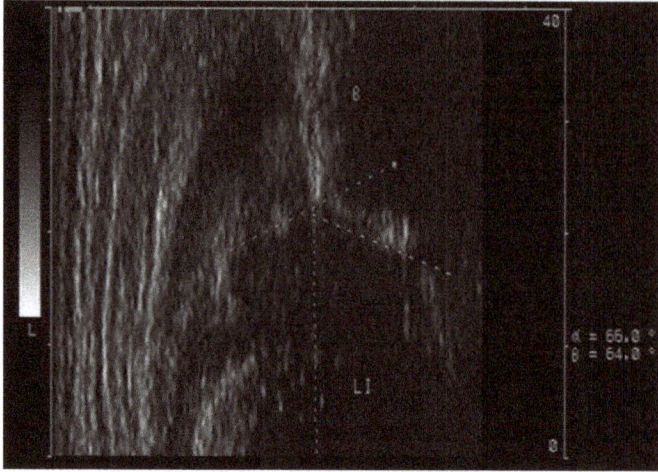

Abb. 6.1: Die im Rahmen des Hüftsonografie-Screening durchgeführte Ultraschalluntersuchung zeigt eine Dezentrierung des Hüftkopfes bedingt durch den Erguss im Rahmen einer septischen Coxitis. Die Weichteile sind aufgrund der infektbedingten sonografischen Veränderungen nur diffus abgrenzbar, es liegt keine Hüftdysplasie vor.

logie nötig. Spezielle Untersuchungen wie die PCR oder eine Biopsie der Synovia sind bei der Materialentnahme im Rahmen von operativen Gelenkeröffnungen sinnvoll.

6.6 Komplikationen

Unter Beachtung der Leitlinien zur Gelenkpunktion ist die Komplikationsrate der Hüftgelenkpunktion sehr gering.

Das Risikoprofil beinhaltet eine intra- oder eine extraartikuläre Infektion und ein Hämatom in den Weichteilen insbesondere der gelenkumgreifenden Muskulatur.

> **Zusammenfassung:** Die Punktion des Hüftgelenkes im Kindes- und Jugendalter ist zuvorderst zur differentialdiagnostischen Abklärung einer septischen Hüfte notwendig, die als kinderorthopädischer Notfall zu behandeln ist.
> Der Autor führt die Punktion des kindlichen Hüftgelenkes in Narkosebereitschaft im OP durch, um bei einem positiven Befund sofort die Eröffnung des Hüftgelenkes mit Spülung über eine Arthrotomie des Hüftgelenkes durchführen zu können.

6.7 Literatur

[1] Anforderungen an die Hygiene bei Punktionen und Injektionen. Empfehlung der Kommission für Krankenhaushygiene und Infektionsprävention beim Robert-Koch-Institut (RKI). Bundesgesundheitsbl. 2011, 54:1135–1144.
[2] Hygienemaßnahmen bei intraartikulären Punktionen und Injektionen. Gemeinsame Leitlinie der DGOOC, des BVOU und des AK Krankenhaus- und Praxishygiene der AWMF. 2008 AWMF online.

Teil II: **Erkrankungen**

Gregor Schönecker

7 Septische Coxitis

7.1 Einleitung

Eine septische Gelenkentzündung kann die Folge einer hämatogenen bakteriellen Infektion sein und betrifft am häufigsten das Hüftgelenk, insbesondere bei Säuglingen und Kleinkindern. Bei septischen Gelenkentzündungen stellt in allen Altersgruppen die septische Coxitis den zahlenmäßig größten Anteil.

Eine frühzeitige Diagnose und eine rasche Behandlung sind von größter Wichtigkeit für den Erhalt des Hüftgelenkes, sodass die Diagnostik und die Therapie notfallmäßig durchgeführt werden müssen.

Hüftschmerzen müssen bei allen Säuglingen und bei Kindern älter als ein Jahr mit Fieber bis zum Beweis des Gegenteils als septische Coxitis angesehen werden.

7.2 Diagnostik

Ein Patient mit einer septischen Coxitis ist in einem schlechten Allgemeinzustand und sichtbar krank. Typische klinische Befunde sind Fieber, Bewegungseinschränkung des betroffenen Gelenkes beim Wickeln und Schonen bei älteren Kindern. Insbesondere bei Säuglingen und Kleinkindern können diese Symptome uncharakteristisch sein.

Dringend notwendige Untersuchungen sind die klinische Untersuchung auf die Beweglichkeit aller Gelenke, die Ultraschalluntersuchung auffälliger Gelenke, die Laboruntersuchung – mit großem Blutbild, BSG, CRP und Blutkulturen – und ein Röntgenbild.

Weist die Laboruntersuchung eine Erhöhung der weißen Blutkörperchen über 12.000/ml und der BKS über 20 mm/h auf, so ist die Diagnose wahrscheinlich, eine Erhöhung der CRP über 20 mg/l ist jedoch der eindeutigste Hinweis auf eine septische Coxitis.

Die Ultraschalluntersuchung des Hüftgelenkes wird im unmittelbaren Zusammenhang mit der klinischen Untersuchung durchgeführt und zeigt die Kapseldistension als Hinweis auf einen Erguss. Es kann jedoch nicht sicher zwischen septischer Coxitis und aseptischer rheumatischer bzw. reaktiver Arthritis unterschieden werden [2, 10].

Die Abbildungen 7.1 und 7.2 zeigen eine sonografische Untersuchung im Säuglingsalter unter der Verdachtsdiagnose einer Hüftdysplasie links. Die Dezentrierung des linken Hüftgelenkes ist durch eine septische Coxitis verursacht.

DOI 10.1515/9783110470598-007

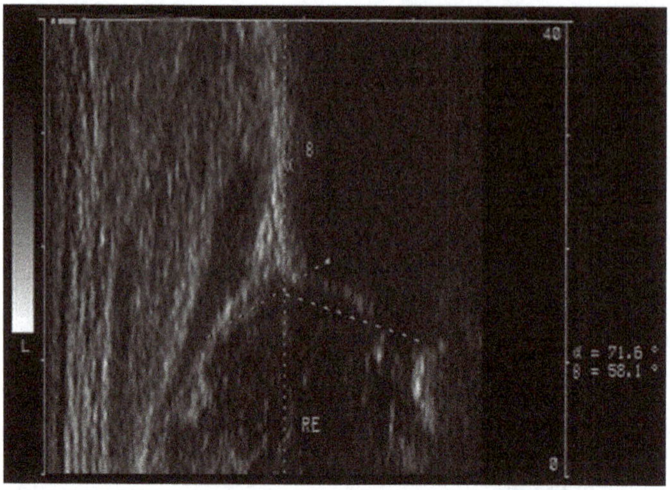

Abb. 7.1: Sonografie der normalen Säuglingshüfte.

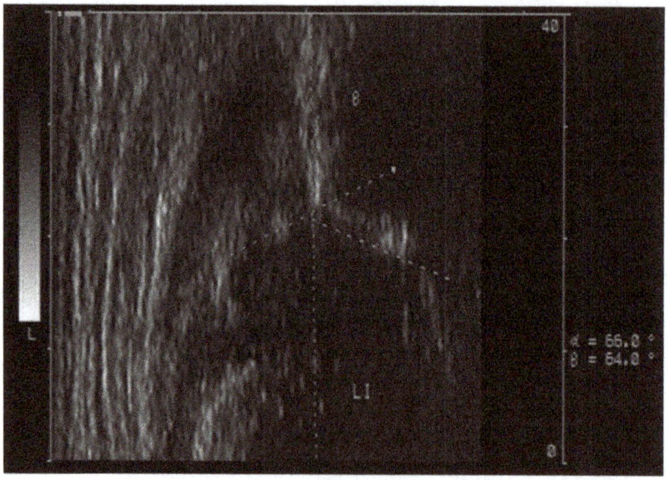

Abb. 7.2: Gleicher Pat. wie in Abbildung 7.1 mit diffuser Darstellung der Weichteile und Lateralisation des noch knorpeligen Hüftkopfes bei septischer Coxitis.

Eine Röntgenuntersuchung des Beckens muss durchgeführt werden, um eine Osteomyelitis auszuschließen. Sekundäre knöcherne Veränderungen werden jedoch erst nach wenigen – bis zu fünf – Tagen sichtbar. Eine Gelenkspaltverbreiterung im Sinne der infektbedingten Subluxation stellt ebenfalls kein Frühzeichen dar; das Fehlen kann eine septische Coxitis nicht ausschließen. Die im Verlauf der Erkrankung radiologisch sichtbaren Zeichen in Abbildung 7.3 weisen auf eine metaphysäre Osteomyelitis mit einer septischen Coxitis hin.

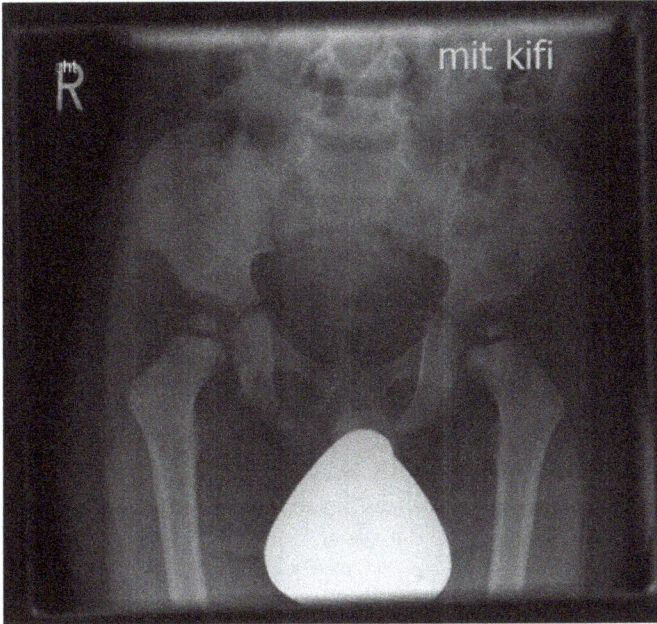

Abb. 7.3: Röntgenbild einer septischen Hüfte mit Osteomyelitis metaphysär und beginnender Destruktion der Hüftkopfepiphyse.

Beweisend für eine septische Coxitis ist der Bakteriennachweis im Gelenkpunktat oder die Erhöhung der weißen Blutkörperchen (insbesondere der segmentkernigen Granulozyten) im Gelenkpunktat über 50.000/mm^3 oder die positive Blutkultur [4, 5].

7.3 Differentialdiagnose

Das Kind mit einer septischen Coxitis ist ein schwer krankes Kind, sodass differentialdiagnostische Überlegungen selten angestellt werden müssen.

Mögliche alternative Hüftgelenkserkrankungen im Kindesalter sind insbesondere die harmlose Coxitis fugax im Sinne einer reaktiven Arthritis, eine primäre Osteomyelitis mit sekundärer Coxitis, die rheumatischen Erkrankungen, Tumorerkrankungen wie die Leukämie, die Gruppe der traumatischen Veränderungen, die epiphysären bzw. epimetaphysären Dysplasien und der M. Perthes.

7.4 Therapie

Die Therapie muss als Notfall geplant werden, der therapeutische Aufwand ist umso kleiner, je früher die Therapie begonnen wird.

Die Behandlungsoptionen sind die konservative Antibiotikatherapie und die operative Gelenkeröffnung mit Spülung.

Vor dem Beginn der Behandlung mit einem Antibiotikum müssen die Laboruntersuchung mit Blutkulturen und die Asservierung der Gelenkflüssigkeit zur Bestimmung der Mikrobiologie erfolgen. Danach muss mit einem Breitbandantibiotikum ungezielt begonnen werden, bei Säuglingen ist aufgrund der Keimvielfalt eine Kombinationstherapie notwendig, bei älteren Kindern über drei Jahren ist eine gegen Staphylokokken gerichtete Monotherapie sinnvoll.

Nach Erhalt der Ergebnisse des Punktats wird dann eine antibiogrammgerechte gezielte Antibiotikatherapie fortgeführt.

Zu den operativen Behandlungsoptionen zählen die wiederholte Hüftpunktion, die Arthroskopie mit Spülung und die offene Gelenkspülung über eine Arthrotomie. Eine alleinige Antibiotikatherapie ohne eine operative Behandlung kann als eine nicht lege artis durchgeführte Therapie angesehen werden.

Die Hüftpunktion kann unter sonografischer Kontrolle sicher durchgeführt werden und neben der Diagnostik auch im Sinne einer mehrmaligen Wiederholung mit einer Spülung therapeutisch eingesetzt werden [1]. Eine Spülung des gesamten Hüftgelenkes ist hierdurch jedoch sicher nicht möglich.

Eine sichere und minimalinvasive Alternative kann die arthroskopische Spülung des Hüftgelenkes sein, in deren Zusammenhang ebenfalls eine Abstrichentnahme und eine Synovia-PE erfolgen müssen [3].

Die Arthrotomie des Hüftgelenks mit Spülung des Gelenkes stellt die Standardversorgung der septischen Hüftgelenkarthritis im Kindes- und Jugendalter dar. Der typische Zugang zum Hüftgelenk ist dabei der vordere Zugang, der sehr klein gehalten werden kann. Der Hautschnitt läuft von der Spina iliaca anterior superior grade nach distal, danach wird unter stumpfer Trennung zwischen dem M. sartorius nach medial und dem M. tensor fasciae latae nach lateral der M. rectus femoris von der Hüftgelenkkapsel nach medial mobilisiert, sodass anschließend die Hüftgelenkkapsel unter Schonung der Gefäße sicher eröffnet werden kann [9].

> Der Autor stellt die Diagnose septische Coxitis anhand der Bewertung von klinischen Symptomen, Blutwerten und Ultraschallbildern. Ein fieberhaftes Kleinkind mit pathologischer CRP und Bewegungseinschränkung der Hüfte wird als Notfall im OP punktiert und anschließend arthrotomiert und mit drei Liter Kochsalzlösung gespült.

Postoperativ muss eine Antibiotikatherapie erfolgen, deren Durchführung und Dauer unterschiedlich gehandhabt werden.

Einigkeit besteht über die Erfolgskontrolle der Antibiotikatherapie über die Abnahme der CRP. Falls sich der Wert der CRP nicht innerhalb von fünf Tagen halbiert hat, wird eine erneute operative Spülung des Hüftgelenkes notwendig.

Der Autor führt eine intravenöse Antibiotikatherapie bis zur Normalisierung der CRP durch, die von einer 3-wöchigen oralen Antibiotikatherapie gefolgt wird. Der Verlauf der CRP wird alle zwei Tage kontrolliert.

Andere Empfehlungen lauten auf eine 2-wöchige i. v.-Therapie gefolgt von einer 4-wöchigen oralen Therapie [3] oder auf eine kurze zehn Tage dauernde Antibiose, falls innerhalb der ersten 24 Stunden nach Beginn der Antibiotikatherapie die klinischen Symptome verschwinden und die CRP auf normale Werte gesunken sind [6–8].

Eine Ruhigstellung des betroffenen Gelenkes ist nicht sinnvoll, eine spontane Bewegung wird erlaubt. Zur Schmerzlinderung wird ein Medikationsplan erstellt.

7.5 Prognose

Nach erfolgreicher Akutbehandlung erfolgt eine ambulante klinische Nachkontrolle mit Laboruntersuchung der CRP nach einer Woche und nach vier Wochen, danach wird dann im Dreimonatsabstand für die nächsten zwei Jahre der klinische Befund kontrolliert. Eine weitere Betreuung wird bei normalem Verlauf bis zum Wachstumsabschluss im Jahresabstand vereinbart.

Je länger der Gelenkinfekt vor der Therapie angedauert hat, umso größer sind die möglichen Schäden am Gelenkknorpel und an den knöchernen Strukturen des Hüftgelenkes. Hierbei können Wachstumsfugenstörungen mit Fehlwachstum des Schenkelhalses und Hüftpfannendysplasien in den ersten Jahren auftreten, eine Entwicklung einer Arthrose ist nach Wachstumsabschluss möglich.

Grundsätzlich ist eine früh erkannte und adäquat therapierte septische Coxitis vollständig heilbar, ein radiologisches Bild der Heilung zeigt die Abbildung 7.4 mehr als vier Jahre nach der Behandlung. Eine Coxa magna mit einer geringen Beinlängendifferenz kann als Spätfolge auftreten.

Desaströse Verläufe mit Zerstörung des Hüftgelenkes wie in Abbildung 7.5 sollten bei Beachtung insbesondere der klinischen und sonografischen Befunde nicht mehr auftreten, werden aber leider immer noch zur weiteren Behandlung vorgestellt, die eine Einzelfallentscheidung sein muss.

Zusammenfassung: Die septische Hüfte ist eine schwere Erkrankung, die als kinderorthopädischer Notfall zu behandeln ist. Die Prognose des Hüftgelenkes steht und fällt mit der frühen Diagnose (Sonografie, Labor, Röntgen) und der raschen Therapie, deren Goldstandard nach wie vor die Eröffnung des Hüftgelenkes mit Spülung ist. Dies kann sowohl über eine Arthrotomie als auch über eine Arthroskopie des Hüftgelenkes erfolgen. Eine Antibiose nach Antibiogramm muss bis zur Normalisierung der Laborwerte durchgeführt werden.

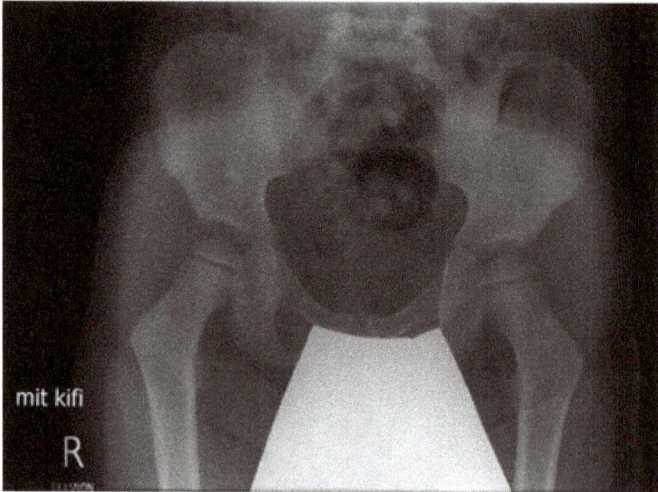

Abb. 7.4: Gleicher Pat. wie in Abbildung 7.3; Ausheilung der septischen Hüfte nach offener Spülung und Antibiotikatherapie vier Jahre und sechs Monate nach der OP.

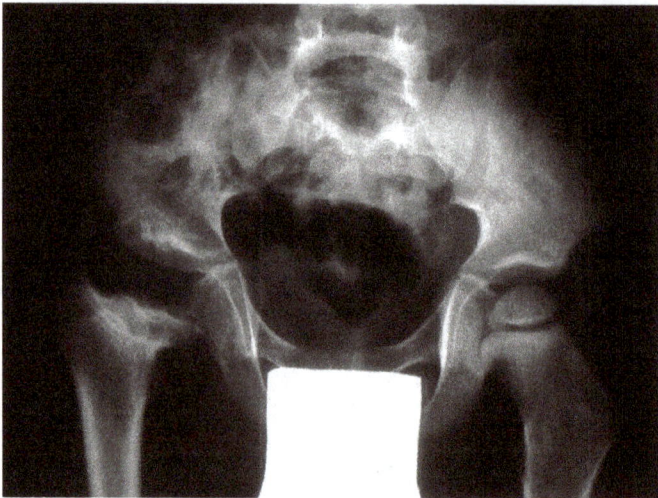

Abb. 7.5: Hüftkopfdestruktion im Alter von acht Jahren bei spät erkannter und therapierter septischer Hüfte rechts.

7.6 Literatur

[1]   Givon U, Liberman B, Schindler A, Blankstein A, Ganel A, Treatment of septic arthritis of the hip joint by repeated ultrasound-guided aspirations. JPO 2004; 24:266–270.
[2]   Gordon JE, Huang M, Luhmann SJ, Szymanski DA, Schoenecker PL, Causes of false-negative ultrasound scans in the diagnosis of septic arthritis of the hip in children. JPO 2002; 22:312–316.

[3]   Fernandez FF, Langendörfer M, Wirth T, Eberhardt O, Arthroskopische Behandlung von septi-
      schen Hüftgelenksinfekten im Kindes- und Jugendalter. Zeitschrift für Orthopädie und Unfall-
      chirurgie, Georg Thieme Verlag 2016; online 17. 12. 2013.

[4]   Jung ST, Rowe SM, Moon ES, Song EK, Yoon TR, Seo HY, Significance of laboratory and radioli-
      gic findings for differentiating between septic arthritis and transient synovitis of the hip. JPO
      2003; 23:368–372.

[5]   Luhmann SJ, Jones A, Schootman M, Gordon JE, Schoenecker PL, Luhmann DJ, Differentiation
      between septic arthritis and transient synovitis of the hip in children with clinival prediction
      algorithms. JBJS Am 2004; 86-A:956–962.

[6]   Peltola H, Pääkkönen M, Kallio P, Kallio MJ, Osteomyelitis-Septic Arthritis (OM-SA) Study
      Group, Prospective, randomized trial of 10 days versus 30 days of antimicrobial treatment,
      including ashort-term course of parenteral therapy, for childhood septic arthritis. Clin Infect
      Dis 2009; 48:1201–1210.

[7]   Peltola H, Pääkkönen M, Kallio P, Kallio MJ, Osteomyelitis-Septic Arthritis (OM-SA) Study
      Group, Clindamycin vs first-generation cephalosporins for acute osteoarticular infections
      of childhood – a prospective quasi-randomized controlled trial. Clin Microbiol Infect 2012;
      18:582–589.

[8]   Pääkkönen M, Kallio MJ, Peltola H, Kallio PE, Pediatric septic hip with or without arthrotomy:
      retrospective analysis of 62 consecutive nonneonatal culture-positice cases. JPO B 2010;
      19:264–269.

[9]   Xu G, Spoerri M, Rutz E, Surgical treatment options for septic arthritis of the hip in children. Afr
      J Paediatr Surg 2016; 13(1):1–5.

[10] Zamzam MM, The role of ultrasound in differentiating septic arthritis from transient synovitis
      of the hip joint in children. JPO B 2006; 15:418–422.

Hartmut Gaulrapp

8 Coxitis fugax

8.1 Definition

Die Coxitis fugax (CF) ist eines der häufigsten kinderorthopädischen Krankheitsbilder. CF ist eine vorübergehende (flüchtige) reaktive abakterielle Arthritis immer nur eines kindlichen Hüftgelenks. Die oftmals ausgeprägte Ergussbildung und die dadurch hervorgerufene Kapseldehnung begründen das Schmerzbild [1]. Plötzliches Hinken bzw. Hüftschmerzen führen zur Akutvorstellung beim Kinderarzt oder Orthopäden. Hinweise auf akute oder kurz zurückliegende Infekte oder akute Überlastungen, z. B. beim Trampolinspringen, lassen sich oftmals eruieren [2]. Als relevante Differenzialdiagnosen sind bezüglich der Krankheitsschwere seltene Veränderungen wie die meist im Kleinkindalter auftretende septische Coxitis oder eine rheumatische Coxitis und bezüglich der Häufigkeit der M. Perthes (*M. Legg-Calvé-Perthes*) (MLCP), der im Initialstadium häufig mit einem Erguss einhergeht, auszuschließen [3].

8.2 Epidemiologie

Die jährliche Inzidenzrate für CF wird mit 0,08 % bis 0,47 % angegeben [4–6] (Tabelle 8.1). Zwei oder mehr Episoden einer CF hatten 8,7 % der Patienten [6]. Das durchschnittliche Erkrankungsalter für CF liegt zwischen 5,1 und 7,5 Jahren (0,8–13,5 Jahre) (Abb. 8.1) [6].

Unterschiedliche kindliche Patientenkollektive mit Hüftschmerz hatten in 20,7–77,5 % eine CF als Ursache [5, 7, 8] (Tabelle 8.1).

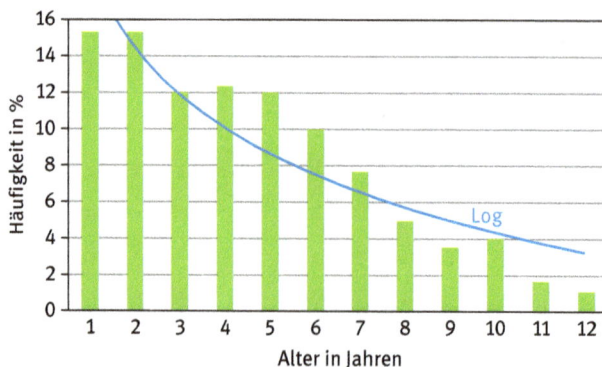

Abb. 8.1: Altersverteilung bei Coxitis fugax [6].

DOI 10.1515/9783110470598-008

Tab. 8.1: Große Kollektive mit CF-Fällen.

Autor	Stobbe [6]	Dubois-Ferrière [25]	Singhal	Miralles [29]	de Pellegrin [7]	Gaultrapp [10]	Bosch [11]	Kayser [8]	Krul [5]
Jahr	2015	2015		1989	1997	2016	1998	2003	2010
Kollektiv	PKV-Versicherung	Kinderorth. Klinik	Kinderorth. Klinik	Radiol. Department Klinik	Universitätsambulanz	Einzelpraxis Kinderorthopädie	Universitätsambulanz	Universitätsambulanz	104 Hausarztpraxen NL
n Patienten bis 14. Lebensjahr	407.875					16.260			73.954
Ausgewertete Jahre	7	8			6	16	7	7	?
Zielkriterium Hüftschmerzen		417		500	129	366		153	101
Zielkriterium Hüftgelenkerguss			311				82		
n Coxitis fugax (CF)	960	383	269	235	100	76	54	53	52
n M. Perthes (MLCP)	64				12	10	19	47	
Anteil CF/Hüftschmerzpatienten			86,5 %		77,5 %	20,7 %		34,6 %	51,5 %
Anteil CF/Hüftgelenkerguss							65,8 %		
Inzidenz CF (100.000 Patienten)	235,4					467,4			76,2
Inzidenz MLCP (100.000 Patienten)	15,7					61,5			

Im eigenen Kollektiv des Autors finden sich unter 16.260 Patienten bis 14 Lebens-
jahren im Zeitraum von 1999–2015 366 Fälle, die aufgrund von Hüftbeschwerden zur
Vorstellung kamen. 76 Erkrankungen an CF waren darunter klinisch-sonografisch zu
diagnostizieren. Betroffen waren 72 % Jungen bzw. 28 % Mädchen im Alter von 1–12
Jahren (Durchschnitt 5,8 Jahre, Median 6–7 Jahre) (Abb. 8.3). Als wesentliche DD konnten im gleichen Zeitraum 10 Patienten mit M. Perthes (MLCP) (9 Jungen, Durchschnitt
7,5 Jahre, Median 7–8 Jahre, 8-mal links, 2-mal rechts) gesehen werden. Fünf zunächst
als CF eingeschätzte Fälle mussten letztlich einer anderen Erkrankung zugewiesen
werden: Dreimal war dies ein MLCP und je einmal eine rheumatische beziehungsweise septische Coxitis. Rechtsseitig gelegen waren 44 der CF-Fälle, linksseitig 32. Die
Beschwerdedauer bei Vorstellung lag zwischen ein und zehn Tagen. Infektanamnese
dominierte vor Überlastung und Verletzungen im Sport.

Für die Coxitis fugax ist kein einzelner Untersuchungstest pathognomonisch beweisend. Klinische Untersuchung und Sonografie sind für die Abklärung notwendig
und in aller Regel ausreichend.

8.3 Klinische Untersuchung

Klinische Zeichen, die auf eine flüchtige Arthritis des Hüftgelenks hinweisen, sind
in der Reihenfolge ihrer Häufigkeit Schmerzen, leichtes Hinken, eingeschränkte Beweglichkeit für Extension und Innenrotation („Kapselmuster"), positives Drehmann-
Zeichen und lokale Druckschmerzhaftigkeit [5]. Das Trendelenburg-Zeichen ist nur
höchst selten zu finden. Spontan wird von den Patienten Schonhaltung in mittle-
rer Hüftbeugung eingenommen. Extension und Innendrehung provozieren Schmerzen, weil in diesen Positionen, durch intrakapsuläre Druckmessungen im Rahmen
von Aspirationseingriffen nachgewiesen, Druckmaxima auftreten [9]. Schwellung,
Lymphknotenvergrößerung oder Fieber liegen nie vor und ließen eher an andere DD
denken. Druckschmerz oder Dehnungsschmerz an den Apophysen Spina iliaca anterior superior (Insertion der Mm. Tensor fasciae latae/sartorius) und Spina iliaca
anterior inferior (Insertion M. rectus femoris) bzw. dem Schambein (Insertion der Adduktorenmuskulatur) und der Symphyse finden sich bei CF nicht. Leistenband und
Leistenring sind nicht betroffen. Die CF ist somit eine Ausschlussdiagnose.

8.3.1 Sonografie

Schmerzzustände des kindlichen Hüftgelenks können sonografisch unmittelbar differenziert diagnostiziert werden [10]. Die Sonografie ist zur Detektion eines Gelenk-
ergusses dem Röntgenbild weit überlegen [11]. Mittelgradige bis deutliche Ergussbildung findet sich sonografisch bei CF immer [7, 8, 12–14]. Der für die Diagnose der CF
wegweisende Gelenkerguss der Hüfte wird im ventralen Longitudinalschnitt darge-

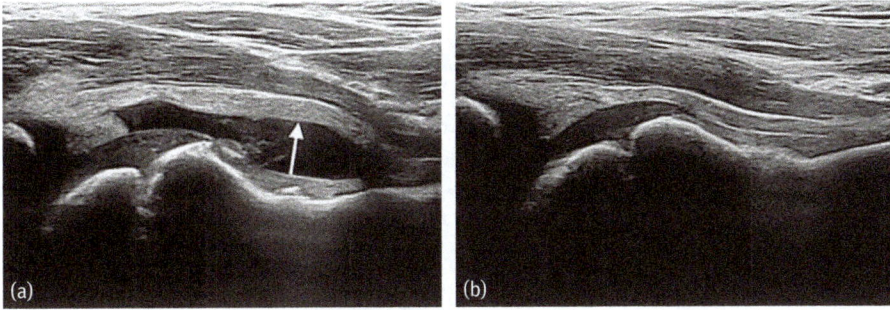

Abb. 8.2: Sonografisches Bild bei Coxitis fugax (a), vgl. gesunde Gegenseite (b).

stellt (Abbildung 8.2). Die Gelenkkapsel findet sich im Seitenvergleich um mindestens zwei bis neun Millimeter abgehoben [13, 15–17], wobei Seitenunterschiede bis zu zwei Millimeter normal sein können [18].

Weder der fibröse noch der synoviale Anteil der Gelenkkapsel erscheinen bei CF verdickt. Synoviale Hypertrophie findet sich nicht [19]. Das Power-Doppler-Signal ist negativ. Allerdings erlaubt dies keinen Ausschluss einer septischen Coxitis [20]. Der Ultraschall kann nicht zwischen differenzierten Entzündungsformen unterscheiden [14, 21]. Gelenkergüsse können sonografisch kontrolliert punktiert werden [22].

8.3.2 Röntgen

Während zur Abklärung der CF in früheren Jahren noch Röntgendiagnostik gefordert wurde [7], ist dies aktuell auf dem Boden unauffälliger Röntgenbefunde bei unkompliziertem Verlauf mit eindeutigen klinischen und sonografischen Befunden nicht mehr erforderlich [15]. In unkomplizierten Fällen kann somit darauf verzichtet werden [16]. Selbst Frühformen eines MLCP bedürfen aufgrund mangelnder Konsequenz keiner grundsätzlichen Röntgendiagnostik. Generelle Röntgenuntersuchungen „zum Ausschluss" ohne hinreichenden Verdacht auf eine konkurrierende Erkrankung stellen keine ausreichende rechtfertigende Indikation dar und sind somit seitens der europäischen Strahlenschutzrichtlinien nicht statthaft.

8.3.3 MRT

Zur Absicherung oder gar Stellung der Diagnose CF ist die Anfertigung einer Kernspintomografie nicht erforderlich. Lediglich bei abnormer Konstellation, z. B. zur Differenzierung hinsichtlich einer septischen Coxitis kann eine MRT sinnvoll werden [7, 23].

8.3.4 Labor

Die Infektparameter sind normwertig oder bei begleitendem viralen Infekt nur gering-fügig erhöht. Die Diagnosestellung einer CF basiert nicht auf auffälligen Laborwerten oder Analysen eines Gelenkpunktats. Früher gegebene diesbezügliche Empfehlungen sind nicht mehr aktuell [7]. Allgemeinzustand und Schmerzintensität können, müs-sen aber nicht, Hinweise auf die gefürchtetste DD, die septische Coxitis, geben. Zwar tritt diese am häufigsten im Säuglingsalter auf; in der von der CF betroffenen Alters-gruppe können jedoch selten ebenfalls bakterielle Coxitiden auftreten. Bestehen al-lerdings Hinweise auf eine septische Coxitis, so müssen Entzündungsparameter be-stimmt werden und ggf. eine Entlastungspunktion erfolgen [24]. Erhöhte Leukozyten-zahl, C-reaktives Protein und Senkung [25, 26] wie Fieber und schmerzbedingte Ge-lenkentlastung [26] weisen auf septische Arthritis hin.

8.3.5 Punktion

Bei Verdachtsmomenten für eine septische Coxitis wird eine Gelenkpunktion erfor-derlich. Diese entlastet das Gelenk [24, 27], verbessert die Beweglichkeit [1] und lässt eine bakteriologische Abklärung zu [22, 28]. Aspiration kann Gelenkerguss bis zu 49 % reduzieren, dieser kann aber innerhalb von 24 Stunden in bis zu 72 % zurückkeh-ren [9, 28]. Obwohl keine Gelenkpunktionen erfolgten, wurden allerdings in Skinners Studie keine Fälle von CF übersehen [17]. Der Verdacht auf eine Coxitis fugax dagegen rechtfertigt keine Punktion.

8.4 Krankheitsverlauf

Der Erguss zeigt sich länger, als Beschwerden geklagt werden [17]. Beschwerden hal-ten für durchschnittlich fünf Tage an [11]. Nach zwei Wochen sind fast alle Kinder sym-ptomfrei [2]. Ergussbildung findet sich sonografisch durchschnittlich neun Tage [11].

Bei 60 % der Erkrankten war der Erguss nach einer Woche sonografisch nicht mehr nachweisbar [17], bei 73 % bzw. 84 % nach zwei Wochen [17, 29], nach bis zu vier Wochen bei allen Kindern [5]. Im eigenen Kollektiv ergaben die regelmäßig eine Woche nach Erstvorstellung empfohlenen Ultraschallkontrollen (⌀ 12,9 Tage, ⌀ 18,4 Tage nach anamnestischem Beginn) nur in vier Fällen weiterhin Ergussbildung, so-dass dann erweiterte Abklärung (Röntgen, MRT, Labor) erfolgte.

Beschwerdeverläufe über 24 Tage weisen auf konkurrierende Hüfterkrankungen wie MLCP hin [11, 30]. Im Langzeitverlauf von 39 Kindern 4,2 (± 2,5) Jahre nach der ersten Episode entwickelte keines einen MLCP oder andere orthopädische Erkrankun-gen [31].

8.5 Differenzialdiagnosen

Wesentliche Differenzialdiagnosen sind in der Reihenfolge ihrer Häufigkeit der M. Perthes, eine frühe Epiphysenlösung sowie rheumatische oder septische Coxitiden (Tab. 8.2). Bedeutsam ist hier der Verlauf, da der Gelenkerguss bei CF meist bis zum 18. Tag nach Krankheitsbeginn resorbiert ist. Leukämien können mit Gelenk- und Knochenschmerzen einhergehen, führen jedoch nicht zum Gelenkerguss, der für die CF das Leitsymptom darstellt [33]. Periartikuläre Schmerzen rühren oftmals von ggf. nichtberichteten Traumen der Apophysen oder Leistenhernien her.

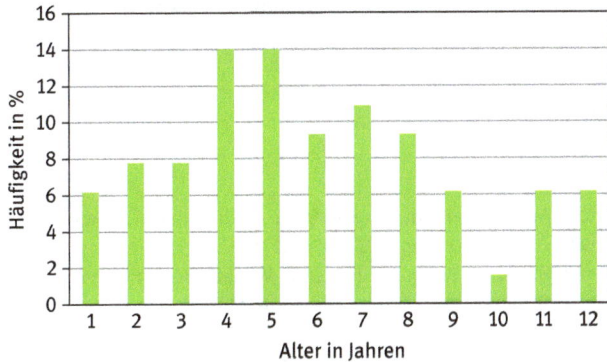

Abb. 8.3: Altersverteilung bei M. Perthes [6].

Tab. 8.2: Differenzialdiagnosen bei Coxitis fugax

Erkrankung	Unterschied zur CF	Empfehlung
M. Perthes	Altersgipfel etwas höher als bei der CF	Röntgen
Epiphysenlösung	Altersgipfel deutlich höher als bei der CF	Röntgen
Rheumatische Coxitis	ggf. Befallsmuster mit mehreren betroffenen Gelenken	Sonoscreening
Septische Coxitis	Selten in der von CF betroffenen Altersgruppe, Schmerz	Labor, Punktion
Leukämie	Kein Gelenkerguss	Labor
Apophysenverletzungen	Traumaanamnese, kein Gelenkerguss	Sono, Röntgen
Leistenhernie	Kein Gelenkerguss, Schmerz am Leistenring	Kinderchirurgie
Adduktorenläsion	DS am Schambein, proximale Adduktoren	MRT

8.6 Therapie und Prognose

Da die Coxitis fugax als reaktive Arthritis selbstlimitiert ausheilt und die erkrankten Kinder selbständig ihre motorische Aktivität reduzieren, ist allenfalls eine begleitende Behandlung mittels Analgetika, bevorzugt eines nichtsteroidalen Antirheumatikums indiziert. Die sonografische Dokumentation des Ergussrückgangs nach ein bis zwei Wochen ist zu empfehlen, um keine der o. g. Differenzialdiagnosen zu verpassen. Die Coxitis fugax hat eine Wiederholungshäufigkeit von 0–26,3 % pro Patient [2], heilt aber ohne Spätfolgen aus [32].

Fazit: Die Coxitis fugax ist eine reaktive abakterielle Arthritis eines kindlichen Hüftgelenks und eines der häufigsten kinderorthopädischen Krankheitsbilder. Plötzliches Hinken bzw. Hüftschmerzen führen zur Akutvorstellung. Klinisch findet sich schmerzhafte Bewegungseinschränkung des betroffenen Hüftgelenks sowie sonografisch gesicherte Ergussbildung. Allgemeine Krankheitssymptomatik und auffällige Laborwerte fehlen. Schonung und ggf. NSAR sind relevante therapeutische Empfehlungen. Der sonografisch kontrollierte Ausschluss einer persistierenden Kapseldistension bestätigt die temporäre Erkrankung und macht weitere Abklärung hinsichtlich konkurrierender Erkrankungen überflüssig.

8.7 Literatur

[1] Liberman B, Herman A, Schindler A, Sherr-Lurie N, Ganel A, Givon U. The value of hip aspiration in pediatric transient synovitis. J Pediatr Orthop. 2013; 33(2):124–127.

[2] Asche SS, van Rijn RM, Bessems JH, Krul M, Bierma-Zeinstra SM. What is the clinical course of transient synovitis in children: a systematic review of the literature. Chiropr Man Therap. 2013; 21(1):39.

[3] Cook PC. Transient synovitis, septic hip, and Legg-Calvé-Perthes disease: an approach to the correct diagnosis. Pediatr Clin North Am. 2014; 61(6):1109–1118.

[4] Landin LA, Danielsson LG, Wattsgård C. Transient synovitis of the hip. Its incidence, epidemiology and relation to Perthes' disease. J Bone Joint Surg Br. 1987; 69(2):238–242.

[5] Krul M, van der Wouden JC, Schellevis FG, van Suijlekom-Smit LW, Koes BW. Acute non-traumatic hip pathology in children: incidence and presentation in family practice. Fam Pract. 2010; 27(2):166–170.

[6] Stobbe S, Pennekamp PH, Filler T, Gödecke S, Lieb A, Placzek R. Prädisponiert die Coxitis fugax für einen späteren Morbus Perthes? – Erste Ergebnisse einer auf Versicherungsdaten basierenden Untersuchung. Z Orthop Unfall. 2015; 153(1):80–84.

[7] de Pellegrin M, Fracassetti D, Ciampi P. Coxitis fugax. Die Rolle der bildgebenden Verfahren. Orthopäde. 1997; 26(10):858–867.

[8] Kayser R, Franke J, Mahlfeld K. Wert der Sonographie bei Morbus Legg-Calve-Perthes. Schweizerische Rundschau für Medizin. 2003; 92:1123–1128.

[9] Wingstrand H, Egund N, Carlin NO, Forsberg L, Gustafson T, Sundén G. Intracapsular pressure in transient synovitis of the hip. Acta Orthop Scand. 1985; 56(3):204–210.

[10] Gaulrapp H. Die Sonografie zur differenzierten Abklärung von Schmerzzuständen des Hüftgelenks im Kindes- und Jugendalter. OUP. 2015; 3:145–149.

[11] Bickerstaff DR, Neal LM, Booth AJ, Brennan PO, Bell MJ. Ultrasound examination of the irritable hip. JBJS (Br). 1990; 72-B:549–553.

[12] Bosch R, Niedermeier C, Heimkes B. Stellenwert der Sonographie in der Differentialdiagnose des kindlichen Hüftgelenksergusses (M. Perthes, C. fugax, Epiphysiolysis capitis femoris). Z Orthop. 1998; 136(5):412–419.

[13] Konermann W, de Pellegrin M. Die Differentialdiagnose des kindlichen Hüftschmerzes im Sonogramm. Orthopäde. 1993; 22(5):280–287.

[14] Merino R, de Inocencio J, García-Consuegra J. Diferenciación de sinovitis transitoria y artritis séptica de cadera con criterios clínicos y ecográficos. An Pediatr (Barc). 2010; 73(4):189–193.

[15] Meradji M, Diepstraten AF. Coxitis fugax: Sonographisches und radiologisches Bild in 65 Fällen. Radiologe. 1988; 28(10):473–478.

[16] Terjesen T, Osthus P. Ultrasound in the diagnosis and follow-up of transient synovitis of the hip. J Ped Orthop. 1991; 11:608–613.

[17] Skinner J, Glancy S, Beattie TF, Hendry GM. Transient synovitis: is there a need to aspirate hip joint effusions? Eur J Emerg Med. 2002, 9(1):15–18.

[18] Yabunaka K, Ohue M, Morimoto N, Kitano N, Shinohara K, Takamura M, Gotanda T, Sanada S. Sonographic measurement of transient synovitis in children: diagnostic value of joint effusion. Radiol Phys Technol. 2012; 5(1):15–19.

[19] Robben SG, Lequin MH, Diepstraten AF, den Hollander JC, Entius CA, Meradji M. Anterior joint capsule of the normal hip and in children with transient synovitis: US study with anatomic and histologic correlation. Radiology. 1999; 210(2):499–507.

[20] Strouse PJ, DiPietro MA, Adler RS. Anterior joint capsule of the normal hip and in children with transient synovitis: US study with anatomic and histologic correlation. Radiology. 1999; 210(2):499–507.

[21] Zamzam MM. The role of ultrasound in differentiating septic arthritis from transient synovitis of the hip in children. J Pediatr Orthop B. 2006; 15(6):418–422.

[22] Fink AM, Berman L, Edwards D, Jacobson SK. The irritable hip: immediate ultrasound guided aspiration and prevention of hospital admission. Arch Dis Child. 1995; 72(2):110–113.

[23] Kim EY, Kwack KS, Cho JH, Lee DH, Yoon SH. Usefulness of dynamic contrast-enhanced MRI in differentiating between septic arthritis and transient synovitis in the hip joint. AJR Am J Roentgenol. 2012; 198(2):428–433.

[24] Zawin JK, Hoffer FA, Rand FF, Teele RF. Joint effusion in children with an irritable hip: US diagnosis and aspiration. Radiology. 1993; 187(2):459–463.

[25] Dubois-Ferrière V, Belaieff W, Lascombes P, de Coulon G, Ceroni D. Transient synovitis of the hip: which investigations are truly useful? Swiss Med Wkly. 2015; 145:w14176.

[26] Kocher MS, Zurakowski D, Kasser JR. Validation of a clinical prediction rule for the differentiation between septic arthritis and transient synovitis of the hip in children. J Bone Joint Surg Am. 2004; 86-A(8):1629–1635.

[27] Caird MS, Flynn JM, Leung YL, Millman JE, D'Italia JG, Dormans JP. Factors distinguishing septic arthritis from transient synovitis of the hip in children. A prospective study. J Bone Joint Surg Am. 2006; 88(6):1251–1257.

[28] Kesteris U, Wingstrand H, Forsberg L, Egund N. The effect of arthrocentesis in transient synovitis of the hip in the child: a longitudinal sonographic study. J Pediatr Orthop. 1996; 16(1):24–29.

[29] Miralles M, Gonzalez G, Pulpeiro JR, Millán JM, Gordillo I, Serrano C, Olcoz F, Martinez A. Sonography of the painful hip in children: 500 consecutive cases. AJR Am J Roentgenol. 1989; 152(3):579–582.

[30] Eggl H, Drekonja T, Kaiser B, Dorn U. Ultrasonography in the diagnosis of transient synovitis of the hip and Legg-Calvé-Perthes disease. J Pediatr Orthop B. 1999; 8(3):177–180.

[31] Uziel Y, Butbul-Aviel Y, Barash J, Padeh S, Mukamel M, Gorodnitski N, Brik R, Hashkes PJ. Recurrent transient synovitis of the hip in childhood. Longterm outcome among 39 patients. J Rheumatol. 2006; 33(4):810–811.

[32] Sharwood PF. The irritable hip syndrome in children. A long-term follow-up. Acta Orthop Scand. 1981; 52(6):633–638.

[33] Graf J, Bernd L, Niethard FU, Kaps HP. Die Diagnostik bei der Coxitis fugax, der häufigsten Hüfterkrankung beim Kind. Klin Pädiatr. 1991; 203(6):448–451.

Gregor Schönecker

9 Morbus Perthes

9.1 Einleitung

Beim M. Perthes handelt es sich um eine im Kindesalter auftretende Erkrankung des Hüftkopfes, die durch eine ischämische Nekrose der Hüftkopfepiphyse ausgelöst wird. Die Ursache der Durchblutungsstörung des Femurkopfes ist unbekannt. Das Risiko der Erkrankung liegt in einer über das Wachstumsalter hinaus bleibenden Hüftkopfdeformierung und einer daraus resultierenden Einschränkung der Hüftgelenksbeweglichkeit im Sinne einer präarthrotischen Deformität.

Der M. Perthes wurde im Jahr 1910 von G. C. Perthes [1] in Deutschland erstmalig beschrieben, zeitgleich aber unabhängig voneinander berichteten auch H. Waldenström [2] in Schweden, J. Calvé [3] in Frankreich und A. T. Legg [4] in den Vereinigten Staaten über das Krankheitsbild.

Über die Beschreibung der klinischen und radiologischen Krankheitsmorphologie sowie des Spontanverlaufs der aseptischen Knochennekrose herrscht Einigkeit. Jeder Patient erlebt alle Stadien der Erkrankung, die nach Waldenström als Initialstadium, Kondensationsstadium, Fragmentationsstadium, Reparationsstadium und Endstadium bezeichnet werden [2]. Die Tabelle 9.1 stellt die einzelnen Stadien und die jeweilige Morphologie des Hüftgelenkes zusammen. Die Abbildungen 9.2 bis 9.4 zeigen die typischen Röntgenbefunde der Stadien des M. Perthes. (2)

Tab. 9.1: Waldenström-Klassifikation

Stadium nach Waldenström	Morphologie
Initialstadium	Verbreiterung des Gelenkspalts
Kondensationsstadium	Verdichtung und Abflachung der Epiphyse
Fragmentationsstadium	Auflösung und scholliger Zerfall der Epiphyse
Reparationsstadium	Wiederaufbau der Epiphyse und der Hüftkopfkontur
Endstadium	Ausheilung mit normalem Hüftkopf oder Defekt

Die Ätiologie der Erkrankung ist trotz der über hundertjährigen Geschichte und trotz vielfältiger Forschung unbekannt.

Das Alter der Patienten reicht vom zweiten bis zum zehnten Lebensjahr mit einem Häufigkeitsgipfel um das fünfte und sechste Lebensjahr. Die Krankheitsdauer beträgt zwischen sechs Monaten und fünf Jahren.

DOI 10.1515/9783110470598-009

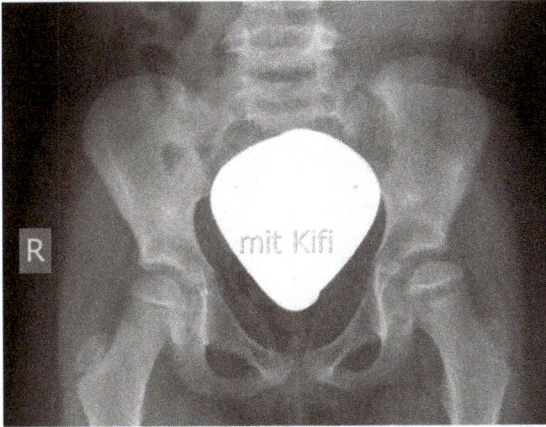

Abb. 9.1: Initialstadium des M. Perthes.

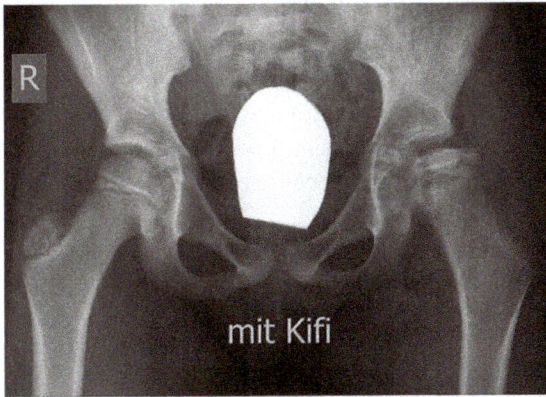

Abb. 9.2: Kondensationsstadium des M. Perthes.

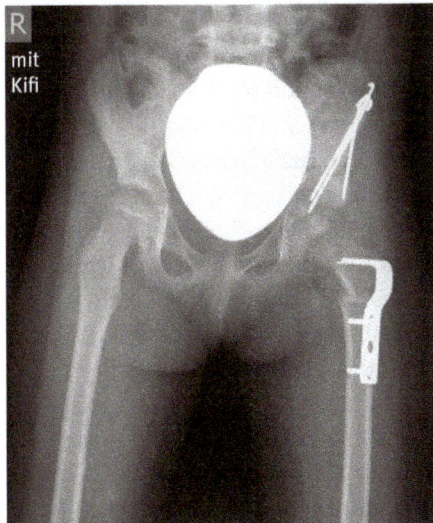

Abb. 9.3: Fragmentationsstadium des M. Perthes.

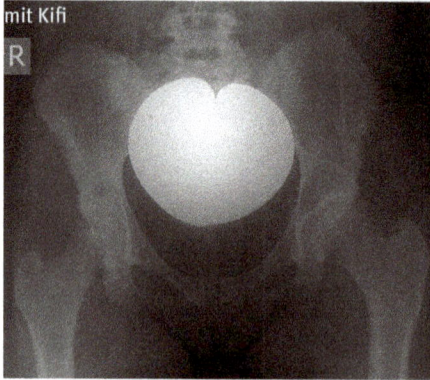

Abb. 9.4: Ausheilungsstadium des M. Perthes.

Die Inzidenz beträgt bei Jungen 1 : 3.000 und bei Mädchen 1 : 11.000, Jungen sind also viermal häufiger betroffen als Mädchen. In 10 % der Fälle besteht eine beidseitige Erkrankung, die sich meist aber in unterschiedlichen Stadien befindet [5].

Eine Rolle bei der Entwicklung der Erkrankung wird der Gefäßversorgung sowohl von arterieller als auch von venöser Seite, einer intraartikulären Druckerhöhung, einer intraossären Druckerhöhung, Gerinnungsstörungen, repetitiven Mikrotraumen, Wachstumshormonen, sozialen Verhältnissen und genetischen Faktoren zugemessen [8–10, 24, 25].

Kinder mit einem M. Perthes sind kleiner als der Altersdurchschnitt und weisen ein retardiertes Skelettalter auf, im Erwachsenenalter bestehen aber keine objektivierbaren Unterschiede mehr [6, 7].

9.2 Klinik

Die Symptomatik des M. Perthes ist uncharakteristisch und die Erkrankung verläuft sehr unterschiedlich. Die Kinder wollen vermehrt getragen werden, sie hinken und klagen über Leistenschmerzen sowie über Beschwerden im Knie- und Oberschenkelbereich, was die oft verspätete Diagnose erklärt. Grundsätzlich muss bei Knieschmerzen im Kindesalter immer an Erkrankungen des Hüftgelenkes gedacht werden [19].

Im Rahmen der klinischen Untersuchung ist die Hüftbeweglichkeit eingeschränkt, dies betrifft in der Frühphase eine Minderung der Innenrotation und der Abduktion.

Im weiteren Verlauf können dann Adduktions- und Beugekontrakturen des Hüftgelenkes hinzukommen. Ein positives Trendelenburg-Zeichen oder ein Duchenne-Hinken wird durch eine Änderung des Hebelarmes bei einer schmerzbedingten Schwäche der pelvitrochantären Muskulatur und bei einer Verkürzung des Schenkelhalses mit einer relativen Verlängerung der pelvitrochantären Muskulatur verursacht.

Neben diesen funktionellen Beinverkürzungen können auch reelle Beinlängendifferenzen als Folge der Hüftkopfdeformierung und der Wachstumsstörung oder einer Adduktionskontraktur bestehen. Die Abbildungen 9.5 und 9.6 zeigen den typischen klinischen Untersuchungsbefund bei einem M. Perthes.

Bei einem Verdacht auf einen M. Perthes werden nach der Anamnese und der klinischen Untersuchung eine Ultraschalluntersuchung und eine Röntgenuntersuchung des Beckens und beider Hüftgelenke axial nach Lauenstein durchgeführt.

Diese Standardröntgenaufnahmen sind auch im weiteren Verlauf der Betreuung regelmäßig zu wiederholen, um die Schwere der Erkrankung, die prognostischen Kriterien und den Krankheitsverlauf zu erfassen.

Die nach der klinischen Untersuchung sofort durchgeführte Ultraschalluntersuchung kann im Frühstadium eine Kapseldistension mit einem Hüfterguss wie bei einer Coxitis fugax zeigen, im Initialstadium kann aber weder die Sonografie noch das Röntgenbild des Beckens die Diagnose sichern. Die Sonografie ist für die weiteren Verlaufskontrollen nützlich und zeigt in den folgenden Krankheitsstadien die typischen Veränderungen mit Abflachung und Verbreiterung sowie Fragmentation und Lateralisation des Femurkopfes. Die Abbildung 9.7 stellt den sonografischen und den

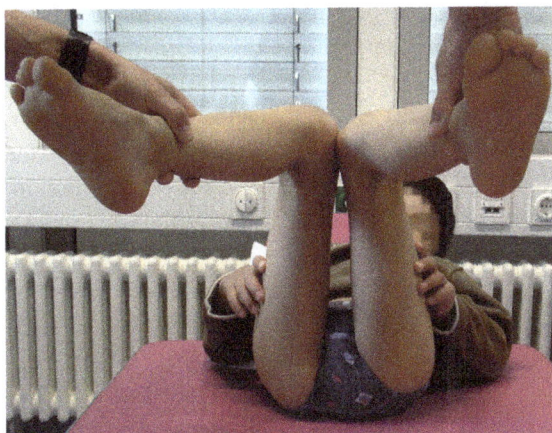

Abb. 9.5: Bewegungseinschränkung in Innenrotation.

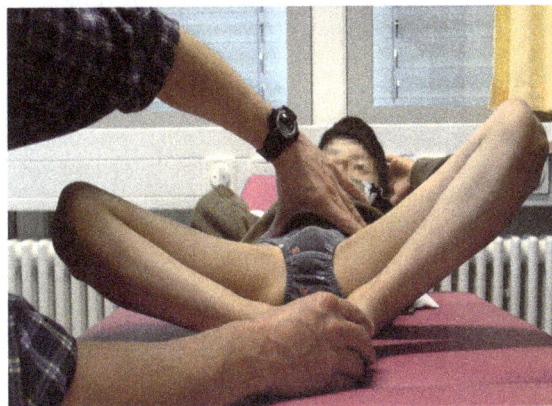

Abb. 9.6: Bewegungseinschränkung in Abduktion.

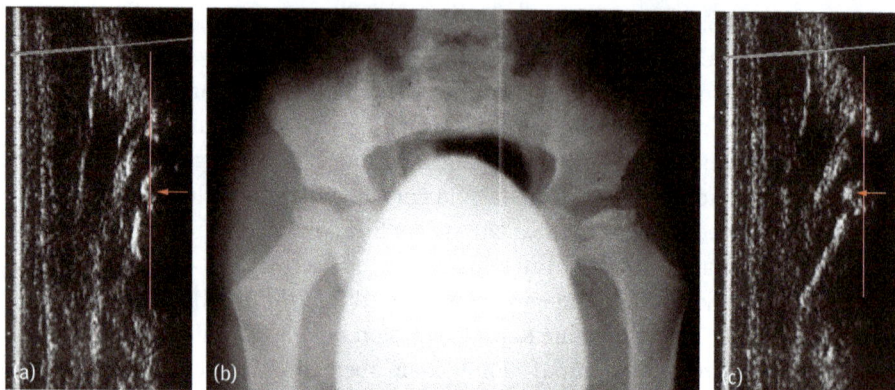

Abb. 9.7: Gegenüberstellung von Röntgenbild (b) und Sonobild (a, c) bei M. Perthes mit Fragmentation und Lateralisation der Hüftkopfepiphyse.

radiologischen Befund gegenüber, beide bildgebenden Verfahren dokumentieren die Fragmentation und die Lateralisation der Hüftkopfepiphyse. Insbesondere die dynamische Sonografie kann die Therapieentscheidung bei der Frage einer Varisationsosteotomie beeinflussen [26].

Sind die bildgebenden Verfahren Sonografie und Radiologie unauffällig und bestehen die klinischen Symptome weiter, so ist die Kernspintomografie in der Lage, die Veränderungen der Femurkopfepiphyse und die Stellung des knorpeligen und knöchernen Femurkopfes im Acetabulum darzustellen und einen M. Perthes im Frühstadium vor radiologischen Veränderungen sichtbar zu machen.

Einen M. Perthes beweisende typische Laborveränderungen gibt es nicht. Als auslösende Faktoren wird die Rolle von Vitamin D und von Gerinnungsfaktoren wie Faktor-V-Leiden-Mutation, erhöhtem Faktor VIII und Fibrinogen diskutiert. Eine allgemeine Blutuntersuchung mit Abklärung der Entzündungsparameter ist zur Abklärung der Differentialdiagnosen sinnvoll, unspezifisch kann die BSG leicht erhöht sein. Ein Indikator für den niedrigen Knochenstoffwechsel und die Wachstumsretardierung kann der verminderte Desoxypyridinolin-Kreatinin-Quotient im Urin im Kondensationsstadium sein [27].

Der Autor führt nach der klinischen Untersuchung sofort immer eine Ultraschalluntersuchung durch. Besteht ein intraartikulärer Erguss länger als drei Wochen, so wird die Diagnostik durch eine Röntgenaufnahme ergänzt. Ist diese Röntgenaufnahme trotz pathologischen klinischen Befundes unauffällig, dann erst wird zur Ergänzung eine kernspintomografische Untersuchung der Hüften notwendig.

9.3 Klassifikation

Alle Klassifikationen des M. Perthes beruhen auf der Beurteilung und Bewertung von bildgebenden Verfahren.

Die von Catterall 1971 vorgestellte Klassifikation in vier Gruppen bezieht sich auf die Ausdehnung des Nekroseareals und die Anzahl der von der Nekrose betroffenen Quadranten des Femurkopfes im a. p. und im axialen Röntgenbild. Aufgrund der weiteren Erkenntnisse wurde die Klassifikation später von Catterall ergänzt durch die sogenannten *Head-at-risk*-Zeichen laterale Kalzifikation, Subluxation, metaphysäre Beteiligung, V-förmiger Defekt epimetaphysär am Femurkopf und Horizontalisierung der Wachstumsfuge [11].

Die Abbildung 9.8 zeigt die typischen Risikozeichen (Head at risk Zeichen) im Röntgenbild bei einem M. Perthes.

Die Klassifikation von Salter und Thompson 1984 beschreibt zwei Krankheitstypen, die sich auf die Ausdehnung der im Anfangsstadium auf axialen Röntgenaufnahmen sichtbaren subchondralen Frakturlinie als Hinweis auf das spätere Ausmaß der Nekrose beziehen und entweder weniger als 50 % (Salter und Thompson I) oder mehr als 50 % der Kopfkalotte (Salter und Thompson II) betreffen [12]. Problematisch ist der notwendige Bezug auf das Anfangsstadium, da die klinische Erfahrung zeigt, dass viele Patienten erst in späteren Stadien diagnostiziert werden.

1992 schlug Herring eine Klassifikation in drei Gruppen unter Berücksichtigung der Morphologie des lateralen Pfeilers des Femurkopfes im a. p.-Röntgenbild vor (*lateral pillar classification*). Die Klassifikation erfolgt im Fragmentationsstadium in Herring A mit erhaltenem lateralen Pfeiler, in Herring B mit lateraler Pfeilerhöhe > 50 % und Herring C mit lateraler Pfeilerhöhe < 50 % [13]. Der Prognosewert der Herring-Klassifikation ist unter zusätzlicher Berücksichtigung des Alters bei der Erstdiagnose sehr hoch [28].

In Herrings weiteren Studien zeigten viele Hüften einen Röntgenbefund zwischen Herring B und C, daher fügte er die „border group" B/C in seine Klassifikation ein [29].

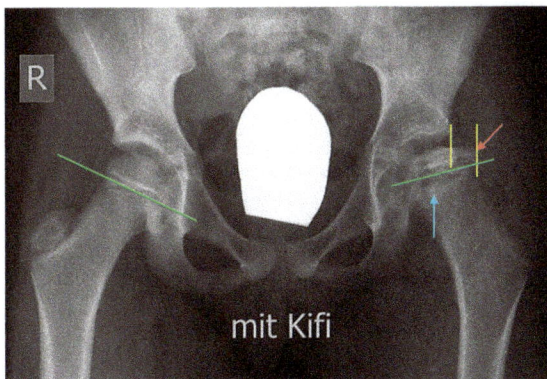

Abb. 9.8: Röntgenbild mit allen Head-at-risk-Zeichen: laterale Kalzifikation (roter Pfeil), Subluxation (gelbe Linien), metaphysäre Beteiligung (blauer Pfeil) und Horizontalisierung der Wachstumsfuge (grüne Linien).

9.4 Prognose

Der prognostische Wert verschiedener klinischer und radiologischer Parameter bleibt umstritten.

Der wichtigste prognostische Faktor ist das Alter des Patienten bei Erkrankungsbeginn, d. h., je älter der Patient zu Beginn der Erkrankung ist, desto schlechter ist die Prognose. Dies gilt insbesondere für ein Erkrankungsalter älter als sechs Jahre, unter sechs Jahren besteht ein großes Remodellierungspotential des Hüftkopfes [15].

Ein hoher Aussagewert wird dem Verlust des sogenannten Containments im Röntgenbild des Beckens im Sinne des Auftretens einer Subluxation des Femurkopfes zugeschrieben. Daneben haben die Head-at-risk-Zeichen der lateralen Verkalkung und der metaphysären Beteiligung eine negative Prognose.

Eine große Bedeutung besitzt die gute Beweglichkeit des Hüftgelenkes. Auch das Geschlecht spielt eine Rolle, Mädchen haben eine schlechtere Prognose als Jungen.

Dagegen haben das Ausmaß der Nekroseareale in der Femurepiphyse und die metaphysäre Beteiligung des Schenkelhalses einen nur mäßigen prognostischen Wert [17].

Zusammenfassend wird die Prognose des M. Perthes insbesondere durch das hohe Alter bei Erkrankungsbeginn, den Containmentverlust, die schlechte Beweglichkeit und das Geschlecht bestimmt.

Zur Beurteilung der Langzeitprognose über das Wachstumsalter hinaus ist das Ausmaß der Deformität des Hüftkopfes nach Wachstumsabschluss entscheidend. Die Korrelation der Herring-Klassifikation mit den durch die Stulberg-Klassifikation beschriebenen Ausheilungsbildern zeigt auf, dass eine ungünstige Prognose bei den Patienten mit den Stadien Herring B/C und C besteht. Diese Stadien heilen häufig mit einer Deformierung entsprechend den Formen Stulberg III bis V im Sinne einer präarthrotischen Deformität aus [14]. Die Heilung des M. Perthes mit einer Vergrößerung des Hüftkopfes und einer Verkürzung des Schenkelhalses (Coxa magna et brevis) zeigt die Abbildung 9.9.

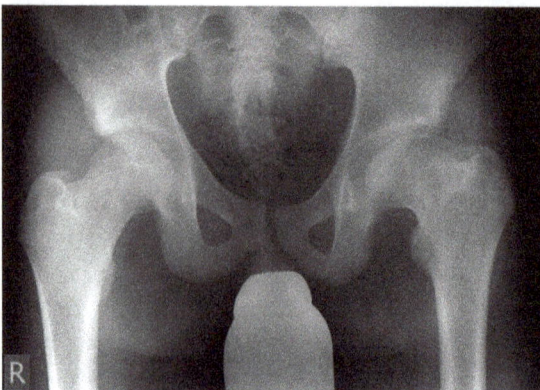

Abb. 9.9: Ausheilung mit Coxa magna et brevis.

9.5 Differentialdiagnose

Hüftgelenkserkrankungen im Kindesalter, die differentialdiagnostisch vom M. Perthes abgegrenzt werden müssen, sind die harmlose Coxitis fugax, die septische Coxitis, die Osteomyelitis, die rheumatischen Erkrankungen (wie die juvenile rheumatoide Arthritis), Tumorerkrankungen (z. B. Chondroblastom oder Leukämie), die Gruppe der traumatischen Veränderungen und die epiphysären und epimetaphysären Dysplasien (z. B. Meyer'sche Dysplasie oder spondyloepiphysäre Dysplasie). Die epiphysären Dysplasien (siehe Abbildung 9.10) zeigen radiologisch ein ähnliches Bild wie ein M. Perthes jedoch keinen Erkrankungsverlauf mit den Waldenström-Stadien.

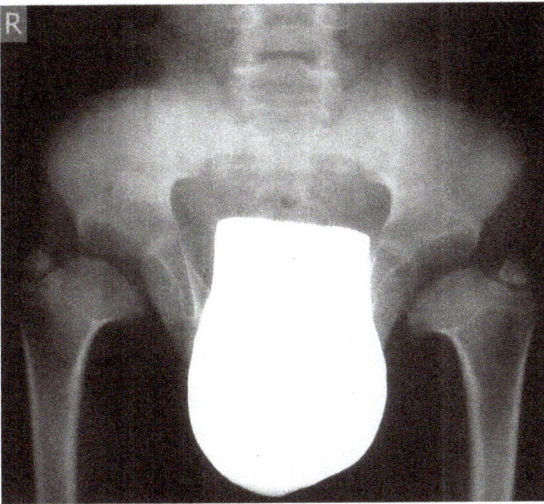

Abb. 9.10: Epiphysäre Dysplasie.

9.6 Therapie

Die Behandlung des M. Perthes verfolgt die Ziele des Erhalts oder der Verbesserung der Hüftbeweglichkeit und des Containments, d. h. der Gelenkzentrierung.

Mit dem Begriff des Containments wird eine vollständige Überdachung des Femurkopfes durch das Acetabulum und mit dem Begriff der Containment-Therapie die Vermeidung von Überdachungsdefiziten oder die Wiederherstellung der Hüftkopfzentrierung im Laufe der Behandlung des M. Perthes verbunden.

Die konservativen und operativen Maßnahmen zielen auf eine freie Hüftbeweglichkeit in allen drei Raumebenen und eine normale Zentrierung des Hüftkopfes in das Acetabulum unter dem Leitprinzip des *Containment and Motion* [19]. Dabei soll ein sphärischer und runder Wiederaufbau des Hüftkopfes erreicht werden, um eine präarthrotische Deformität zu verhindern.

Die Therapie wird in jedem Fall als Einzelfallbeurteilung festgelegt.

Beim Auftreten der klinischen Symptomkonstellation Schmerz und Bewegungseinschränkung sollte sofort eine Physiotherapie begonnen werden, die durch eine analgetisch-antiphlogistische Medikation ergänzt werden kann. Eine kausale medikamentöse Therapie des M. Perthes gibt es nicht, eine Off-label-Medikation mit Bisphosphonaten oder Prostacyclinen wird diskutiert.

Der Wert einer Traktionsbehandlung des Beines zur Dehnung der Hüftgelenkkapsel und der Weichteile ist nicht nachgewiesen. Eine Kontraktur der Adduktoren kann mit Botulinumtoxin und Physiotherapie gebessert werden.

Eine vollständige Entlastung des betroffenen Beines ist nicht notwendig, das Konzept der Entlastung mittels Orthesen ist umstritten. Die Entlastung wird von der Idee geleitet, dass der nekrotische Femurkopf weich ist und durch die Entlastung vor dem weiteren Kollaps geschützt werden muss. Die Empfehlung zu einer Orthesenbehandlung ist heute nicht mehr zu vertreten, da in experimentellen Studien sogar intraartikuläre Druckerhöhungen nachgewiesen wurden und negative psychische Auswirkungen der Langzeittherapie zu objektivieren sind [18].

Jedoch ist die Entlastung durch Unterarmgehstützen oder im Rollstuhl in Phasen starker Schmerzen und Bewegungseinschränkung für einen kurzen Zeitraum sinnvoll.

Gelenkschonende Bewegung wie Schwimmen und Fahrradfahren ist bei den kleinen Patienten nicht sonderlich beliebt, sollte jedoch regelmäßig durchgeführt werden; Kontaktsport, Sprungsport und Stop-and-go-Sportarten, insbesondere Ballsport, müssen gemieden werden.

Der Wechsel von der konservativen Therapie zur operativen Therapie wird durch das Vorliegen oder das Auftreten der bekannten Prognosekriterien bestimmt.

Für Kinder mit einem M. Perthes mit dem Schweregrad Herring B/C und C und einem Alter über sechs Jahren bei Erstdiagnose zeigt die operative Therapie bessere Ergebnisse [16, 20].

Kinder jünger als sechs Jahre profitieren bei einer konservativ behandelten frühzeitigen und bleibenden Zentrierung des Hüftkopfes von einem großen Remodellierungspotential des Hüftkopfes bis zu einer sphärischen Ausheilung [15].

Der Containment-Verlust bedeutet dagegen ein hohes Risiko für eine asphärische Ausheilung mit einem Überdachungsdefizit und der Entwicklung einer präarthrotischen Deformität.

Eine operative Rezentrierung wird durch eine varisierende und derotierende proximale Femurosteotomie oder eine Beckenosteotomie oder durch eine Kombination von beiden erreicht.

Das Ziel dieser operativen Maßnahmen ist einerseits die vollständige Rezentrierung und Überdachung des Hüftkopfes durch das Acetabulum, andrerseits werden durch die Femurosteotomie auch eine Druckentlastung und eine Durchblutungssteigerung im Hüftkopf erreicht.

Eine Kombination der Femurosteotomie mit einer Beckenosteotomie verstärkt die positiven Effekte der Hüftkopfüberdachung und vermindert die negativen Auswirkungen einer Beinverkürzung und einer Deformierung des koxalen Femurendes.

Dieses Prinzip wird insbesondere bei älteren Kindern über acht Jahren und bei einer schweren Verlaufsform der Perthes-Erkrankung empfohlen [21].

Bei jüngeren Kindern kann eine alleinige proximale varisierende Femurosteotomie ein gutes Containment zeigen, führt aber zu einer Beinverkürzung, die jedoch postoperativ im weiteren Wachstum durch die auftretende Revalgisierung kompensiert werden kann. Eine Varisierung unter einen CCD-Winkel von 100° muss aufgrund der schlechten Hebelverhältnisse mit Trochanterhochstand und Glutäalinsuffizienz vermieden werden. Die Abbildung 9.11 zeigt den Verlust des Containments des Hüftgelenkes. Aufgrund des klinischen und des radiologischen Befund wird die Indikation zum operativen Eingriff gestellt (Abb. 9.12).

> Der Autor führt aus den diskutierten Gründen daher immer eine Kombination einer Beckenosteotomie nach Salter mit einer proximalen varisierenden Femurosteotomie durch.

Besteht eine Deformierung des Femurkopfes mit einem lateralen Wulst, der bei der Abduktion an den knöchernen Erker anstößt, wird von einem Hinge-Abduction-Phänomen gesprochen. Diese Situation wird durch eine valgisierende proximale Femurosteotomie korrigiert. Die Belastung wird auf den erhaltenen medialen Anteil des Femurkopfes übertragen und die Bewegungsmöglichkeit in die Abduktion verbessert [22].

In seltenen Fällen kann eine Coxa vara mit einem kurzen Schenkelhals zu einem starken Hinken führen, sodass zur Verbesserung der Hebelverhältnisse eine revalgisierende und schenkelhalsverlängernde Osteotomie erforderlich ist.

Ebenso kann eine Wachstumsstörung mit Trochanterhochstand und Schenkelhalsverkürzung auftreten, die zu einer Glutäalinsuffizienz führt und bei offenen

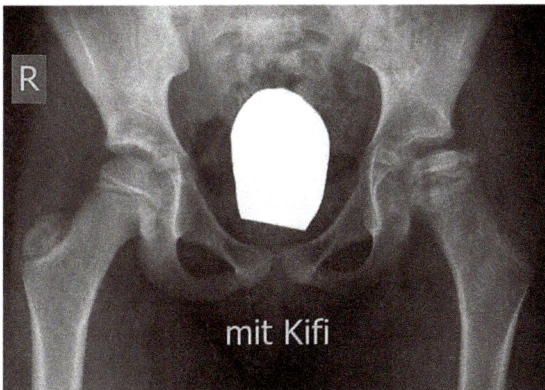

Abb. 9.11: Röntgen Beckenübersicht prä OP.

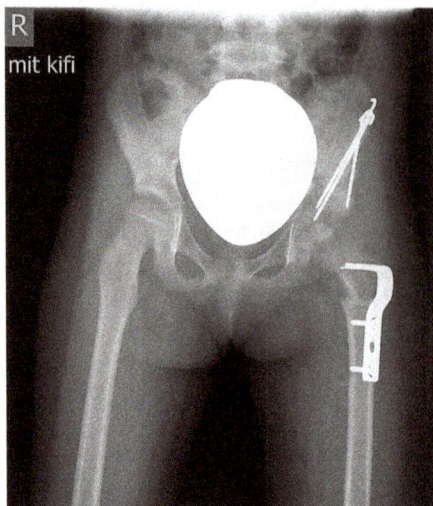

Abb. 9.12: Röntgen Beckenübersicht post OP.

Wachstumsfugen mit einer Apophyseodese des Trochanter major verbessert werden kann [23].

Auf eine postoperative Ruhigstellung im Gips kann verzichtet werden, um trotz der notwendigen Entlastung des operierten Beines sofort eine Bewegungsbehandlung beginnen zu können. Lediglich bei sehr jungen oder nichtkooperationsfähigen Kindern erfolgt eine Ruhigstellung im Becken-Bein-Gips bis zur knöchernen Konsolidierung über sechs Wochen.

Zusammenfassung: Der M. Perthes ist eine im Kindesalter auftretende aseptische Nekrose der Hüftkopfepiphyse.
Der pathogenetische Ablauf der Erkrankung ist bekannt, die Ätiologie ist weiter unklar.
Jeder einzelne Patient muss individuell behandelt werden. Dabei orientieren sich die therapeutischen Maßnahmen an den Prinzipien Bewegung und Containment. Die Therapie soll eine sphärische Form des Hüftkopfes im Endstadium erreichen. Das individuelle Therapiekonzept reicht von der konservativen Therapie mit Physiotherapie bis zu Osteotomien des Femurs und des Beckens. Risikofaktoren für einen schweren Verlauf des M. Perthes mit einem schlechten Endergebnis sind bekannt, die Prognose wird insbesondere durch das hohe Alter bei Erkrankungsbeginn, den Containmentverlust, die schlechte Beweglichkeit und das Geschlecht bestimmt.
Eine konservative Therapie mit Physiotherapie ist nur bei jungen Patienten Erfolg versprechend.
Tritt eine Dezentrierung des Hüftkopfes auf, so spricht man von einem Verlust des Containments.
Die Rezentrierung muss unter Beachtung biomechanischer Prinzipien durch eine operative Therapie mittels proximaler Femurosteotomie und Beckenosteotomie erreicht werden.
Eine abschließende Bewertung aller vorliegenden Behandlungskonzepte ist aufgrund der fehlenden Vergleichbarkeit und aufgrund fehlender Langzeitstudien bis zum heutigen Tag nicht möglich.

9.7 Literatur

[1]   Perthes G, Über Arthritis deformans juvenilis. Dtsch Z Chir 1910; 107:111–159.
[2]   Waldenström H, Der obere tuberkulöse Collumherd. Z Orthop Chir 1909; 24:487–512.
[3]   Calvé J, Sur une forme particulière de pseudo-coxalgie greffée sur des déformations caractéris-
      tique de l'extrémité supérieure du fémur. Rev Chir Paris 1910; 42:54–84.
[4]   Legg AT, the cause of the atrophy in joint disease. Am J Orthop Surg 1909; 6:84–90.
[5]   Barker DJ, Hall AJ, The epidemiology of Perthes'disease. Clin orthop Relat Res 1986;
      209:89–94.
[6]   Kristmundsdottir F, Burwell RG, Harrison MH, Delayed skeletal maturation in Perthes'disease.
      Acta Orthop Scand 1987; 58(3):277–279.
[7]   Cannon SR, Pozzo JL, Catterall A, Elevated growth velocity in children with Perthes'disease.
      J Pediatr Orthop 1989; 9(3):285–292.
[8]   Camargo FP de, Godoy RM de, Tovo R, Angiography in Perthes'disease. Clin Orthop Relat Res
      1984; 191:216–220.
[9]   Loder RT, Schwartz EM, Hensinger RN, Behavioral characteristics of children with Legg-Clavé-
      Perthes disease. J Pediatr Orthop 1993; 13(5):598–601.
[10] Hayek S, Kenet G, Lubetsky A, Does thrombophilia play an aetiological role in Legg-Calvé-Per-
      thes disease? J Bone Joint Surg Br 1999; 81(4):686–690.
[11] Catterall A, The natural history of Perthes'disease. J Bone Joint Surg Br 1971; 53(1):37–53.
[12] Salter RB, Thompson GH, Legg-Calvé-Perthes disease. The prognostic significance of the sub-
      chondral fracture and a two-group classification of the femoral head involvement. J Bone Joint
      Surg Am 1984; 66(4):479–489.
[13] Herring JA, Neustadt JB, Williams JJ, The lateral pillar classification of Legg-Clavé-Perthes di-
      sease. J Pediatr Orthop 1992; 12(2):143–150.
[14] Stulberg SD, Cooperman DR, Wallenstein R, The natural history of Legg-Calvé-Perthes disease.
      J Bone Joint Surg Am 1981; 63(7):1095–1108.
[15] Nguyen NA, Klein G, Dogbey G, Operative versus nonoperative treatments for Legg-Calvé-Per-
      thes disease: a meta-analysis. J Pediatr Orthop 2012; 32(7):697–705.
[16] Froberg l, Christensen F, Pedersen NW, Overgaard S, Long-term follow-up of a patient cohort
      with Legg-Calvé-Perthes disease. J Pediatr Orthop B 2011; 20(5):273–277.
[17] Herring JA, Kim HT, Browne R, Legg-Calvé-Perthes disease. Part II: Prospective multicenter
      study of the effect of treatment on outcome. J Bone Joint Surg Am 2004; 86-A(10):2121–2134.
[18] Kohn D, Wirth CJ, John H, The function of the Thomas splint. An experimental study. Arch Or-
      thop Trauma Surg 1991; 111(1):26–28.
[19] Krauspe R, Raab P, Morbus Perthes. Orthopäde 1997; 26(3):289–302.
[20] Wiig O, Terjesen T, Svenningsen S, Prognostic factors and outcome of treatment in Per-
      thes'disease: a prospective study of 368 patients with five-year follow-up. J Bone Joint Surg
      Br 2008; 90(10):1364–1371.
[21] Wenger DR, Pandya NK, Advanced containment methods for the treatment of Perthes'disease:
      Salter plus varus osteotomy and triple pelvic osteotomy. J Pediatr Orthop Suppl2 2011;
      31:S198–S205.
[22] Bankes MJ, Catterall A, Hashemi-Nejad A, Valgus extension osteotomy for „hinge abduction" in
      Perthes'disease. Results at maturity and factors influencing the radiological outcome. J Bone
      Joint Surg Br 2000; 82(4):548–554.
[23] Schneidmueller D, Carstens C, Thomsen M, Surgical treatment of overgrowth of the greater
      trochanter in children and adolescents. J Pediatr Orthop 2006; 26(4):486–490.
[24] Atsumi T, Yamano K, Muraki M, Yoshihara S, Kajihara T, The blood supply of the lateral epiphy-
      seal arteries in Perthes'disease. J Bone Joint Surg Br 2000; 82:392–398.

[25] Gallistl S, Reitinger T, Linhart W, Muntean W, The role of inherited thrombotic disorders in the etiology of Legg-Calvé-Perthes disease. J Pediatr Orthop 1999; 19:82–83.

[26] Eggl H, Drekonja T, Kaiser B, Dorn U, Ultrasonography in the diagnosis of transient synovitis of the hip an Legg-Calvé-Perthes disease. J Pediatr Orthop B 1999; 8(3):177–180.

[27] Westhoff B, Krauspe R, Kalke AE, Hermsen D, Kowall B, Willers R, Schneider U, Urinary excretion of deoxypyridinoline in Perthes'disease: a prospective, controlled comparative study in 83 children. J Bone Joint Surg Br 2006; 88:967–971.

[28] Gigante C, Frizziero P, Turra S, Prognostic value of Catterall and Herring classification in Legg-Calvé-Perthes disease: follow-up to skeletal maturity of 32 patients. J Pediatr Orthop 2002; 22:345–349.

[29] Herring JA, Kim HT, Browne R, Legg-Calvé-Perthes disease. Part I: Classification of radiographs with use of the modified lateral pillar and Stulberg classifications. J Bone Joint Surg Am 2004; 86-A(10):2103–2120.

Hans-Georg Dietz, Maximilian Stehr

10 Leistenbruch

Leistenbrüche sind häufige Diagnosen im Säuglings- und Kleinkindesalter und müssen, so diagnostiziert, operativ behandelt werden.

Leistenbrüche im Kindesalter können beschwerdefrei vorliegen, sie können aber auch Beschwerden verursachen, Schmerzen und Einklemmungserscheinungen.

10.1 Definition

Als Hernie (umgangssprachlich als „Bruch") bezeichnet man einen Vorfall des Peritoneums durch eine bereits bestehende oder durch eine sekundär entstandene Lücke in der Bauchwand. Durch diese „Lücke" können dann mit dem Bauchfell weitere Organe aus der Bauchhöhle, beim Jungen zumeist Dünndarm, beim Mädchen zumeist ein Ovar, durch die Lücke hindurchtreten. Die Brüche können reponibel, nichtreponibel oder sogar inkarzeriert sein.

Hernien werden prinzipiell in angeborene und erworbene Formen unterschieden. Im Kindesalter handelt es sich bei den allermeisten Formen um angeborene Hernien. Angeborene Leistenhernien sind indirekte Brüche, erworbene können auch eine direkte Ausprägung aufweisen.

Eine weitere Unterscheidung erfolgt nach der Lokalisation (Tabelle 10.1).

Tab. 10.1: Abdominale Hernien

Äußere Hernien	Nabelhernie (Hernia umbilicalis)
	Supraumbilikale Hernie
	Epigastrische Hernie
	Leistenhernie (Hernia inguinalis)
	Femoralhernie
	Narbenhernie
Innere Hernien	Foramen epiploicum
	Recessus duodenalis
	Recessus ileocoecalis

DOI 10.1515/9783110470598-010

10.2 Leistenhernie

10.2.1 Embryologie

Im Laufe des dritten Schwangerschaftsmonates befindet sich der Processus vaginalis peritonei in Form einer ventralen Ausstülpung im Bereich des späteren inneren Leistenringes. Im Rahmen des zumeist kurz vor der Geburt stattfindenden vollständigen Descensus testis wandert der Hoden mit dem Processus vaginalis peritonei in das Skrotum hinab. Beim Mädchen begleitet er das Ligamentum rotundum. Anschließend verklebt dieser Processus vaginalis peritonei und verschließt damit den inneren Leistenring der Abdominalhöhle. Dieses Verkleben geschieht zumeist nach dem Zeitpunkt der Geburt. Einige Zeit postpartal kann ein kapillärer Spalt noch geöffnet bleiben, bei Geburt ist er noch bei der überwiegenden Zahl der Neugeborenen geöffnet.

10.2.2 Anatomie

Der Leistenkanal durchdringt die vordere Bauchwand, die von der abdominellen Muskulatur gebildet wird, bestehend aus M. obliquus externus abdominis, M. obliquus internus abdominis und dem M. transversus abdominis.

Er verläuft schräg von dorsal, lateral und kranial nach ventral, medial und kaudal.

Der Inhalt ist beim Jungen der Funiculus spermaticus, bei den Mädchen das Ligamentum teres uteri. Das Dach des Leistenkanals wird vom kaudalen Rand des Musculus obliquus internus und von dem M. transversus abdominis gebildet, der Boden besteht aus dem Ligamentum inguinale und dem Ligamentum reflexum.

Die Vorderwand besteht aus der Aponeurose des M. obliquus externus abdominis, die Hinterwand wird von der Fascia transversalis gebildet.

Der äußere Leistenring liegt lateral des Tuberculum pubicum.

10.2.3 Ätiologie und Pathogenese

Bei Jungen ist der Processus vaginalis zum Zeitpunkt der Geburt in über 90 % der Fälle noch nicht vollständig verklebt. Unterbleibt nun im weiteren Verlauf die vollständige Verklebung gänzlich, so kommt es abhängig von dem Durchmesser des offen gebliebenen Processus vaginalis zu einem fließenden Übergang zwischen dem Befund einer Hydrozele testis oder funiculi oder beidem (Wasserbruch) oder aber zu dem Befund einer Inguinalhernie. Wiederum je nach Größe der Bruchlücke kommt es dann zu einem Durchtreten der intraabdominellen Organe (Darmanteile vorzugsweise bei den Jungen bzw. Adnexe bei den Mädchen) neben natürlich der Peritonealflüssigkeit. Bei teilweiser Verklebung des Processus vaginalis im proximalen wie auch distalen Anteil kommt es zur Ausbildung einer Hydrocele funiculi spermatici (Nuck'sche Zyste

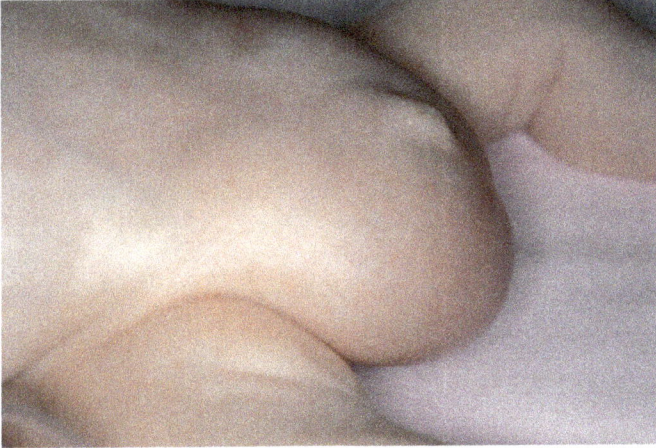

Abb. 10.1: Beidseitige Leistenhernie bei einem frühgeborenen Jungen.

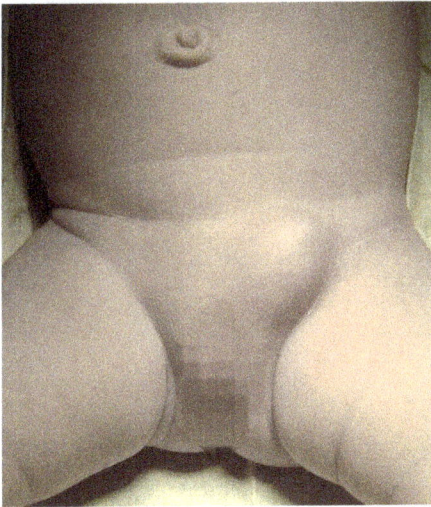

Abb. 10.2: Linksseitige Leistenhernie bei einem weiblichen Säugling mit prolabiertem Ovar.

beim Mädchen). Da die Hernie den Weg des Leistenkanals nimmt, spricht man von einer indirekten (angeborenen) Leistenhernie. Die vornehmlich im Erwachsenenalter vorkommenden „direkten" Hernien nehmen ihren Weg dann direkt durch die Bauchwand, medial des inneren Leistenringes. Sie sind demnach immer erworben und im Kindesalter eine Rarität.

10.2.4 Inzidenz

Leistenhernien gehören zu den häufigsten chirurgischen Erkrankungen des Kindesalters (0,8–4,4 % aller Kinder werden diesbezüglich behandelt), insbesondere bei Frühgeborenen ist dieses Krankheitsbild mit 9–11 % in diesem Kollektiv vorhanden. Dabei besteht eine Jungenwendigkeit von etwa 4 : 1, rechtsseitige Hernien sind etwas häufiger, etwa in 10 % aller Hernien kommen diese bilateral vor.

10.2.5 Klinische Symptomatik und Diagnostik

Bei Vorliegen einer Leistenhernie findet sich eine wechselnd große, meist schmerzlose Schwellung im Bereich der Leiste und auch des Skrotums beziehungsweise der Labie, wobei diese durchaus gelegentlich auch fehlen kann bzw. nur einmal aufgetreten sein kann. Die Schwellung ist meist mühelos reponierbar (Zurückverlagern des Bruchsackinhalts in die Bauchhöhle) und nicht schmerzhaft. Die Leistenhernien bei Neugeborenen und Säuglingen werden zumeist von den Eltern beim Versorgen, beim „Wickeln" der Kinder entdeckt. Neben der klinischen Untersuchung bedarf es fast niemals einer weiteren apparativen Diagnostik, die Ultraschalluntersuchung kann bei bestehendem Zweifel (z. B. Unterscheidung zwischen Inkarzeration und Hydrocele funiculi spermatici) manchmal von Nutzen sein und wird auch speziell von weniger erfahrenen Ärzten genützt. Dennoch ist bei nicht sicher auszuschließender Inkarzeration immer die unverzügliche operative Versorgung indiziert, da prolongierte Verläufe zu Darmnekrosen bzw. zu Durchblutungsstörungen des Ovars führen können.

10.2.6 Therapie

Die Dringlichkeit der therapeutischen Versorgung richtet sich nach der Gefahr einer Inkarzeration. Bei der Leistenhernie treten 70–85 % der Inkarzerationen im ersten Lebensjahr auf. Bei Diagnosestellung einer Leistenhernie in diesem Alter sollte deshalb auch die Indikation zur zeitnahen elektiven Operation gestellt werden, da in aller Regel keine Tendenz zum weiteren Spontanverschluss besteht (im Gegensatz zur isolierten Hydrocele testis, wo durchaus zunächst der natürliche Verlauf abgewartet werden kann). Leistenhernien bei Frühgeborenen sollten jedoch z. B. vor Entlassung in die häusliche Pflege elektiv operativ versorgt werden. Bei Vorliegen einer Hydrocele testis (und/oder funiculi) besteht dann eine Operationsindikation, wenn sie an Größe zunimmt oder diese wechselt (Hydrocele communicans), nach sechs bis zwölf Monaten noch vorhanden ist bzw. sich keine Rückbildungstendenz im weiteren Verlauf zeigt. Die Hodenperfusion jedoch ist auch bei praller Hydrozele niemals gefährdet (im Gegensatz zur inkarzerierten Leistenhernie, bei der im längeren Verlauf durchaus Hodenschädigungen beschrieben worden sind).

Bei der unkomplizierten Leistenhernie erfolgt die Herniotomie elektiv. Der Hautschnitt wird hier im Bereich einer natürlichen Hautfalte inguinal durchgeführt. Nach Durchtrennung des subkutanen Fettgewebes sowie der Scarpa-Faszie werden die Externusaponeurose sowie der äußere Leistenring dargestellt. Die Eröffnung des Leistenringes erfolgt entlang der Faserrichtung der Externusaponeurose. Der Funiculus spermaticus wird umfahren. Anschließend erfolgt die Längsspaltung des Musculus cremaster, die Separation der Gefäße sowie des Ductus deferens vom Bruchsack, welcher mit Bruchsackklemmchen markiert wird. Auf die Schonung nervaler Strukturen (z. B. Ramus genitalis des Nervus genitofemoralis) muss geachtet werden. Der Bruchsack wird dann nach querer Durchtrennung bis zur peritonealen Umschlagfalte im Bereich des inneren Leistenringes präpariert, dort nach einer Durchstichligatur verschlossen und abgesetzt. Eine Pexie vor dem inneren Leistenring durch die muskuläre Bauchwand hindurch sollte durchgeführt werden. Anschließend erfolgt die Rekonstruktion des Leistenkanals durch Faszienverschluss; stabilisierende Methoden zur Rekonstruktion wie in der Erwachsenenchirurgie (Bassini, Shouldice) sind aufgrund gehäufter Hodenatrophieraten in der Kinderchirurgie abzulehnen und außerdem aufgrund des vitalen Gewebes auch gar nicht notwendig. Besteht eine weitere Hydrocele testis oder reicht der Bruchsack bis tief in das Skrotum, so sollte der Hoden hervorluxiert und die Hydrozele bzw. der Bruchsack zusätzlich gespalten bzw. abpräpariert und gegebenenfalls mit einer Naht nach Winkelmann fixiert werden. Abschließend muss der Hoden wieder sicher in das untere Skrotalfach spannungsfrei verlagert werden. Subkutannähte und der intrakutane Hautverschluss vervollständigen die etwa 20-minütige Operation, wobei eine Infiltration von einem Lokalanästhetikum vorteilhaft ist (Abb. 10.3–10.17).

Bei vorliegender Inkarzeration sollte zunächst ein Repositionsversuch in Analgosedierung erfolgen, sofern die Dauer der Inkarzeration nicht länger als sechs bis acht Stunden zurückliegt. Die manuelle Reposition gelingt hierbei in über 90 % der Fälle. Reponierte und somit ehemals inkarzerierte Hernien werden dann tags darauf elektiv operativ versorgt. Nur bei erfolglosem Repositionsmanöver ist die notfallmäßige Herniotomie indiziert. Hierbei ist zu beachten, dass die Komplikationsrate deutlich höher liegt als bei der elektiven Vorgehensweise. Bei Mädchen muss die Inkarzeration von Darm von einem prolabierten Ovar unterschieden werden. Ein prolabiertes Ovar ist in aller Regel beweglich und wenig schmerzhaft, eine manuelle Reposition gelingt meist nicht. Diese ist auch nicht notwendig, da bei guter Beweglichkeit des Ovars ein Perfusionsschaden nicht zu erwarten ist. Hier ist die Unterscheidung von Inkarzeration und prolabiertem Organ von Bedeutung.

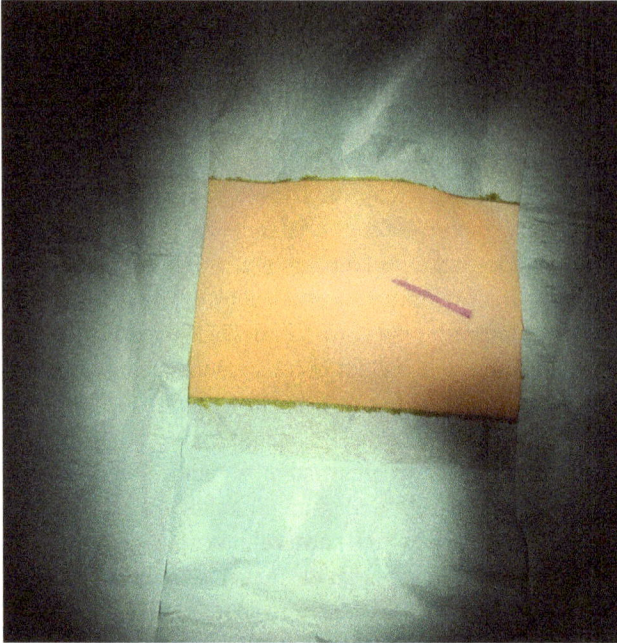

Abb. 10.3: (HOP1): Angezeichneter Hautschnitt für OP bei Leistenbruch rechts beim Jungen.

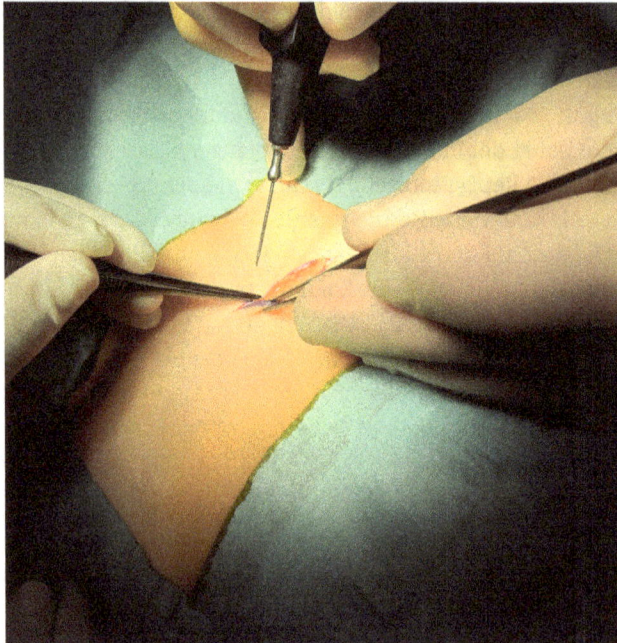

Abb. 10.4: (HOP2): Elektrochirurgische Durchtrennung der Subkutis.

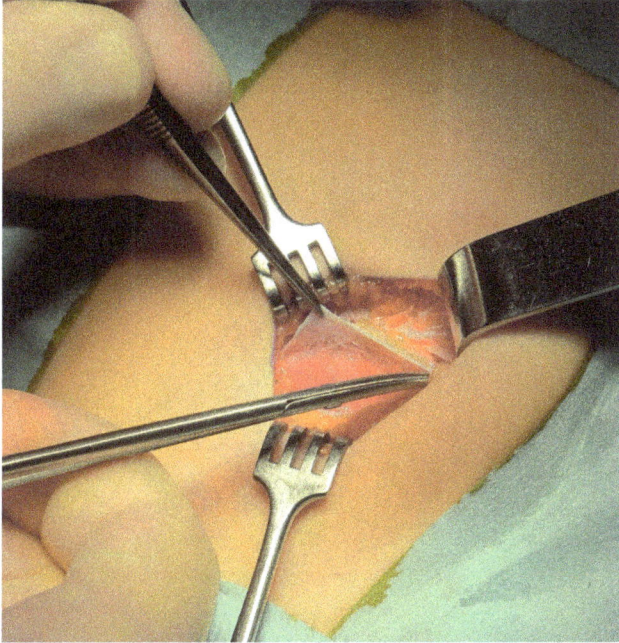

Abb. 10.5: (HOP3): Eröffnen der M.-o.-externus-Aponeurose.

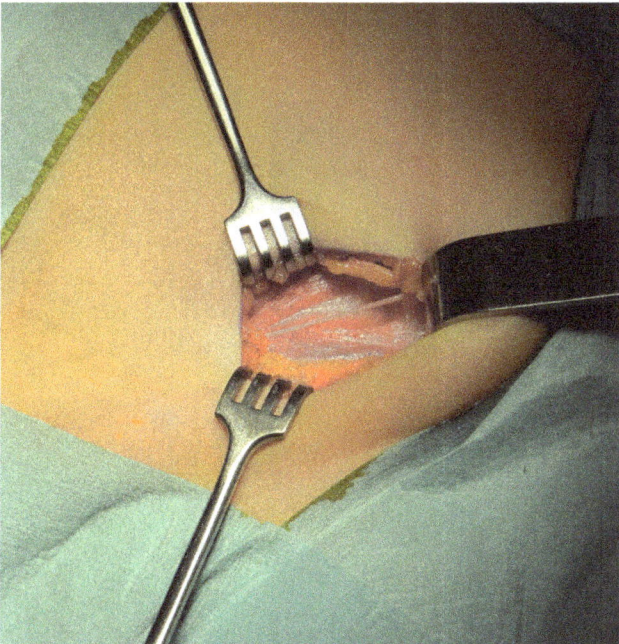

Abb. 10.6: (HOP4): Darstellung des Leistenkanals mit dem Ramus genitalis des N. genitofemoralis.

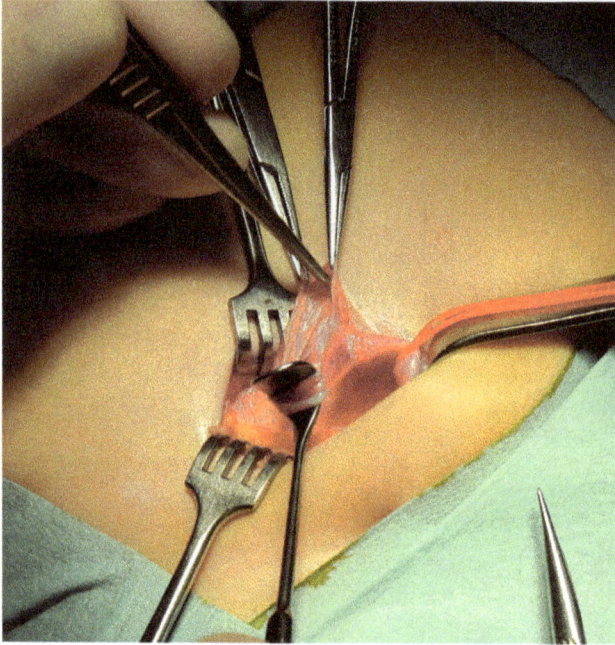

Abb. 10.7: (HOP5): Präparation von Ductus deferens und Gefäßbündel aus dem Samenstrang.

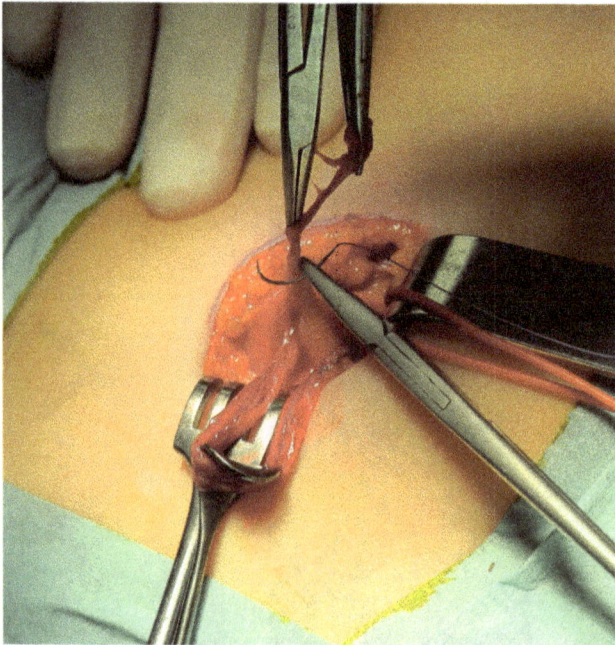

Abb. 10.8: (HOP6): Durchstechungsligatur des isolierten Bruchsacks.

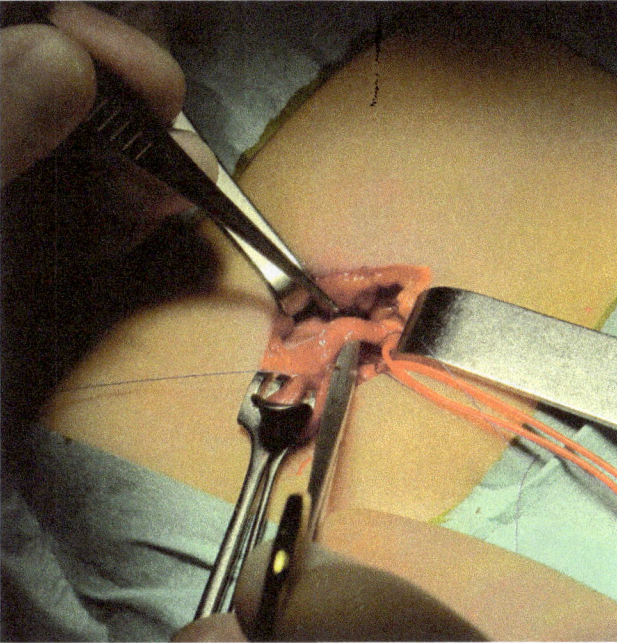

Abb. 10.9: (HOP7): Versenken des Bruchsacks unter den M. obliquus a. internus.

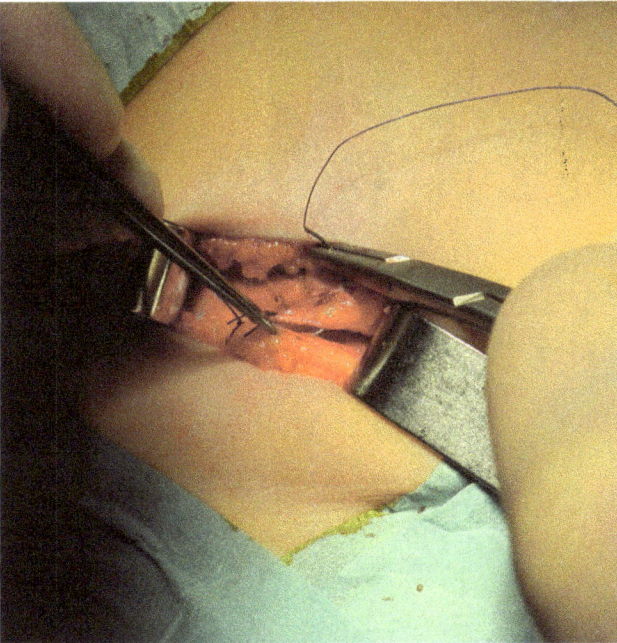

Abb. 10.10: (HOP8): Verschluss der Externusaponeurose.

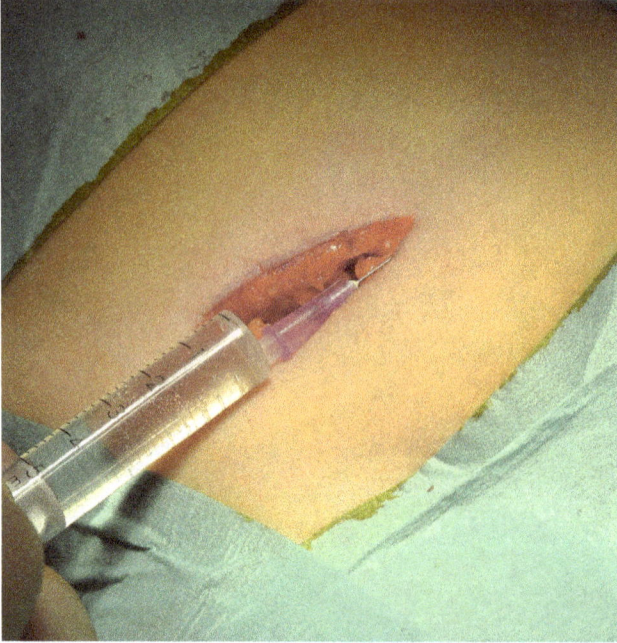

Abb. 10.11: (HOP9): Injektion von Lokalanästhetikum in die Wundränder.

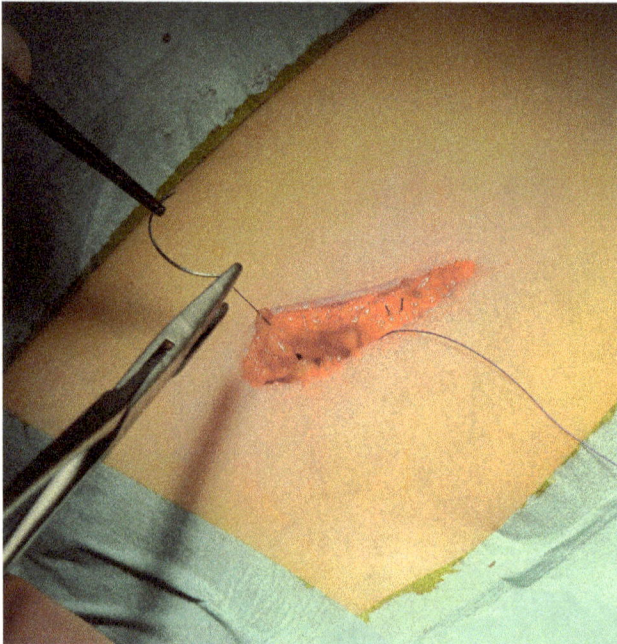

Abb. 10.12: (HOP10): Subkutannähte.

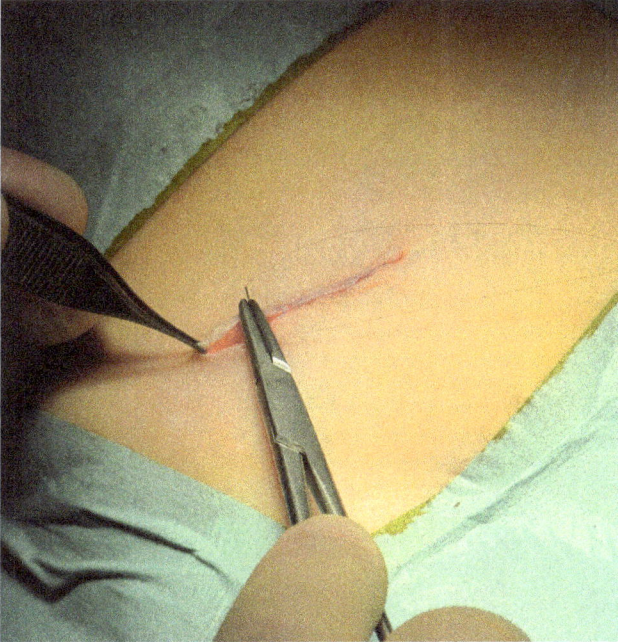

Abb. 10.13: (HOP11): Intrakutannaht.

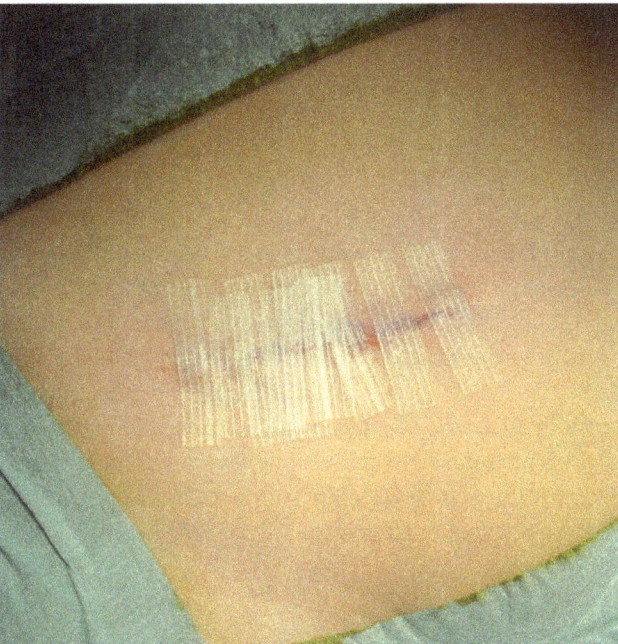

Abb. 10.14: (HOP12): Nach Hautverschluss und Versorgung mit Steri-Strips.

10.2.7 Laparoskopische Korrektur der Inguinalhernie

Neben der offenen Korrektur wird heute von einigen Autoren die laparoskopische Verschlusstechnik favorisiert. Die Hernienkorrektur erfolgt hierbei entweder über einen transperitonealen Nahtverschluss oder über eine laparoskopisch kontrollierte extraperitoneale Ligatur. Initial entwickelt für die Versorgung weiblicher Leistenhernien, ist die laparoskopische Technik Ende der 1990er-Jahre auch für die männliche Leistenhernie publiziert worden. Der Einsatz der laparoskopischen Hernienkorrektur wird nach wie vor kontrovers diskutiert. Die Komplikations- und Rezidivraten erscheinen derzeit vergleichbar niedrig mit der offenen Korrektur bei allerdings noch ausstehenden Langzeitergebnissen. Sicherlich ist ein großer Nachteil der schwierige präparative Umgang mit den männlichen Samenstranggebilden. Ein Vorteil ist möglicherweise in der gleichzeitig beurteilbaren kontralateralen Seite zu sehen.

10.2.8 Prognose

Die Prognose nach Herniotomie ist im Allgemeinen sehr gut, bei einer Rezidivrate von 0,6–3,8 %. Bei Frühgeborenen kann allerdings die Rezidivrate nach Herniotomie bis auf 15 % oder sogar 20 % ansteigen. Zu den postoperativen Komplikationen zählen Hämatome oder Wundinfekte mit einer Gesamtrate von etwa 1 %. Die äußerst schwerwiegenden Komplikationen einer postoperativen Hodenatrophie oder eines sekundären Hodenhochstands sind insgesamt ebenfalls sehr selten in der Größenordnung von unter 1 %.

10.3 Innere Hernien

Innere Hernien entstehen, wenn Darmschlingen in angeborene oder erworbene Lücken des parietalen bzw. viszeralen Peritoneums hineinragen. Bruchpforten innerer Hernien entstehen während der normalen Darmentwicklung (z. B. Foramen epiploicum, Recessus duodenalis oder ileocoecalis). Sie können auch durch Defekte in den Mesenterien entstehen und werden als transmesenteriale Hernien bezeichnet. Die Entstehung ist dabei unklar. Möglicherweise sind sie auch Folge von Rotationsanomalien des Darmes im Laufe der Embryonalentwicklung. Innere Hernien können auch posttraumatisch oder postoperativ durch nichtverschlossene Mesenterialschlitze entstehen und haben hier in der Entwicklung von postoperativen Ileuszuständen eine besondere Bedeutung.

10.3.1 Symptome

Innere Hernien fallen in aller Regel durch chronisch rezidivierende oder auch akut einsetzende Bauchschmerzen auf. Je nach Größe der Lücke kann es auch zur Inkarzeration mit nachfolgender Ischämie, Nekrose und möglicherweise Perforation des Darmes kommen. Die Folge ist dann das Bild eines akuten Abdomens. Wie bei einem akuten Abdomen anderer Ätiologie ist hier in aller Regel die rasche operative Intervention indiziert.

10.3.2 Diagnostik

In einer Röntgen-Leeraufnahme kann eine abnormale Luftverteilung auffallen, weitaus hilfreicher allerdings sind antegrade Kontrastmitteluntersuchungen im Sinne einer oberen Magen-Darm-Passage. Mit ihrer Hilfe lässt sich möglicherweise die Fehldrehung oder die Lageanomalie des Darmes nachweisen. Im Zweifel sollte jedoch einer unverzüglichen Operation der Vorzug gegeben werden, schon allein deshalb, weil Rotationsanomalien und Volvulus mit diesem Krankheitsbild vergesellschaftet sind. Die Sonografie kann in diesem Zusammenhang hilfreich sein, zumindest können hier Krankheitsbilder wie der akute Volvulus möglicherweise ausgeschlossen bzw. näher eingegrenzt werden.

10.3.3 Therapie

Bei begründetem Verdacht auf Bestehen einer inneren Hernie ist in aller Regel die operative Therapie indiziert, zumindest wenn dementsprechende rezidivierende Beschwerden bestehen. Bei chronischem Beschwerdebild ohne akuten Zustand kann die laparoskopische Lösung der inneren Hernie mit Verschluss der Bruchlücke gelingen. Im akuten Fall mit akutem Abdomen sollte der offenen Operation über eine Laparotomie und dann einer dementsprechenden Versorgung des vorliegenden Befundes der Vorzug gegeben werden.

10.3.4 Komplikationen

Die Gefahr bei Bestehen von inneren Hernien ist im Wesentlichen die Ausbildung von Durchblutungsstörungen mit dementsprechenden Ischämieschäden des Darmes, welche bis hin zur ausgedehnten Darmresektion mit nachfolgendem Kurzdarmsyndrom führen können.

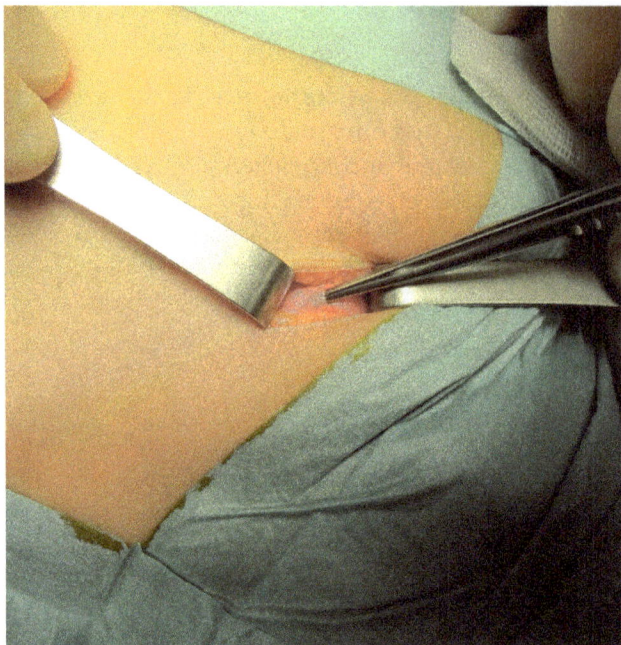

Abb. 10.15: (HOP13): Darstellung des äußeren Leistenrings (beim Mädchen).

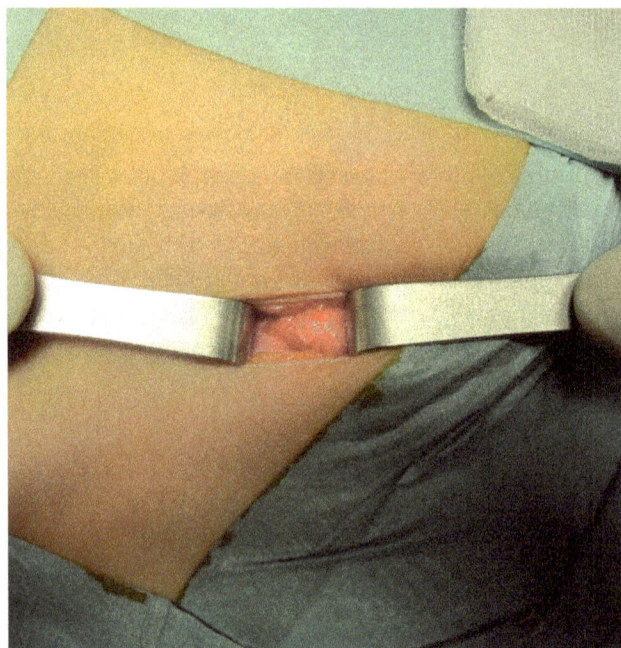

Abb. 10.16: (HOP14): Vorwölbung des Bruchsacks nach Eröffnen der Externusaponeurose (beim Mädchen).

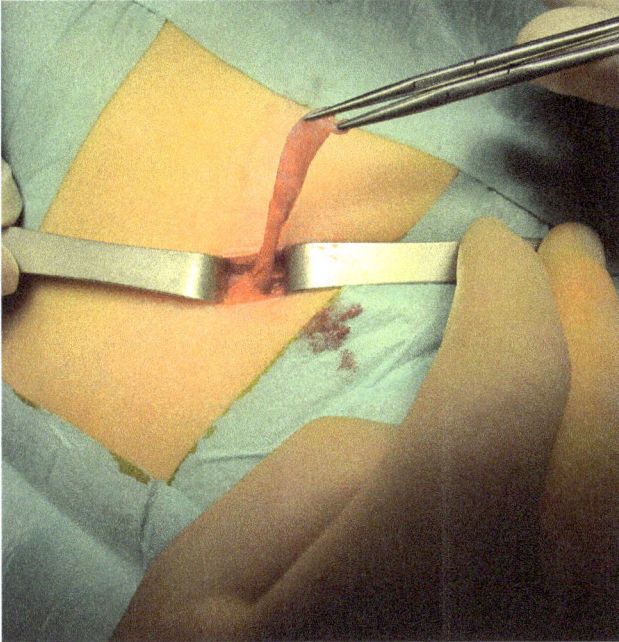

Abb. 10.17: (HOP15): Präparation des Bruchsacks vor Durchstechung (beim Mädchen).

10.4 Weiterführende Literatur

[1] Ballantyne A, Jwaheer G, Munro FD. Contralateral groin exploration is not justified in infants with unilateral hernia. Br J Surg 2001, 88, 720–723.

[2] Barnett SJ, Frischer JS, Ryckman FC, von Allmen D. Pediatric hernia repair: 1-stop shopping. J Pediatr Surg 2012, 47(1), 213–216.

[3] Draus JM, Kamel S, Seims A, Rescorla FJ. The role of laparscopic evaluation to detect a contralateral defect at initial presentation for inguinal hernia repair. Am Surg 2011, 77(11), 1463–1466.

[4] Esposito C, St Peter SD, Escolino M, Juang D, Settimi A, Holcomb GW. Laparoscopic versus open inguinal hernia repair in pediatric patients: a systematic review. J Laparoendosc Adv Surg Tech A. 2014, 24(11), 811–818.

[5] Grosfeld JL. Current concepts in inguinal hernia in infants and children Worls. J Surg 1989, 3, 506.

[6] Hughes K, Horwood JF, Clements C, Leyland D, Corbett HJ. Complications of inguinal herniotomy are comparable in term and premature infants. Hernia 2016, 20(4), 565–569.

[7] Kristensen AD, Ahlburg P, Lauridsen MC, Jensen TS, Nikolajsen L. Chronic pain after inguinal hernia repair in children. Br J Anaesth 2012, 109(4), 603–608.

[8] Nah SA, Giacomello L, Eaton S, de Coppi P, Curry JL, Drake DP, Pierro A. Surgical repair of incarcerated inguinal hernia in children: Laparoscopic or open. Eur J Pediatr Surg 2011, 21(1), 8–11.

[9] Naji H, Ingolffson I, Svensson JF. Decision making in the management of hydroceles in infants and children. Eur J Pediatr 2012, 171(5), 807–810.

[10] Puri P, Guiney EJ, O'Donnel B. Inguinal hernia in infants: the fate of testis following incarceration. J Pediatr Surg 1984, 19, 44–46.

[11] Shalaby R, Ismail M, Gouda S, Yehya AA, Gamaan I, Ibrahim R, Hassan S, Alazab A. Laparoscopic management of recurrent inguinal hernia in childhood. J Pediatr Surg 2015, 50(11), 1903–1908.

[12] Schier F. Laparoscopic inguinal hernia repair-a prospective personal series of 542 children. J Pediatr Surg 2006, 41(6), 1081–1084.

[13] Schmittenbecher PP (Hg). Pädiatrische Chirurgie. Springer Berlin Heidelberg 2009, 1. Aufl.

[14] von Schweinitz D, Ure B (Hg). Kinderchirurgie. Springer Heidelberg 2013, 2. Aufl.

[15] Zani A, Eaton S, Hoellwarth M, Puri P, Tovar J, Fasching G, Bagolan P, Lukac M, Wijnen R, Kuebler J, Cecchetto G, Rintala R, Pierro A. Management of pediatric inguinal hernias in the era of laparoscopy: results of an international survey. Eur J Pediatr Surg 2014, 24(1), 9–13.

Bernd Bittersohl, Tobias Hesper, Christoph Zilkens,
Rüdiger Krauspe

11 Epiphyseolysis capitis femoris

11.1 Definition

Die Epiphyseolysis capitis femoris (ECF) ist eine atraumatische Lösung der proximalen Oberschenkelwachstumsfuge in der Pubertät [1]. In der englischsprachigen Literatur spricht man von der „Slipped Capital Femoral Epiphysis, SCFE", obgleich es die Metaphyse ist, die durch Muskelzug meist nach außen rotiert und nach ventral, lateral und kranial abrutscht, während die Epiphyse durch die knöcherne (Azetabulum) und ligamentäre (Lig. capitis femoris) Verankerung an Ort und Stelle verbleibt [2]. Hieraus resultiert eine dreidimensionale Deformität mit einer Kombination aus Varus-, Extensions- und Rotationsfehlstellung und einem je nach Abrutschgrad ausgeprägten Anschlagen des Hüftkopf-Schenkelhals-Überganges am Azetabulum (femoroazetabuläres Impingement, FAI) [3–5]. Die eingeschränkte Beugung und Innenrotation sind das klinische Korrelat.

11.2 Verbreitung

Epidemiologische Studien zeigen eine Inzidenz von ca. 2/100.000 bis 10/100.000 [6, 7]. Vermutlich sind diese Zahlen mit einer mild ausgeprägten Symptomatik in vielen Fällen eine Unterschätzung. Jungen sind im Verhältnis von ca. 1,5–3 : 1 häufiger betroffen als Mädchen [8]. Ein nicht geringer Teil der erkrankten Kinder ist adipös [8, 9]. Der Altersgipfel der ECF liegt um das 14. (Jungen) respektive 12. (Mädchen) Lebensjahr [10, 11]. Bei endokrinologischen oder metabolischen Grunderkrankungen kann sich der Zeitpunkt des Auftretens der ECF deutlich verschieben [12]. Aktuelle Studien zeigen eine Tendenz zum früheren und bilateralen Auftreten der Erkrankung. Postuliert wird ein Zusammenhang mit der erhöhten Kindheitsfettleibigkeitsrate [13–15]. Weitere Studien belegen ein gehäuftes Vorkommen der ECF im Frühjahr, Sommer [16] oder Herbst [17]. Dem Anschein nach ist dies mit einer vermehrten körperlichen Aktivität assoziiert. Bei der afroamerikanischen Bevölkerung ist ein bis um das Vierfache erhöhte Vorkommen der ECF im Vergleich zur weißen Population beschrieben [7, 8]. Als Gründe für diese rassenspezifische Häufigkeitsverteilung wurden das unterschiedliche Durchschnittsgewicht und anatomische Varianzen des Hüftgelenkes postuliert.

DOI 10.1515/9783110470598-011

11.3 Pathogenese und Ätiologie

Die Ätiologie der ECF ist multifaktoriell. Mehrere Studien lassen erkennen, dass die mechanische Festigkeit insbesondere in der hypertrophen Zone der Wachstumsfuge durch den hormonell bedingten pubertären Wachstumsschub geschwächt ist [18]. So zeigen sich in dieser Entwicklungsphase ein erhöhter Umsatz an extrazellulären Matrixbestandteilen (z. B. Proteoglykan) und eine verminderte Quervernetzung des Kollagenfasernetzwerkes. Es ist weiterhin gezeigt worden, dass Östrogen die Fugenhöhe mindert und die Widerstandskraft der Fuge erhöht, während Testosteron fugendestabilisierend wirkt [3]. Diese hormonelle Konstellation ist grundsätzlich physiologisch und vorübergehend.

In gleicher Weise ist die Wachstumsfuge des Schenkelhalses aufgrund ihrer Anatomie erheblichen Scherkräften ausgesetzt (die in der Kindheit nahezu senkrecht zur Belastung stehende Wachstumsfuge richtet sich in der Pubertät zunehmend schräg aus) [19]. Übersteigt die Scherbelastung durch Übergewicht oder sportliche Aktivität die durch den hormonellen Einfluss geschwächte mechanische Integrität der Wachstumsfuge, kommt es zum Abrutsch.

Die ECF wird mit einer Vielzahl von Komorbiditäten und anatomischen Besonderheiten in Verbindung gebracht. Dazu zählen endokrinologische Erkrankungen (z. B. Hypothyreose, Wachstumshormonmangel, Hypogonadismus, Hyperparathyreoidismus) [20, 21], metabolische Störungen (renale Rachitis) [22], Übergewicht [13], Femurschaftretroversion [23], hoher Zentrum-Erker-Winkel [24], azetabuläre Retroversion [25], Coxa profunda [25], steil ausgerichtete Wachstumsfugen [26, 27], histologische Veränderungen der Wachstumsfuge [18, 27–29], eine geringe *Pelvic Incidence* [30] und andere mehr [31–36].

11.4 Anamnese

Allgemeine Symptome sind Hinken und Schmerz in der Leiste, dem proximalen Oberschenkel oder dem ipsilateralen Knie. Die Beschwerden können sich gering und unspezifisch zeigen (oft werden nur Knieschmerzen angegeben, die rezidivierend auftreten), was nicht selten zur Verzögerung der Diagnostik und Therapie und infolgedessen zur Ausbildung massiver Fehlstellungen führt [37–39]. Auch Fehldiagnosen, unnötige Röntgenbilder oder gar irregeführte chirurgische Maßnahmen zur Behandlung von nichtexistierenden Kniegelenkerkrankungen sind nicht selten [40]. Ein oftmals geschilderter Verlauf ist eine Exazerbation von seit mehreren Monaten andauernden mäßigen Schmerzen durch ein unwesentliches Trauma oder eine schmerzhafte Drehung im Bein, was dann zur Belastungsunfähigkeit der betroffenen Seite geführt hat [41].

11.5 Klinik

Jedes Kind mit Leisten-, Hüft-, Oberschenkel- oder Knieschmerz muss einer Hüftuntersuchung unterzogen werden. Typische Befunde sind ein Schonhinken, ein Außenrotationsgang mit vergrößertem Fußöffnungswinkel vor allem bei schwerem Abrutsch, ein Watschelgang und ein positives Trendelenburg-Zeichen [42]. Das Bewegungsausmaß des Hüftgelenkes, insbesondere die Innenrotation und Flexion, kann deutlich eingeschränkt sein. Zudem sind die Innenrotation und Flexion häufig ab einem gewissen Grad schmerzhaft. Bei beidseitiger Einschränkung des Bewegungsausmaßes im Hüftgelenk sollte dies an einen bilateralen Abrutsch denken lassen. Eine verminderte Abduktion ist ebenso häufig. Des Weiteren kann eine ausgeprägte Synovitis einen Kapseldehnungsschmerz gepaart mit Beugekontraktur in der Hüfte bewirken (Hüftstreckdefizit im Thomas-Test). Der charakteristische, aber nicht beweisende Befund einer ECF ist das Drehmann-Zeichen (bei passiver Flexion im Hüftgelenk wird vermutlich zur Distanzierung der durch den Abrutsch anterior prominenten Femurmetaphyse vom Pfannenrand die Hüfte automatisch außenrotiert und abgespreizt) [43].

Der Habitus vieler ECF-Patienten ist gekennzeichnet von Großwuchs und Adipositas. Häufig unterscheiden sich die ECF-Patienten von der gesunden Altersgruppe in der Pubertätsentwicklung, wobei sich häufig die sogenannte Dystrophia adiposogenitalis (Fröhlich-Syndrom) findet [44]. Diese ist gekennzeichnet durch eine Adipositas mit weiblichem Fettverteilungsmuster und einer zurückgebliebenen Sexualreife mit Hypogenitalismus bei den Jungen und einem verspäteten Beginn der Menses bei den Mädchen. Es werden aber auch ein adipöser Riesenwuchs mit normaler Genitalentwicklung, ein eunuchoider Hochwuchs (lange, schlanke Extremitäten und unterentwickelte sekundäre Geschlechtsmerkmale) und gänzlich normale Körperbautypen beschrieben [45].

11.6 Bildgebende Verfahren

Zur bildgebenden Diagnostik bei Verdacht auf ECF gehört die Beckenübersichtsaufnahme im anterior–posterioren (a.–p.) Strahlengang und eine seitliche oder Schrägaufnahme (z. B. nach Lauenstein) beider Hüftgelenke, die den Abrutsch der Epiphyse in der Regel besser abbildet als die Röntgenaufnahmen in der a.–p.-Projektion (Abbildung 11.1) [46]. Weitere Aufnahmetechniken, die bei der Abklärung und dem Follow-up der ECF zur Anwendung kommen, sind die Dunn-Rippstein-Aufnahme (sogenannte Antetorsionsaufnahme; Zentralstrahl durch die zu untersuchende um 90° gebeugte und 20° abgespreizte Hüfte) und die Aufnahmetechnik nach Imhäuser (Variation der Dunn-Rippstein-Aufnahme zur normierten Bestimmung des dorsalen Abrutsches; die Abduktion im Hüftgelenk bei der Aufnahme berechnet sich aus dem Centrum-Collum-Diaphysen-Winkel −90°) [47].

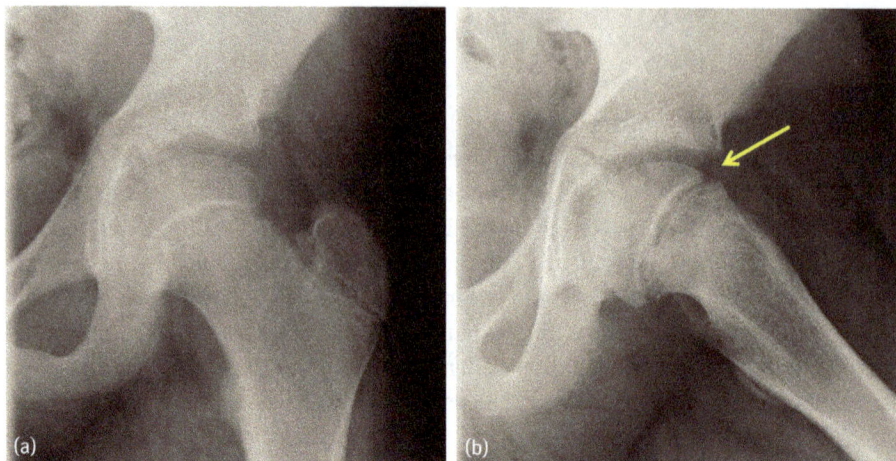

Abb. 11.1: Ausschnitt einer Beckenübersichtsaufnahme (a) und einer Lauensteinaufnahme (b). In der Lauensteinaufnahme kommt der milde Abrutsch klar zur Darstellung (Pfeil), während in der a.–p.-Aufnahme die ECF leicht übersehen werden kann. Zum Ausschluss einer ECF ist eine zweite Röntgenebene obligat.

Bei akutem Abrutsch kann die Durchführung der Röntgenaufnahmen, insbesondere der seitlichen Projektionen, nicht nur schmerzhaft sein, sondern auch den Abrutsch und damit die Prognose dieser adoleszenten Erkrankung relevant verschlechtern [48]. Aus diesem Grund sollten diese Aufnahmen durch ein erfahrenes Team erfolgen oder ggf., unter Nutzen-Risiko-Abwägung, unterbleiben und durch andere Techniken ersetzt werden. Oftmals kann eine zweite Ebene in Seitenlage oder als Cross-table-Aufnahme nach Sven-Johannson (axiales, tischparalleles Bild mit kaudokranialem Strahlengang auf das Leistenband zentriert; das betroffene Bein wird 10–15° innenrotiert und die Gegenseite angehoben) schmerz- und komplikationsarm nativröntgenologisch abgebildet werden [49].

Bildmorphologisch lassen sich charakteristische Zeichen einer ECF beobachten [50–54]:

- verbreitert, irregulär oder unscharf abgebildete Wachstumsfuge (Abbildung 11.2);
- die auf der a.–p.-Röntgenaufnahme an die Kontur der äußeren Schenkelhalskortikalis angelegte Kleintangente schneidet nicht die Epiphyse (die mangelhafte Sensitivität dieser Untersuchung kann durch den Vergleich mit der Gegenseite gesteigert werden, Abbildung 11.3);
- scheinbarer Höhenverlust der Epiphyse in der a.–p.-Projektion;
- Verlust der vorderen Konkavität des Femurkopf-Schenkelhals-Überganges im lateralen Strahlengang;
- ein in der a.–p.-Projektion sichelförmiges Areal mit erhöhter Knochendichte an der medialen proximalen Schenkelhalsbegrenzung (Steel-Zeichen) durch den Versatz der Femurmetaphyse nach anterior, lateral und superior in Relation zur Epiphyse (Abbildung 11.4);

- Periostreaktionen sowie ossäre Umbauprozesse (metaphysäre Knochenresorption anterosuperior, Knochenformation inferomedial) bei der chronischen ECF.

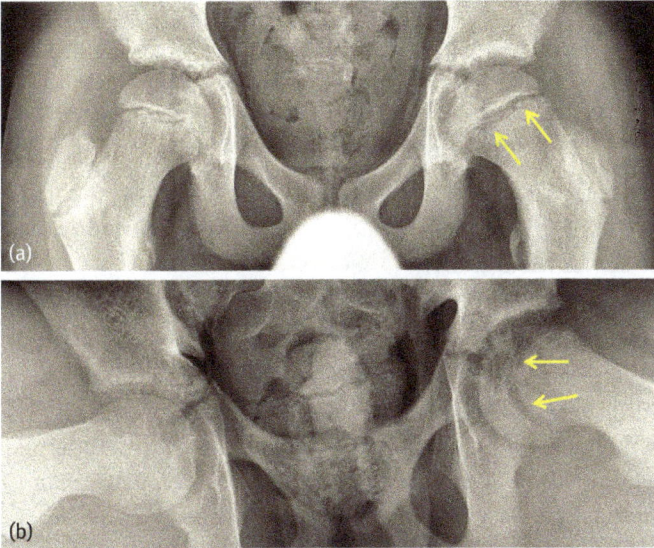

Abb. 11.2: Die Wachstumsfuge (Pfeil) kommt bei der ECF in der Beckenübersichtsaufnahme (a) und in der Dunn-Rippstein-Aufnahme (b) verbreitert, irregulär oder unscharf zur Darstellung.

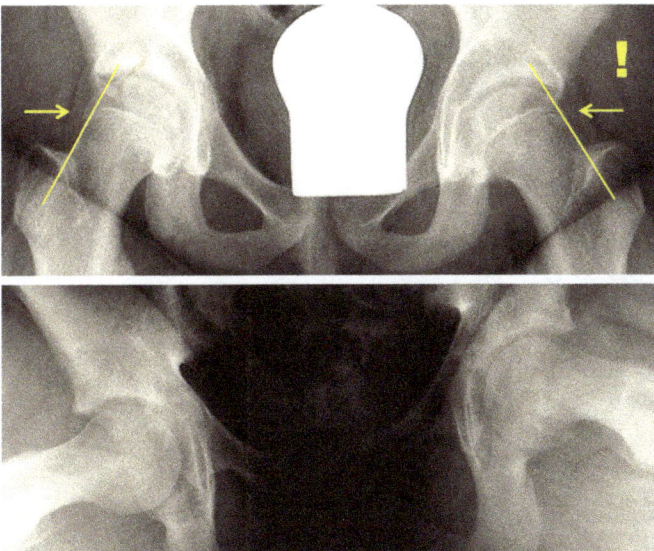

Abb. 11.3: Milder Abrutsch auf der linken Seite. Beachte, die auf der a.–p.-Röntgenaufnahme an die Kontur der äußeren Schenkelhalskortikalis angelegte Kleintangente schneidet links nicht die Epiphyse.

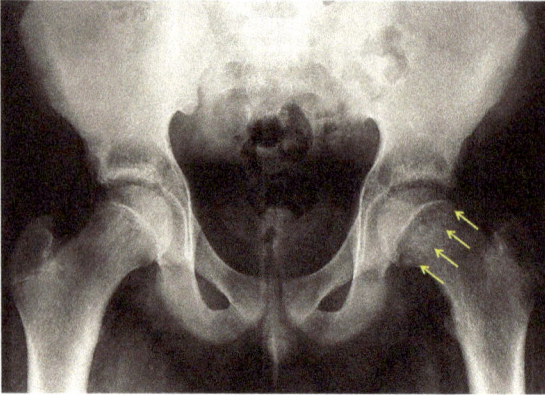

Abb. 11.4: ECF links mit einem in der a.–p.-Projektion sichelförmigen Areal mit erhöhter Knochendichte an der proximalen Schenkelhalsbegrenzung (Pfeile) durch den Versatz der Femurmetaphyse nach anterior, lateral und superior in Relation zur Epiphyse (= Steel-Zeichen).

Zur Graduierung des epiphysär-metaphysären Abrutsches wurden mehrere Messmethoden beschrieben [55–58]. International verbreitet ist der von Southwick definierte Epiphysen-Diaphysen-Abrutschwinkel (Winkel zwischen der Senkrechten zur Epiphysenlinie und der Femurschaftachse; Abbildung 11.5), der in der Lauenstein-Aufnahme gemessen werden kann (exakte Messung, wenn Schenkelhals und Femurschaft in einer Achse stehen) und normalerweise ca. 0° beträgt [56, 59]. Die Schwere des Abrutsches wird der Beschreibung nach als Differenz zwischen dem Epiphysen-Diaphysen-Abrutschwinkel der betroffenen und der nichtbetroffenen Seite angegeben (Southwick-Winkel-Klassifikation). Bei bilateralem Abrutsch wird ein Winkel von 12° als Basiswert herangezogen.

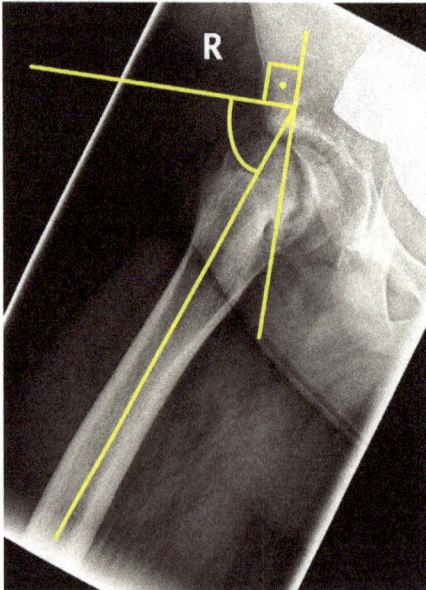

Abb. 11.5: Epiphysen-Diaphysen-Abrutschwinkel (Winkel zwischen der Senkrechten zur Epiphysenlinie und der Femurschaftachse) nach Southwick.

Das Vorliegen von röntgenologischen Veränderungen im Bereich der Wachstumsfuge (noch) ohne Abrutsch wird als Epiphyseolysis imminens (*Preslip*) bezeichnet [60].
Bei Abrutschbeginn wird von einer Epiphyseolysis incipiens gesprochen. Postoperativ
eignen sich die o. g. Röntgenaufnahmetechniken in der Verlaufskontrolle zur Beurteilung von Implantatlage, Gelenkstatus und Deformität.

Neben der Röntgendiagnostik kommen bei der Abklärung der ECF weitere bildgebende Techniken zur Anwendung. Mittels Ultraschalluntersuchung lassen sich ein
Gelenkerguss und ein Versatz zwischen Epiphyse und Metaphyse je nach Ausprägung
gut zur Darstellung bringen [61]. Das Vorhandensein eines Hüftengelenkergusses ohne röntgenologisch evidente knöcherne Umbauprozesse deutet auf eine akute Form
der ECF hin. Wann ein Patient von einer fortgeschrittenen Bildaufbereitung wie der
Magnetresonanztomographie (MRT) oder der Computertomographie (CT) profitiert,
ist diskutabel und sollte von Fall zu Fall entschieden werden. Mittels MRT lassen sich
die Hüftkopfdurchblutung und das Ausmaß der avaskulären Nekrose (AVN) je nach
Sequenzdesign (z. B. diffusionsgewichtete Sequenzen, Perfusions-MRT) mit einem relativ hohen Grad an Genauigkeit darstellen [62]. Dieser Aspekt kann aus wissenschaftlichen, prognostischen, aber auch aus forensischen Gründen sinnvoll sein, um eine
bereits präoperativ bestehende Durchblutungsstörung der Epiphyse aufzudecken. Der
Nachweis einer drohenden ECF ist mittels MRT (unscharfe und aufgeweitete Epiphysenfuge mit Begleitödem) im Vergleich zur Röntgendiagnostik wesentlich sensitiver,
womit z. B. die Indikation zur prophylaktischen Stabilisierung früher gestellt werden
kann. Die CT erlaubt (wie auch die MRT) eine dreidimensionale Bewertung der Deformität des Hüftgelenkes. Dies kann zweckmäßig sein, insbesondere wenn Korrek-
turosteotomien geplant oder Implantatfehllagen auszuschließen sind [63]. Beide Verfahren kommen im Verlauf nach ECF zur Abklärung von Komplikationen (AVN, FAI,
Knorpellabrumläsionen, Chondrolyse) und zur Planung etwaiger gelenkerhaltender
Operationen zur Anwendung [64–66].

11.7 Klassifikation

Die ECF wird nach der Beschwerdedauer, der Stabilität und dem Abrutschgrad unterschieden. Bei Beschwerden von weniger oder mehr als drei Wochen wird die ECF als
akut (Epiphyseolysis capitis femoris acuta; ca. 10 %) oder chronisch (Epiphyseolysis
capitis femoris lenta; ca. 75 %) definiert [67, 68]. Die akut-auf-chronische Form (ca.
15 %) beschreibt eine chronische Symptomatik (> 3 Wochen) mit plötzlicher Schmerz-
exazerbation. Nach Loder et al. wird der Abrutsch in stabil (das Bein ist ohne oder
mit Stütze belastbar) oder instabil (mit oder ohne Stütze keine Belastung möglich)
unterteilt [41]. Gemessen 1) am epiphysär-metaphysären Versatz als Prozentanteil
des Gesamtepiphysendurchmessers oder, mehr gebräuchlich, 2) am Southwick-Winkel wird der Abrutsch als mild (Versatz < 33 %, Southwick-Winkel < 30°), moderat

(Versatz 33–50 %, Southwick-Winkel 30°–50°) oder schwergradig (Versatz > 50 %, Southwick-Winkel > 50°) bezeichnet [4, 56–58, 69].

11.8 Komplikationen

11.8.1 Avaskuläre Nekrose

Ein wesentlicher Aspekt bei der Therapie der ECF ist die arterielle Blutversorgung des Hüftkopfes, die aufgrund der anatomischen Gegebenheiten bei der ECF in hohem Maße gefährdet ist [70]. Die Arteria circumflexa femoris medialis ist für die Femurkopfdurchblutung insbesondere der Hauptbelastungszone verantwortlich. Diese windet sich von dorsal kommend um den posterolateralen Schenkelhals. Die Endäste verlaufen dann intrakapsulär unterhalb des Retinakulums und versorgen die laterale Femurkopfepiphyse [67]. Ab dem 18. Lebensmonat sind diese Endäste der wichtigste Nährstofflieferant für die Femurkopfepiphyse. Kommt es durch den Abrutsch selbst oder durch die Therapie zur Verletzung dieser Gefäße, kann dies die schwerwiegende Komplikation, nämlich eine AVN des Hüftkopfes (der häufigste Grund, warum junge Patienten nach ECF einen künstlichen Gelenkersatz benötigen) [71], nach sich ziehen (Abbildung 11.6).

Während die AVN bei einer stabilen ECF selten ist, wurden bei der instabilen ECF Hüftkopfnekroseraten zwischen 3 % und 58 % berichtet [10, 65, 72, 73]. Eine Metaanalyse beschreibt das Risiko für die Entstehung einer AVN bei instabiler ECF im Vergleich zur stabilen ECF als um den Faktor 9,4 erhöht [74]. Weitere Risikofaktoren für die Entstehung einer Hüftkopfnekrose sind die Schwere des Abrutsches [65, 73, 75], eine partielle oder vollständige, gewaltsame Reposition ohne Gelenklavage und ohne Reduktion des dorsalen Kallus (gewollt oder akzidentell z. B. bei der Lagerung auf einem Extensionstisch) der Epiphyse [69, 73], die Verwendung einer vermehrten Anzahl von Pins zur Fixierung der Epiphyse [73] und das weibliche Geschlecht [65].

Die Pathogenese, welche im Einzelfall zur Minderperfusion der Epiphyse führt, ist unklar. Angiographische Untersuchungen vor und nach Reposition zeigten ein Abknicken (Kinking) der Gefäße als Ursache für eine Minderperfusion und die Entstehung einer AVN [76]. Weiterhin wurden eine Avulsion des Retinakulums und der darunter verlaufenden Endäste der femurkopfversorgenden Gefäße [77] und eine Gefäßtamponade aufgrund intraartikulärer Druckerhöhung als Ursache für die AVN postuliert [78]. Herrera-Soto et al. zeigten, dass Hüften mit instabiler ECF einen im Vergleich zur Gegenseite doppelt erhöhten intrakapsulären Druck aufweisen [79]. Dieser Druck stieg noch einmal mit Manipulation erheblich an und normalisierte sich wieder nach Kapsulotomie.

Die Wahl des Therapieverfahrens scheint ebenfalls einen Einfluss auf die Entstehung einer AVN zu haben. In einer Multicenter-Studie, bei der 27 instabile ECF mittels modifiziertem Dunn-Verfahren therapiert wurden, zeigte sich eine AVN-Rate von 26 %,

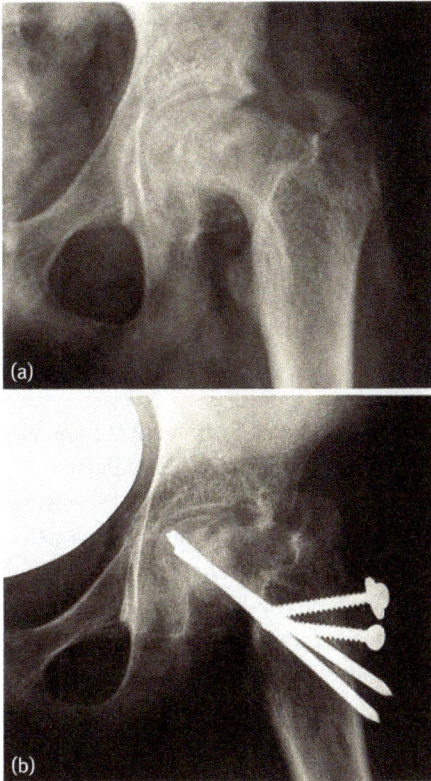

Abb. 11.6: Präoperative nativ-röntgenologische Beckenübersichtsaufnahme einer zwölfjährigen Patientin mit schwergradiger ECF links (a). 6-Wochen-Verlaufskontrolle nach modifizierter Dunn-OP links (b) mit AVN der Epiphyse im Bereich der Hauptbelastungszone als Hinweis für eine Läsion der Arteria circumflexa femoris medialis.

die im Mittel 21,4 Wochen nach OP klinisch auffällig wurden und alle Operateure betraf [77]. Für die Parsch-Methode, bei der nach unverzüglich erfolgter Kapsulotomie und intraartikulärer Druckentlastung manuell eine partielle Reposition der Epiphyse mit anschließender Fixierung erfolgt, wurde dagegen eine AVN-Rate von unter 10 % berichtet [80]. Seller et al. berichteten bei 29 Patienten mit instabiler ECF, die mit einer sanften geschlossenen Reposition und nachfolgender Kirschner-Draht- Fixierung behandelt wurden, eine AVN-Rate von 6,8 % (mittlere Nachbeobachtungszeit = 3,5 Jahre) [81]. Alves et al. verglichen zwölf instabile ECF, von denen jeweils sechs offen und sechs geschlossen reponiert wurden. Beim offenen Vorgehen zeigte sich eine AVN-Rate von 66 % im Vergleich zu 33 % bei der geschlossenen Reposition [82]. Loder beschreibt eine AVN-Rate von < 8 %, wenn Verfahren zur intraartikulären Druckentlastung zur Anwendung kommen. Offene Verfahren scheinen in diesem Zusammenhang geschlossenen Vorgehensweisen (z. B. Punktion) überlegen zu sein [78].

Während einige Autoren von geringeren AVN-Raten bei chirurgischer Intervention < 24 Stunden nach akutem Eintreten der ECF berichten [80, 83], ließ sich in einer systematischen Literaturübersicht kein zeitabhängiger Zusammenhang zwischen der intraartikulären Druckentlastung und der AVN-Rate nach instabiler ECF nachweisen [84]. Kontrovers werden auch Nutzen und Risiken einer manuellen Reposition diskutiert. Während einige Autoren die manuelle Reposition als Risiko für die Entstehung einer AVN beschreiben [69, 73], zeigten Maeda et al. eine angiographische Verbesserung der Hüftkopfdurchblutung nach Reposition einer instabilen ECF [76]. Nach dem Dafürhalten der Autoren kann die letztgenannte Erholung der Hüftkopfperfusion durch Reposition der Hüftkopfepiphyse bei der akuten ECF ggf. eine Rolle spielen. Bei der chronischen Form der ECF sind dagegen der dorsale Kallus und die potentiell verkürzten Weichteile einschließlich des Retinakulums und der Gefäße ein Repositionshindernis.

11.8.2 Chondrolyse

Die Chondrolyse des Hüftgelenks beschreibt den Verlust des hyalinen Knorpels von Azetabulum und Femurkopf. Das klinische Erscheinungsbild ist im Allgemeinen durch Schmerzen und eine globale Einschränkung der Beweglichkeit gekennzeichnet. Röntgenologisch können häufig eine Abnahme des Gelenkspalts (im Vergleich zur Gegenseite oder zu Voraufnahmen) sowie eine osteopenische Knochenstruktur beobachtet werden. Im Anschluss an eine ECF wurden die höchsten Chondrolyseraten nach nichtoperativer Behandlung [85] insbesondere bei höhergradigen Abrutschen [58] berichtet. Ob eine Gelenkpenetration der verwendeten Drähte/Schrauben während der Operation das Auftreten einer Chondrolyse begünstigt, ist ungeklärt [86].

11.8.3 Femoroazetabuläres Impingement

Nach einer ECF begünstigt die resultierende dreidimensionale Deformität des Schenkelhals-Kopf-Übergangs ein FAI mit potentiellen Begleitschäden an der Gelenklippe und dem Pfannenrandknorpel. Hierbei können auch geringfügige Abrutsche zu einem inkongruenten Gelenkspiel führen [87]. Im Gegensatz zu Verfahren, bei denen eine Reposition der Epiphyse angestrebt wird, verbleibt bei der In-situ-Fixation, dem am häufigsten durchgeführten Verfahren bei der ECF, stets ein Teil der Deformität am anterosuperioren Schenkelhals-Kopf-Übergang. Durch wachstumsassoziierte, knöcherne Umbauprozesse (Knochen-Remodelling) kann sich ein Teil der Deformität zurückbilden. Trotz Remodelling führt die verbleibende Deformität häufig zu einem Anschlagen des anterosuperioren Schenkelhalses am Azetabulumrand [88]. Wie bei der idiopathischen Form des FAI kann das repetitive Anschlagen zu Labrum- und Knorpelschäden führen. So wurden während offener Therapieverfahren nach ECF durch drei verschiedene Arbeitsgruppen Schäden am Labrum und am Gelenkknorpel bei einem Großteil der Patienten diagnostiziert [87, 89, 90].

Für die Korrektur der nach einer ECF resultierenden, dreidimensionalen Deformität des Schenkelhals-Kopf-Übergangs stehen (in Abhängigkeit des Schweregrads) verschiedene Therapieverfahren zur Verfügung. Hierzu gehören arthroskopische und

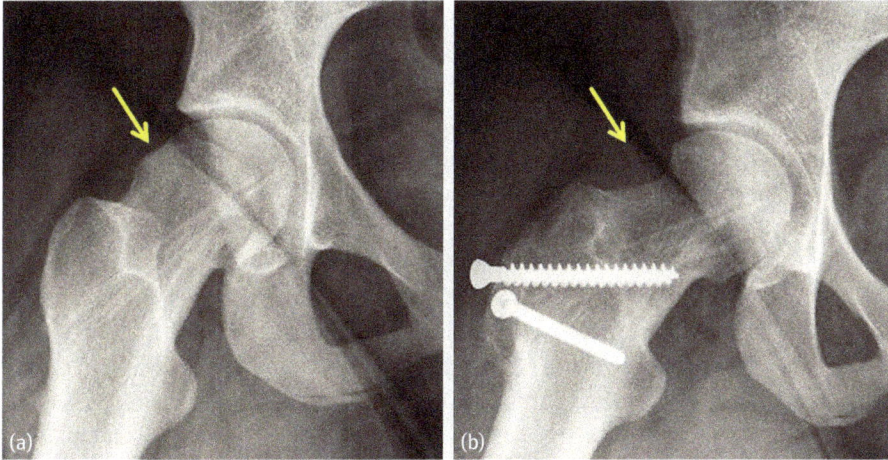

Abb. 11.7: Lauenstein-Aufnahme vor (a) und nach (b) sekundärer Schenkelhalstaillierung via chirurgischer Hüftluxation mit Trochanter-Flip-Osteotomie bei ausgeprägtem femoroazetabulären Impingement nach ECF und transepiphysärer Fixation rechts. Beachte die anterolaterale Hüftkopf-Schenkelhals-Offset-Störung und die Korrektur derselben (Pfeil) nach chirurgischer Hüftluxation.

offene Osteochondroplastiken des Schenkelhals-Kopf-Übergangs (Abbildung 11.7), die modifizierte Dunn-OP, welche die Deformität auf Höhe der Wachstumsfuge korrigiert, und femorale Umstellungsosteotomien. Ob die zeitliche Terminierung dieser Verfahren Einfluss auf die Entstehung degenerativer Folgeschäden hat, ist bislang noch nicht geklärt. Die Tatsache, dass in vielen Fällen bereits kurz nach ECF intraartikuläre Folgeschäden sichtbar sind [87, 89–91], spricht allerdings für eine zeitnahe Korrektur der Deformität, um Folgeschäden gering zu halten.

11.9 Therapie

Die Therapie der ECF ist chirurgisch. Die wesentlichen Ziele sind die Stabilisierung der Wachstumsfuge, um einen weiteren Abrutsch der Epiphyse und somit eine Zunahme der Schenkelhals-/Kopfdeformität zu verhindern, und die Prävention von Komplikationen (AVN, Chondrolyse, Früharthrose). Die hierfür zur Anwendung kommenden Verfahren und Techniken durchliefen im Verlauf der zurückliegenden Jahrzehnte nicht zuletzt durch moderne Implantate zur Fixation einen erheblichen Wandel.

Die alleinige Behandlung der ECF im Becken-Bein-Gips ist seit Ende der 1950er-Jahre obsolet. Bis zu diesem Zeitpunkt wurden Patienten nach einer ECF häufig über mehrere Monate im Becken-Bein-Gips in Extension, Abduktion und Außenrotation behandelt, was in mehreren Fallserien zu einem weiteren Abrutschen der Epiphyse, einer Chondrolyse und zu einem erneuten Abrutsch bis zu elf Monate nach Abschluss der Gipsverbandbehandlung führte [41, 57, 92–94]. Langzeitergebnisse (46 Jahre Follow-up) einer schwedischen Arbeitsgruppe belegen sogar ein schlechteres Ergebnis bei geschlossener Reposition und Gipsbehandlung im Vergleich zu einer rein symptomatischen bzw. keiner Therapie [95].

Zum Ende der 1950er-Jahre wurde erstmals ein Verfahren beschrieben, bei dem nach In-situ-Fixation der Epiphyse nach schwerer ECF zeitgleich eine anteriore Schenkelhalstaillierung durchgeführt wurde, um somit ein Anschlagen des anterioren Schenkelhalses am Azetabulum in Beugung (heute als FAI definiert) zu verhindern [96]. Im Jahr 1964 berichtete Dunn ein Verfahren, mit dem eine anatomische Reposition der Femurkopfepiphyse möglich ist [97]. Ein Vergleich der beiden Techniken zeigte, dass sich das ursprünglich von Heyman beschriebene Verfahren gut bei moderatem Abrutschen eigne, für Abrutsche > 50° jedoch das Dunn-Verfahren erfolgversprechender sei [98]. Später wurde das Dunn-Verfahren aufgrund hoher AVN-Raten wieder weitestgehend verlassen [99]. 1984 wurde in den USA die Fish-Osteotomie beschrieben, die eine Reposition der Epiphyse über eine keilförmige Osteotomie am Hüftkopf-Schenkelhals herbeiführte [100]. Während auch hier die ersten Ergebnisse gut waren, zeigte sich in Folgestudien eine hohe Quote an AVN, weshalb diese OP-Technik heutzutage nur noch selten durchgeführt wird [101].

Basierend auf weiteren Erkenntnissen in der Blutgefäßversorgung des Hüftkopfes hat zuletzt die sogenannte modifizierte Dunn-OP – mittels chirurgischer Hüftluxation via Trochanter-Flip-Osteotomie, der Etablierung eines subperiostalen Retinakulumlappens, der Schenkelhalsverkürzung durch Kürretage der Wachstumsfuge und, wenn vorhanden, der Kallusentfernung zur Gefäßprotektion, der kontrollierten anatomischen Reposition und diverser Möglichkeiten des Blutflussmonitorings – Einzug gehalten, um insbesondere bei schwerem Abrutsch den FAI-assoziierten Folgeschäden am Labrum und Gelenkknorpel entgegenzuwirken [102–105]. Dieses durch die Arbeitsgruppe um Reinhold Ganz etablierte Verfahren hat sich in den Erstbeschreibungen als effizient und sicher in Bezug auf die Durchblutung des Hüftkopfes erwiesen [101, 106]. In Studien anderer Arbeitsgruppen zeigten sich jedoch höhere Raten von AVN (26 % und 67 %) [77, 82], was auf die Indikationsstellung bei schwerem und akutem Abrutsch und/oder eine iatrogene Gefäßverletzung während dieser technisch anspruchsvollen Operation zurückzuführen ist (in einigen Fällen war offenbar bereits präoperativ die AVN eingetreten).

Trotz neuer OP-Techniken ist die Behandlung der ECF weiterhin durch die Langzeitergebnisse von Boyer et al. geprägt [69]. In dieser Kohorte wurden gute Ergebnisse bei den meisten Patienten mit einer In-situ-Fixation erzielt. Bei Patienten mit Manipulation zur Reposition wurden dagegen weniger günstige Ergebnisse und mehr Komplikationen verzeichnet. Ähnliche Ergebnisse zeigten sich in den Studien von Boero et al. [107], Carney et al. [108], Aronson und Carlson (bei leichtem Abrutsch 95 % gute Ergebnisse, bei schwerem Abrutsch 86 % gute Ergebnisse) [109] und anderen [68, 110].

Die ECF wird international je nach ECF-Typ und Training des Operateurs mit einer Vielzahl an OP-Methoden behandelt [111, 112]. Der größte Unterschied liegt wohl in der Entscheidung, ob eine In-situ-Stabilisierung oder eine Reposition und Fixierung jeweils mit oder ohne kapsulärer Dekompression durchgeführt werden soll. Die gängigsten Verfahren hierzu sind in der Tabelle 11.1 und in den Abbildungen 11.8–11.10 zusammengefasst. Die Fixierung kann mit Zug- oder Gleitschrauben (zumeist eine kanülierte Schraube, welche über einen Führungs-/Kirschner-Draht zentral in die Epiphyse eingebracht wird) oder Pins (Kirschner-Drähten) erfolgen. Bei der Indikationsstellung ist zusätzlich zur Stabilisierung bedeutsam, ob ein Fugenverschluss angestrebt (Zugschrauben; wird als stabilere Form der Fixation postuliert) oder eben vermieden werden soll (Gleitschrauben, Pins, sollen einer Schenkelhalsverkürzung mit den biomechanischen Konsequenzen u. a. FAI und Gesäßmuskelschwäche insbesondere bei jungen Patienten vorbeugen) [75].

> Zu vermerken bleibt noch, dass hinsichtlich der Fixierung implantatunabhängig die Entfernung des Osteosynthesematerials erst nach Verschluss der Fuge erfolgen darf, da erst dann sichergestellt ist, dass kein weiterer Abrutsch erfolgt.

11.9.1 OP-Terminierung

Die akute ECF stellt aufgrund des Risikos der AVN eine kritische Situation dar. In vielen Zentren wird notfallmäßig die Fixierung der Epiphyse mit Schrauben, Drähten oder Nägeln (ggf. mit vorangegangener offener oder geschlossener Reposition) durchgeführt. Allerdings wird der optimale Zeitpunkt der Operation in der Literatur unter Berücksichtigung von vielschichtigen Kofaktoren kontrovers diskutiert [41]. Einige postulieren bei der akuten ECF bessere Resultate, wenn die Operation innerhalb von 8 h [116] oder 24 h durchgeführt wird (der Abrutsch an sich ist verantwortlich für die Gefäßkompression) [64, 83, 113–118]. Andere beobachteten niedrigere AVN-Raten, wenn die OP ≥ 5 Tage (Pinning in situ) [119], um ≥ 1 Woche [120], ≥ 2 Wochen (intrakapsuläre Korrekturosteotomie) [119] oder ≥ 3 Wochen [121] „zur Beruhigung der Weichteile" hinausgezögert wird [122]. Die Studien von Madan et al. [123] und Sankar et al. [77] zeigen keine Korrelationen zwischen der Zeitspanne von akutem Abrutsch bis zur chirurgischen Behandlung (jeweils modifizierte Dunn-OP) und dem OP-Ergebnis. Andere Beobachtungen ließen dagegen auf ein unsicheres Zeitfenster der Operationen zwischen dem 7. und dem 14. Tag nach Diagnosestellung schließen [119].

> Im eigenen Vorgehen wird sofort absolute Bettruhe verordnet und die Diagnostik vervollständigt (ggf. mit MRT der betroffenen Hüfte), ohne dabei Zeit auf dem Weg zur dringenden Operation zu verlieren. Des Weiteren wird die Operation stets durch ein erfahrenes OP-Team mit kinderorthopädischer Ausbildung durchgeführt.

Tab. 11.1: Zusammenfassung international etablierter Therapiemaßnahmen bei der ECF.

Chirurgische Maßnahme	Indikation	Technik	Vorteile	Nachteile
Geschlossene Reposition vor epiphysärer Fixation [117]	Akuter Abrutsch, Gelenkdekompression durchgeführt	– Unter BV-Kontrolle – Innenrotation + Traktion oder Traktion Flexion, Abduktion + Innenrotation	– Reduktion der Deformität	– Ø Kontrolle über Reposition – Risiko für Überkorrektur – Risiko für Gefäßverletzung und AVN
In-situ-Fixation via	Alle Abrutschformen	– Perkutan oder mini-open – Von lateral, bei schwerem Abrutsch von anterolateral – Zentrales Einbringen in die Epiphyse senkrecht zur Fuge verlaufend	– Standardverfahren – relativ einfach durchzuführen, minimal-invasiv – Frühzeitige Vollbelastung – Gute Langzeitergebnisse – Geringe AVN-Rate	– Residuale Deformität – FAI und Folgeschäden bereits bei mildem Abrutsch (früh) möglich
1) Nagelung	Alle Abrutschformen	– Hansson-Pin [143] – K-Drähte [12] – Rush-Pins [132]	– Erlaubt Remodelling und Schenkelhalswachstum ↗ Hüftkopf-SH-Offset + ↗ Biomechanik +	– Ggf. Re-OP bei Auswachsen der Pins/Drähte – Mehrere Pins oder K-Drähte müssen eingebracht werden (Risiko für Fehllage ↗)
2) Verschraubung [144]	Alle Abrutschformen	– 1 ggf. 2 kanülierte Schrauben – Als Zug- oder Gleitschraube – Zugschraube (Kurzgewinde ohne lateralen Überstand) – Vollgewindeschraube – Gleitschraube (Kurzgewinde in Epiphyse mit lateralem Überstand der Schraube)	– Geringe Komplikationsrate (AVN, Chondrolyse) – Zugschrauben: stabil – Vollgewinde: einfache Entfernung, stabil – Gleitschraube: ermöglicht Schenkelhalswachstum ↗ femorales Offset ↗ Hebelarm Abduktoren ↗ Biomechanik – Titanschrauben MRT- und biokompatibel	– Bei Zugschraubensystem Wachstumshemmung (Stopp) des Schenkelhalses – Bei Titanschrauben häufig Implantat-Bruch bei ME

AVN = avaskuläre Nekrose, SH = Schenkelhals, ME = Metallentfernung, FAI = femoroazetabuläres Impingement, OA = Osteoarthrose, BLD = Beinlängendifferenz, ROM = range of motion, ECF = Epiphyseolysis capitis femoris.

Tab. 11.1 (fortgesetzt): Zusammenfassung international etablierter Therapiemaßnahmen bei der ECF.

Chirurgische Maßnahme	Indikation	Technik	Vorteile	Nachteile
In-situ-Fixation + Schenkelhalstaillierung [144]	Leichter bis moderater Abrutsch	– Schenkelhalstaillierung (offen oder arthroskopisch)	– (Teil-)Korrektur der Offset-Störung → FAI-Prävention – Gute Ergebnisse bei mildem bis moderatem Abrutsch	– Bei schwerem Abrutsch Offset-Korrektur insuffizient (CAVE: Fraktur) – Epiphysäre Dislokation bleibt, Resektion von gesundem metaphysärem Knochen
Offene Reposition via	Moderater bis schwerer Abrutsch		– Reduktion der Deformität	– Risiko für Gefäßverletzung und AVN
1) Subkapitale Keilosteotomie (Dunn, Fish) [97, 100]	Akut auf chronischen Abrutsch + offene Wachstumsfuge	– Kapsulotomie, Release anterior, Kürettage Fuge, Kallusresektion, keilförmige Verkürzungsosteotomie metaphysär, manuelle Reposition, Fixation mit Pins/Drähten	– Hohes Korrekturpotential – Korrektur am Ort der Deformität – Dekompression durch Arthrotomie	– Rel. hohes Risiko für AVN – Anspruchsvoll
2) Schenkelhalsosteotomie (Kramer, Barmada) [145, 146]	Bei chronischem Abrutsch	– Keilförmige Osteotomie mittleres Drittel oder Basis (intra- oder extrakapsulär)	– Geringeres Risiko für AVN als bei subkapitalen Osteotomien – Biomechanik Trochanter + Glutealmuskulatur erhalten	– Korrekturpotential und Risikoprofil für AVN, Chondrolyse, OA und BLD moderat – Risiko für Materialversagen

AVN = avaskuläre Nekrose, SH = Schenkelhals, ME = Metallentfernung, FAI = femoroazetabuläres Impingement, OA = Osteoarthrose, BLD = Beinlängendifferenz, ROM = range of motion, ECF = Epiphyseolysis capitis femoris.

Tab. 11.1 (fortgesetzt): Zusammenfassung international etablierter Therapiemaßnahmen bei der ECF.

Chirurgische Maßnahme	Indikation	Technik	Vorteile	Nachteile
3) Intertrochantäre Flexions-, Valgisations-, Rotationsosteotomie (Imhäuser, Southwick) [1, 56]	Nach Fugenschluss bei schwerer Deformität, eingeschränkter ROM oder Schmerzen	– Keilosteotomie pertrochantär – Korrektur von Flexion, Varus und Außenrotation – Winkelplattenosteosynthese	– Moderate Korrektur möglich – Geringe AVN-Rate – Metaphysäre Impingement-Zone wird vom Azetabulum weggeführt, FAI-Prävention	– Multiplanare Korrektur anspruchsvoll – Schaffung einer sekundären („reverse"-)Deformität – Beinlängendifferenz
4) Parsch-Methode [80]	Akuter/akut auf chronischen instabilen Abrutsch	– Unverzügliche Kapsulotomie – Offene, manuelle Reposition des akuten Abrutsches – Fixation mit Pins/Schrauben	– (Teil-)Reposition – Beugt Überkorrektur vor – AVN-Rate niedrig	– Limitiert auf akute ECF
5) Modifizierte Dunn-OP [104]	Akuter/akut auf chronischen instabilen Abrutsch	– Trochanter-Flip-Osteotomie, Periostrelease, temporäre Fixation, Hüftluxation, Kürretage Fuge + Kallus, manuelle Reposition, Fixation mit Pins/Drähten, Trochanterosteosynthese	– Anatomische Reposition – Korrektur „am Ort" der Deformität – 360°-Sicht azetabulär und femoral → Behandlung von Begleitpathologien möglich – Dekompression durch Arthrotomie	– OP anspruchsvoll – Komplikationen, z. B. Implantatversagen, Trochanter-Pseudarthrose, AVN relativ häufig – Wenig Langzeitdaten – Lange Teilbelastung

AVN = avaskuläre Nekrose, SH = Schenkelhals, ME = Metallentfernung, FAI = femoroazetabuläres Impingement, OA = Osteoarthrose, BLD = Beinlängendifferenz, ROM = range of motion, ECF = Epiphyseolysis capitis femoris.

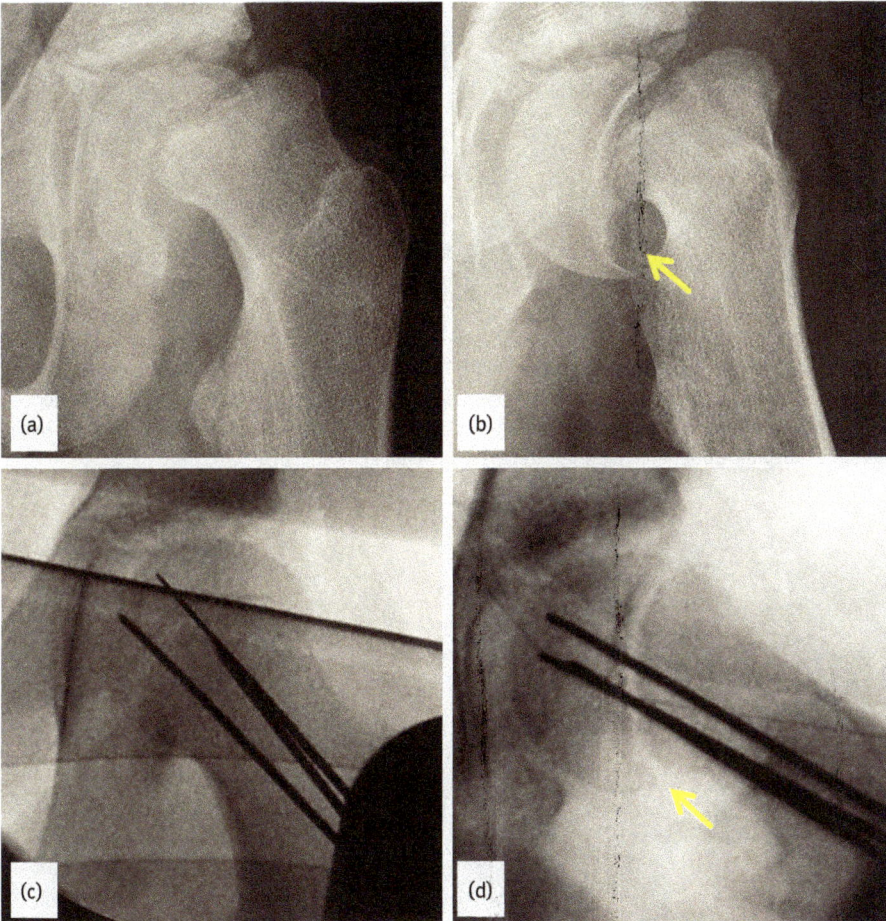

Abb. 11.8: a.–p.- (a) und Lauenstein-Aufnahme (b) einer akuten, schwergradigen ECF links. Intraoperative Röntgenbildgebung a.–p. (c) + in Lauenstein-Ebene (d) nach erfolgter Kapsulotomie (intraartikuläre Dekompression), geschlossener Reposition und transepiphysärer Fixation der Epiphyse mittels Kirschner-Drähten. Die posterolateral (Pfeil) subperiostal liegenden arteriellen Endgefäße der Arteria circumflexa femoris medialis sind bei diesem Manöver mit Manipulation über lange Hebel ohne manuelle Kontrolle über die Reposition gefährdet. Eine Überkorrektur muss zwingend vermieden werden (Pfeil), um eine Zerreißen dieser Gefäße zu verhindern.

11.9.2 Prophylaktische Epiphysiodese

Ein Kind mit unilateraler ECF hat ein hohes Risiko, im Verlauf einen Abrutsch auch der gegenseitigen Epiphyse zu erleiden. Je nach Alter, Dauer der durchgeführten Verlaufskontrolle, Vorliegen einer endokrinologischen Begleiterkrankung und weiterer Kofaktoren sind bilaterale Abrutschraten von 10–100 % beschrieben [3, 8, 68, 124–135]. Die prophylaktische Epiphysiodese der kontralateralen Hüfte muss daher immer in

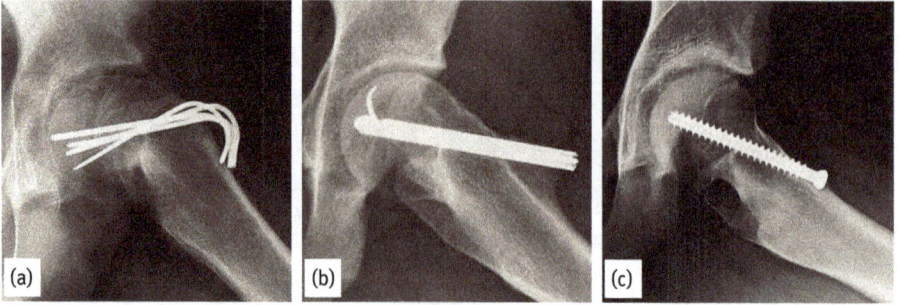

Abb. 11.9: Transepiphysäre Fixation mittels divergierender Kirschner-Drähte (a), Hansson-Pin (b, mit freundlicher Genehmigung von Dr. Carl Johan Tiderius, Universität Lund, Schweden) und Vollgewindeschraubenkonstrukt (c). Weitere Formen der Fixation sind Zugschrauben (Verschluss der Fuge angestrebt) und Kurzgewindeschrauben mit lateralem Schraubenüberstand und intraepiphysär liegendem Gewinde oder Pins (epiphysäres Restwachstum gewünscht).

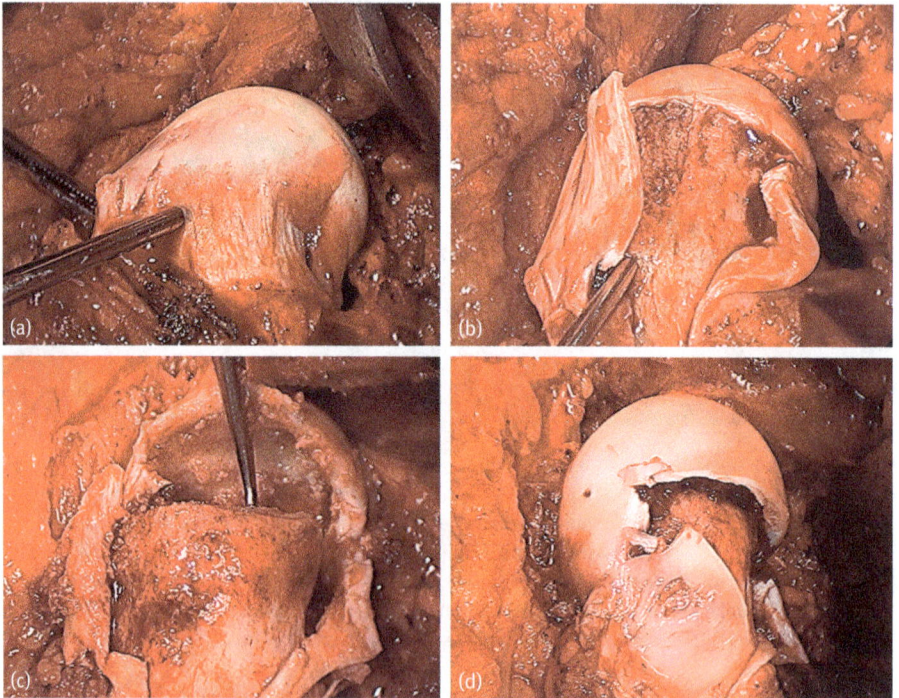

Abb. 11.10: Modifizierte Dunn-OP mit Trochanter-Flip-Osteotomie, Kapsulotomie entlang des Schenkelhalses, temporärer epiphysärer Fixation mit einem oder zwei Pins, Hüftkopfluxation, Periostinzision und Release (b), Kürettage der Wachstumsfuge und ggf. von Kallusformation dorsal (c) und manueller, spannungsfreier Reposition des akuten Anteils der ECF und lockeren Adaptationsnähten des Periosts (d). Gegebenenfalls werden Begleitpathologien z. B. Knorpel- und Labrumdefekte therapiert. Die OP endet mit der finalen epiphysären Fixation z. B. mit Schrauben oder Pins unter Sicht von retro- oder antegrad und einer Osteosynthese der Trochanter-Flip-Osteotomie mit zwei Schrauben. Mit freundlicher Genehmigung von Dr. Harish Hosalkar (Center for Hip Preservation and Reconstruction, Deformity Correction, Limb Reconstruction & Limb Lengthening, San Diego, USA).

Betracht gezogen werden, wobei in Deutschland und großen Teilen Zentraleuropas die prophylaktische Versorgung der „gesunden" Gegenseite bereits standardmäßig durchgeführt wird [60]. In den USA besteht noch eine Kontroverse, ob und wann eine initial asymptomatische Hüfte prophylaktisch fixiert werden soll [66, 81, 125, 134, 136, 137]. Für eine prophylaktische Epiphysiodese sprechen 1) das hohe Risiko einer beidseitigen ECF, die unvorhersehbar und nicht selten hochgradig ist, und 2) das relativ geringe OP-Risiko [126, 128, 137–141]. Diejenigen, die engmaschige klinisch-radiologische Verlaufskontrollen propagieren und eine standardisierte prophylaktische Spickung der Gegenseite nicht oder nur in selektiven Fällen durchführen, argumentieren mit potentiellen Risiken der Operation, verlängerten OP-Zeiten und der Tatsache, dass ein gewisser Anteil der kontralateralen proximalen Femurepiphysen nicht abrutscht [125, 131, 141, 142]. In der Zusammenschau bleibt festzuhalten, dass wie bei anderen chirurgischen Verfahren die prophylaktische Epiphysiodese der Gegenseite mit potentiellen Komplikationen verbunden ist [139]. Diese müssen mit den Therapiealternativen einschließlich der reinen Verlaufsbeobachtung nebst ihren Risiken den Patienten und den Familien in aller Ausführlichkeit erläutert und unter sorgfältiger Nutzen-Risiko-Abwägung gegeneinandergestellt werden [141]. Es ist wesentlich, dass der Kliniker und die Betroffenen sich darüber bewusst sind, dass die (noch) asymptomatische Gegenseite bereits mitbetroffen sein kann oder dies im Verlauf mit den potentiellen schwerwiegenden Konsequenzen noch wird.

11.10 Literatur

[1]   Imhauser G. [Late results of Imhauser's osteotomy for slipped capital femoral epiphysis (author's transl)]. Zeitschrift für Orthopädie und ihre Grenzgebiete. 1977; 115(5):716–725. PubMed PMID: 930245. Spätergebnisse der sog. Imhauser-Osteotomie bei der Epiphysenlösung. Zugleich ein Beitrag zum Problem der Hüftarthrose.

[2]   Loder RT, Aronsson DD, Weinstein SL, Breur GJ, Ganz R, Leunig M. Slipped capital femoral epiphysis. Instructional course lectures. 2008; 57:473–498. PubMed PMID: 18399603.

[3]   Aronsson DD, Loder RT, Breur GJ, Weinstein SL. Slipped capital femoral epiphysis: current concepts. The Journal of the American Academy of Orthopaedic Surgeons. 2006; 14(12):666–679. PubMed PMID: 17077339.

[4]   Loder RT, Aronsson DD, Dobbs MB, Weinstein SL. Slipped capital femoral epiphysis. Instructional course lectures. 2001; 50:555–570. PubMed PMID: 11372359.

[5]   Tayton K. Does the upper femoral epiphysis slip or rotate? The Journal of bone and joint surgery British volume. 2007; 89(10):1402–1406. PubMed PMID: 17957086.

[6]   Larson AN, Yu EM, Melton LJ, 3rd, Peterson HA, Stans AA. Incidence of slipped capital femoral epiphysis: a population-based study. Journal of pediatric orthopedics Part B. 2010; 19(1):9–12. PubMed PMID: 19898255.

[7]   Lehmann CL, Arons RR, Loder RT, Vitale MG. The epidemiology of slipped capital femoral epiphysis: an update. Journal of pediatric orthopedics. 2006; 26(3):286–290. PubMed PMID: 16670536.

[8]   Loder RT. The demographics of slipped capital femoral epiphysis. An international multicenter study. Clinical orthopaedics and related research. 1996; (322):8–27. PubMed PMID: 8542716.

[9]   Brenkel IJ, Dias JJ, Davies TG, Iqbal SJ, Gregg PJ. Hormone status in patients with slipped capital femoral epiphysis. The Journal of bone and joint surgery British volume. 1989; 71(1):33–38. PubMed PMID: 2521639.

[10] Loder RT, Farley FA, Herzenberg JE, Hensinger RN, Kuhn JL. Narrow window of bone age in children with slipped capital femoral epiphyses. Journal of pediatric orthopedics. 1993; 13(3):290–293. PubMed PMID: 8496359.

[11] Novais EN, Millis MB. Slipped capital femoral epiphysis: prevalence, pathogenesis, and natural history. Clinical orthopaedics and related research. 2012; 470(12):3432–3438. PubMed PMID: 23054509. Pubmed Central PMCID: 3492592.

[12] Krauspe R, Seller K, Westhoff B. [Epiphyseolysis capitis femoris]. Zeitschrift für Orthopädie und ihre Grenzgebiete. 2004; 142(5):R37–52; quiz R3–6. PubMed PMID: 15510399. Epiphyseolysis capitis femoris.

[13] Murray AW, Wilson NI. Changing incidence of slipped capital femoral epiphysis: a relationship with obesity? The Journal of bone and joint surgery British volume. 2008; 90(1):92–94. PubMed PMID: 18160507.

[14] Nasreddine AY, Heyworth BE, Zurakowski D, Kocher MS. A reduction in body mass index lowers risk for bilateral slipped capital femoral epiphysis. Clinical orthopaedics and related research. 2013; 471(7):2137–2144. PubMed PMID: 23378238. Pubmed Central PMCID: 3676625.

[15] Nguyen AR, Ling J, Gomes B, Antoniou G, Sutherland LM, Cundy PJ. Slipped capital femoral epiphysis: rising rates with obesity and aboriginality in South Australia. The Journal of bone and joint surgery British volume. 2011; 93(10):1416–1423. PubMed PMID: 21969445.

[16] Loder RT, Aronson DD, Bollinger RO. Seasonal variation of slipped capital femoral epiphysis. The Journal of bone and joint surgery American volume. 1990; 72(3):378–381. PubMed PMID: 2312533.

[17] Maffulli N, Douglas AS. Seasonal variation of slipped capital femoral epiphysis. Journal of pediatric orthopedics Part B. 2002; 11(1):29–33. PubMed PMID: 11866078.

[18] Ponseti IV, McClintock R. The pathology of slipping of the upper femoral epiphysis. The Journal of bone and joint surgery American volume. 1956; 38-A(1):71–83. PubMed PMID: 13286265.

[19] Funk JF, Lebek S. [Epiphyseolysis of the femoral head: new aspects of diagnostics and therapy]. Der Orthopäde. 2014; 43(8):742–749. PubMed PMID: 25116242. Epiphyseolysis capitis femoris: Neue Aspekte in Diagnostik und Therapie.

[20] Loder RT, Wittenberg B, DeSilva G. Slipped capital femoral epiphysis associated with endocrine disorders. Journal of pediatric orthopedics. 1995; 15(3):349–356. PubMed PMID: 7790494.

[21] El Scheich T, Marquard J, Westhoff B, Krauspe R, Schneider A, Cupisti K, et al. Approach to the management of slipped capital femoral epiphysis and primary hyperparathyroidism. Journal of pediatric endocrinology & metabolism: JPEM. 2012; 25(5–6):407–412. PubMed PMID: 22876531.

[22] Witbreuk M, van Kemenade FJ, van der Sluijs JA, Jansma EP, Rotteveel J, van Royen BJ. Slipped capital femoral epiphysis and its association with endocrine, metabolic and chronic diseases: a systematic review of the literature. Journal of children's orthopaedics. 2013; 7(3):213–223. PubMed PMID: 24432080. Pubmed Central PMCID: 3672463.

[23] Gelberman RH, Cohen MS, Shaw BA, Kasser JR, Griffin PP, Wilkinson RH. The association of femoral retroversion with slipped capital femoral epiphysis. The Journal of bone and joint surgery American volume. 1986; 68(7):1000–1007. PubMed PMID: 3745237.

[24] Kitadai HK, Milani C, Nery CA, Filho JL. Wiberg's center-edge angle in patients with slipped capital femoral epiphysis. Journal of pediatric orthopedics. 1999; 19(1):97–105. PubMed PMID: 9890297.

[25] Sankar WN, Brighton BK, Kim YJ, Millis MB. Acetabular morphology in slipped capital femoral epiphysis. Journal of pediatric orthopedics. 2011; 31(3):254–258. PubMed PMID: 21415683.

[26] Mirkopulos N, Weiner DS, Askew M. The evolving slope of the proximal femoral growth plate relationship to slipped capital femoral epiphysis. Journal of pediatric orthopedics. 1988; 8(3):268–273. PubMed PMID: 3284904.

[27] Speer DP. The John Charnley Award Paper. Experimental epiphysiolysis: etiologic models slipped capital femoral epiphysis. The hip: proceeding of the 10th open scientific meeting of the hip society. 1982; 68–88. PubMed PMID: 7166507.

[28] Georgiadis AG, Zaltz I. Slipped capital femoral epiphysis: how to evaluate with a review and update of treatment. Pediatric clinics of North America. 2014; 61(6):1119–1135. PubMed PMID: 25439015.

[29] Ippolito E, Mickelson MR, Ponseti IV. A histochemical study of slipped capital femoral epiphysis. The Journal of bone and joint surgery American volume. 1981; 63(7):1109–1113. PubMed PMID: 7276046.

[30] Gebhart JJ, Bohl MS, Weinberg DS, Cooperman DR, Liu RW. Pelvic Incidence and Acetabular Version in Slipped Capital Femoral Epiphysis. Journal of pediatric orthopedics. 2015; 35(6):565–570. PubMed PMID: 25379827.

[31] Boyle MJ, Lirola JF, Hogue GD, Yen YM, Millis MB, Kim YJ. The alpha angle as a predictor of contralateral slipped capital femoral epiphysis. Journal of children's orthopaedics. 2016; 10(3):201–207. PubMed PMID: 27052742. Pubmed Central PMCID: 4909647.

[32] Hirsch PJ, Hirsch SA. Slipped capital femoral epiphysis. Occurrence after treatment with chorionic gonadotropin. Jama. 1976; 235(7):751. PubMed PMID: 946296.

[33] Liu RW, Armstrong DG, Levine AD, Gilmore A, Thompson GH, Cooperman DR. An anatomic study of the epiphyseal tubercle and its importance in the pathogenesis of slipped capital femoral epiphysis. The Journal of bone and joint surgery American volume. 2013; 95(6):e341–348. PubMed PMID: 23515995.

[34] Loder RT, Hensinger RN. Slipped capital femoral epiphysis associated with renal failure osteodystrophy. Journal of pediatric orthopedics. 1997; 17(2):205–211. PubMed PMID: 9075097.

[35] Stack RE, Peterson LF. Slipped capital femoral epiphysis and Down's disease. Clinical orthopaedics and related research. 1966; 48:111–117. PubMed PMID: 4224924.

[36] Wolf EL, Berdon WE, Cassady JR, Baker DH, Freiberger R, Pavlov H. Slipped femoral capital epiphysis as a sequela to childhood irradiation for malignant tumors. Radiology. 1977; 125(3):781–784. PubMed PMID: 928709.

[37] Hosseinzadeh P, Iwinski HJ, Salava J, Oeffinger D. Delay in the diagnosis of stable slipped capital femoral epiphysis. Journal of pediatric orthopedics. 2015; 21. PubMed PMID: 26491912.

[38] Kocher MS, Bishop JA, Weed B, Hresko MT, Millis MB, Kim YJ, et al. Delay in diagnosis of slipped capital femoral epiphysis. Pediatrics. 2004; 113(4):e322–325. PubMed PMID: 15060261.

[39] Rahme D, Comley A, Foster B, Cundy P. Consequences of diagnostic delays in slipped capital femoral epiphysis. Journal of pediatric orthopedics Part B. 2006; 15(2):93–97. PubMed PMID: 16436942.

[40] Matava MJ, Patton CM, Luhmann S, Gordon JE, Schoenecker PL. Knee pain as the initial symptom of slipped capital femoral epiphysis: an analysis of initial presentation and treatment. Journal of pediatric orthopedics. 1999; 19(4):455–460. PubMed PMID: 10412993.

[41] Loder RT, Richards BS, Shapiro PS, Reznick LR, Aronson DD. Acute slipped capital femoral epiphysis: the importance of physeal stability. The Journal of bone and joint surgery American volume. 1993; 75(8):1134–1140. PubMed PMID: 8354671.

[42] Cowell HR. The significance of early diagnosis and treatment of slipping of the capital femoral epiphysis. Clinical orthopaedics and related research. 1966; 48:89–94. PubMed PMID: 5958576.

[43]   Drehmann F. [Drehmann's sign. A clinical examination method in epiphysiolysis (slipping of the upper femoral epiphysis). Description of signs, aetiopathogenetic considerations, clinical experience (author's transl)]. Zeitschrift für Orthopädie und ihre Grenzgebiete. 1979; 117(3):333–344. PubMed PMID: 463224. Das Drehmannsche Zeichen. Eine klinische Untersuchungsmethode bei Epiphyseolysis capitis femoris Zeichenbeschreibungen, ätiopathogenetische Gedanken, klinische Erfahrungen.

[44]   Madigan JJ, Moore T. Dystrophia adiposogenitalis (Fröhlich's syndrome): Report of case. Journal of the American Medical Association. 1918; 70(10):669–671.

[45]   Whyte N, Sullivan C. Slipped capital femoral epiphysis in atypical patients. Pediatric annals. 2016; 45(4):e128–134. PubMed PMID: 27064469.

[46]   Zilkens C, Jager M, Bittersohl B, Kim YJ, Millis MB, Krauspe R. [Slipped capital femoral epiphysis]. Der Orthopäde. 2010; 39(10):1009–1021. PubMed PMID: 20830467. Epiphysenlösung.

[47]   Hepp WR, Debrunner HU. Orthopädisches Diagnostikum: Thieme; 2004.

[48]   Broughton NS, Todd RC, Dunn DM, Angel JC. Open reduction of the severely slipped upper femoral epiphysis. The Journal of bone and joint surgery British volume. 1988; 70(3):435–439. PubMed PMID: 3372567.

[49]   Eijer H, Leunig M, Mahomed M, Ganz R. Cross-table lateral radiograph for screening of anterior femoral head-neck offset in patients with femoro-acetabular impingement. Hip Int. 2001; 11:37–41.

[50]   Gekeler J. [Radiology and measurement in adolescent slipped capital femoral epiphysis]. Der Orthopäde. 2002; 31(9):841–850. PubMed PMID: 12232701. Radiologie und Radiometrie der Epiphyseolysis capitis femoris adolescentium.

[51]   Green DW, Mogekwu N, Scher DM, Handler S, Chalmers P, Widmann RF. A modification of Klein's Line to improve sensitivity of the anterior-posterior radiograph in slipped capital femoral epiphysis. Journal of pediatric orthopedics. 2009; 29(5):449–453. PubMed PMID: 19568015.

[52]   Klein A, Joplin RJ, Reidy JA, Hanelin J. Roentgenographic features of slipped capital femoral epiphysis. The American journal of roentgenology and radium therapy. 1951; 66(3):361–374. PubMed PMID: 14878022.

[53]   Pinkowsky GJ, Hennrikus WL. Klein line on the anteroposterior radiograph is not a sensitive diagnostic radiologic test for slipped capital femoral epiphysis. The Journal of pediatrics. 2013; 162(4):804–807. PubMed PMID: 23149177.

[54]   Steel HH. The metaphyseal blanch sign of slipped capital femoral epiphysis. The Journal of bone and joint surgery American volume. 1986; 68(6):920–922. PubMed PMID: 3733779.

[55]   Jacobs B. Diagnosis and natural history of slipped capital femoral epiphysis. Instructional Course Lectures, American Association of Orthopaedic Surgeons. 1972; 21:167–173.

[56]   Southwick WO. Osteotomy through the lesser trochanter for slipped capital femoral epiphysis. The Journal of bone and joint surgery American volume. 1967; 49(5):807–835. PubMed PMID: 6029256.

[57]   Wilson PD. The treatment of slipping of the upper femoral epiphysis with minimal displacement. The Journal of Bone & Joint Surgery. 1938; 20(2):379–399.

[58]   Wilson PD, Jacobs B, Schecter L. Slipped capital femoral epiphysis: an end-result study. The Journal of bone and joint surgery American volume. 1965; 47:1128–1145. PubMed PMID: 14337772.

[59]   Santili C, de Assis MC, Kusabara FI, Romero IL, Sartini CM, Longui CA. Southwick's head-shaft angles: normal standards and abnormal values observed in obesity and in patients with epiphysiolysis. Journal of pediatric orthopedics Part B. 2004; 13(4):244–247. PubMed PMID: 15199279.

[60] Reize P, Rudert M. Kirschner wire transfixation of the femoral head in slipped capital femoral epiphysis in children. Operative Orthopädie und Traumatologie. 2007; 19(4):345–357. PubMed PMID: 17940733.

[61] Kallio PE, Paterson DC, Foster BK, Lequesne GW. Classification in slipped capital femoral epiphysis. Sonographic assessment of stability and remodeling. Clinical orthopaedics and related research. 1993; (294):196–203. PubMed PMID: 8358915.

[62] Mueller D, Schaeffeler C, Baum T, Walter F, Rechl H, Rummeny EJ, et al. Magnetic resonance perfusion and diffusion imaging characteristics of transient bone marrow edema, avascular necrosis and subchondral insufficiency fractures of the proximal femur. European journal of radiology. 2014; 83(10):1862–1869. PubMed PMID: 25129825.

[63] Senthi S, Blyth P, Metcalfe R, Stott NS. Screw placement after pinning of slipped capital femoral epiphysis: a postoperative CT scan study. Journal of pediatric orthopedics. 2011; 31(4):388–392. PubMed PMID: 21572276.

[64] Loder RT, Dietz FR. What is the best evidence for the treatment of slipped capital femoral epiphysis? Journal of pediatric orthopedics. 2012; 32 Suppl 2:S158–165. PubMed PMID: 22890456.

[65] Palocaren T, Holmes L, Rogers K, Kumar SJ. Outcome of in situ pinning in patients with unstable slipped capital femoral epiphysis: assessment of risk factors associated with avascular necrosis. Journal of pediatric orthopedics. 2010; 30(1):31–36. PubMed PMID: 20032739.

[66] Thawrani DP, Feldman DS, Sala DA. Current practice in the management of slipped capital femoral epiphysis. Journal of pediatric orthopedics. 2016; 36(3):e27–37. PubMed PMID: 25929770.

[67] Aadalen RJ, Weiner DS, Hoyt W, Herndon CH. Acute slipped capital femoral epiphysis. The Journal of bone and joint surgery American volume. 1974; 56(7):1473–1487. PubMed PMID: 4433368.

[68] Wensaas A, Svenningsen S, Terjesen T. Long-term outcome of slipped capital femoral epiphysis: a 38-year follow-up of 66 patients. Journal of children's orthopaedics. 2011; 5(2):75–82. PubMed PMID: 21594079. Pubmed Central PMCID: 3058209.

[69] Boyer DW, Mickelson MR, Ponseti IV. Slipped capital femoral epiphysis. Long-term follow-up study of one hundred and twenty-one patients. The Journal of bone and joint surgery American volume. 1981; 63(1):85–95. PubMed PMID: 7451529.

[70] Wertheimer LG, Lopes Sde L. Arterial supply of the femoral head. A combined angiographic and histological study. The Journal of bone and joint surgery American volume. 1971; 53(3):545–556. PubMed PMID: 5580013.

[71] Larson AN, McIntosh AL, Trousdale RT, Lewallen DG. Avascular necrosis most common indication for hip arthroplasty in patients with slipped capital femoral epiphysis. Journal of pediatric orthopedics. 2010; 30(8):767–773. PubMed PMID: 21102199.

[72] Kennedy JG, Hresko MT, Kasser JR, Shrock KB, Zurakowski D, Waters PM, et al. Osteonecrosis of the femoral head associated with slipped capital femoral epiphysis. Journal of pediatric orthopedics. 2001; 21(2):189–193. PubMed PMID: 11242248.

[73] Tokmakova KP, Stanton RP, Mason DE. Factors influencing the development of osteonecrosis in patients treated for slipped capital femoral epiphysis. The Journal of bone and joint surgery American volume. 2003; 85-A(5):798–801. PubMed PMID: 12728027.

[74] Tosounidis T, Stengel D, Kontakis G, Scott B, Templeton P, Giannoudis PV. Prognostic significance of stability in slipped upper femoral epiphysis: a systematic review and meta-analysis. The Journal of pediatrics. 2010; 157(4):674–680, 80 e1. PubMed PMID: 20605166.

[75] Ortegren J, Bjorklund-Sand L, Engbom M, Siversson C, Tiderius CJ. Unthreaded fixation of slipped capital femoral epiphysis leads to continued growth of the femoral neck. Journal of pediatric orthopedics. 2016; 36(5):494–498. PubMed PMID: 26569520.

[76] Maeda S, Kita A, Funayama K, Kokubun S. Vascular supply to slipped capital femoral epiphysis. Journal of pediatric orthopedics. 2001; 21(5):664–667. PubMed PMID: 11521038.

[77] Sankar WN, Vanderhave KL, Matheney T, Herrera-Soto JA, Karlen JW. The modified Dunn procedure for unstable slipped capital femoral epiphysis: a multicenter perspective. The Journal of bone and joint surgery American volume. 2013; 95(7):585–591. PubMed PMID: 23553292.

[78] Loder RT. What is the cause of avascular necrosis in unstable slipped capital femoral epiphysis and what can be done to lower the rate? Journal of pediatric orthopedics. 2013; 33(1):88–91. PubMed PMID: 23764800.

[79] Herrera-Soto JA, Duffy MF, Birnbaum MA, Vander Have KL. Increased intracapsular pressures after unstable slipped capital femoral epiphysis. Journal of pediatric orthopedics. 2008; 28(7):723–728. PubMed PMID: 18812897.

[80] Parsch K, Weller S, Parsch D. Open reduction and smooth Kirschner wire fixation for unstable slipped capital femoral epiphysis. Journal of pediatric orthopedics. 2009; 29(1):1–8. PubMed PMID: 19098636.

[81] Seller K, Wild A, Westhoff B, Raab P, Krauspe R. Clinical outcome after transfixation of the epiphysis with Kirschner wires in unstable slipped capital femoral epiphysis. International orthopaedics. 2006; 30(5):342–347. PubMed PMID: 16622669. Pubmed Central PMCID: 3172781.

[82] Alves C, Steele M, Narayanan U, Howard A, Alman B, Wright JG. Open reduction and internal fixation of unstable slipped capital femoral epiphysis by means of surgical dislocation does not decrease the rate of avascular necrosis: a preliminary study. Journal of children's orthopaedics. 2012; 6(4):277–283. PubMed PMID: 23904893. Pubmed Central PMCID: 3425698.

[83] Phillips SA, Griffiths WE, Clarke NM. The timing of reduction and stabilisation of the acute, unstable, slipped upper femoral epiphysis. The Journal of bone and joint surgery British volume. 2001; 83(7):1046–1049. PubMed PMID: 11603521.

[84] Ibrahim T, Mahmoud S, Riaz M, Hegazy A, Little DG. Hip decompression of unstable slipped capital femoral epiphysis: a systematic review and meta-analysis. Journal of children's orthopaedics. 2015; 9(2):113–120. PubMed PMID: 25777179. Pubmed Central PMCID: 4417737.

[85] Waldenstrom H. On necrosis of the joint cartilage by epiphyseolysis capitis femoris. 1930. Clinical orthopaedics and related research. 1996; 322:3–7. PubMed PMID: 8542710.

[86] Rooks MD, Schmitt EW, Drvaric DM. Unrecognized pin penetration in slipped capital femoral epiphysis. Clinical orthopaedics and related research. 1988; 234:82–89. PubMed PMID: 3409606.

[87] Sink EL, Zaltz I, Heare T, Dayton M. Acetabular cartilage and labral damage observed during surgical hip dislocation for stable slipped capital femoral epiphysis. Journal of pediatric orthopedics. 2010; 30(1):26–30. PubMed PMID: 20032738.

[88] Mamisch TC, Kim YJ, Richolt JA, Millis MB, Kordelle J. Femoral morphology due to impingement influences the range of motion in slipped capital femoral epiphysis. Clinical orthopaedics and related research. 2009; 467(3):692–698. PubMed PMID: 18941860. Pubmed Central PMCID: 2635459.

[89] Leunig M, Casillas MM, Hamlet M, Hersche O, Notzli H, Slongo T, et al. Slipped capital femoral epiphysis: early mechanical damage to the acetabular cartilage by a prominent femoral metaphysis. Acta orthopaedica Scandinavica. 2000; 71(4):370–375. PubMed PMID: 11028885.

[90] Ziebarth K, Leunig M, Slongo T, Kim YJ, Ganz R. Slipped capital femoral epiphysis: relevant pathophysiological findings with open surgery. Clinical orthopaedics and related research. 2013; 471(7):2156–2162. PubMed PMID: 23397314. Pubmed Central PMCID: 3676602.

[91] Tscholl PM, Zingg PO, Dora C, Frey E, Dierauer S, Ramseier LE. Arthroscopic osteochondroplasty in patients with mild slipped capital femoral epiphysis after in situ fixation. Journal of children's orthopaedics. 2016; 10(1):25–30. PubMed PMID: 26586587. Pubmed Central PMCID: 4763150.

[92]   Souder CD, Bomar JD, Wenger DR. The role of capital realignment versus in situ stabilization for the treatment of slipped capital femoral epiphysis. Journal of pediatric orthopedics. 2014; 34(8):791–798. PubMed PMID: 24686301.

[93]   Whitman RI. Further observations on depression of the neck of the femur in early life; including fracture of the neck of the femur, separation of the epiphysis and simple coxa vara. Ann Surg. 1900; 31:145–162.

[94]   Wilson PD. Displacement of upper epiphysis of femur treated by open reduction. J Am Med Assoc. 1924; 83:1749–1756.

[95]   Ordeberg G, Hansson LI, Sandstrom S. Slipped capital femoral epiphysis in southern Sweden. Long-term result with closed reduction and hip plaster spica. Clinical orthopaedics and related research. 1987; 220:148–154. PubMed PMID: 3594985.

[96]   Heyman CH, Herndon CH, Strong JM. Slipped femoral epiphysis with severe displacement; a conservative operative treatment. The Journal of bone and joint surgery American volume. 1957; 39-A(2):293–303; passim. PubMed PMID: 13416324.

[97]   Dunn DM. The Treatment of adolescent slipping of the upper femoral epiphysis. The Journal of bone and joint surgery British volume. 1964; 46:621–629. PubMed PMID: 14251447.

[98]   Szypryt EP, Clement DA, Colton CL. Open reduction or epiphysiodesis for slipped upper femoral epiphysis. A comparison of Dunn's operation and the Heyman-Herndon procedure. The Journal of bone and joint surgery British volume. 1987; 69(5):737–742. PubMed PMID: 3680334.

[99]   Lawane M, Belouadah M, Lefort G. Severe slipped capital femoral epiphysis: the Dunn's operation. Orthopaedics & traumatology, surgery & research: OTSR. 2009; 95(8):588–591. PubMed PMID: 19931498.

[100] Fish JB. Cuneiform osteotomy of the femoral neck in the treatment of slipped capital femoral epiphysis. The Journal of bone and joint surgery American volume. 1984; 66(8):1153–1168. PubMed PMID: 6490692.

[101] Ziebarth K, Zilkens C, Spencer S, Leunig M, Ganz R, Kim YJ. Capital realignment for moderate and severe SCFE using a modified Dunn procedure. Clinical orthopaedics and related research. 2009; 467(3):704–716. PubMed PMID: 19142692. Pubmed Central PMCID: 2635450.

[102] Ganz R, Gill TJ, Gautier E, Ganz K, Krugel N, Berlemann U. Surgical dislocation of the adult hip a technique with full access to the femoral head and acetabulum without the risk of avascular necrosis. The Journal of bone and joint surgery British volume. 2001; 83(8):1119–1124. PubMed PMID: 11764423.

[103] Gautier E, Ganz K, Krugel N, Gill T, Ganz R. Anatomy of the medial femoral circumflex artery and its surgical implications. The Journal of bone and joint surgery British volume. 2000; 82(5):679–683. PubMed PMID: 10963165.

[104] Leunig M, Slongo T, Kleinschmidt M, Ganz R. Subcapital correction osteotomy in slipped capital femoral epiphysis by means of surgical hip dislocation. Operative Orthopädie und Traumatologie. 2007; 19(4):389–410. PubMed PMID: 17940736.

[105] Standefer KD, Pierce WA, Sucato DJ, Kim HK. Detecting a disruption of blood flow to the femoral head after ischemic injury using 4 different techniques: a preliminary study. Journal of pediatric orthopedics. 2012; 32(1):75–80. PubMed PMID: 22173392.

[106] Slongo T, Kakaty D, Krause F, Ziebarth K. Treatment of slipped capital femoral epiphysis with a modified Dunn procedure. The Journal of bone and joint surgery American volume. 2010; 92(18):2898–2908. PubMed PMID: 21159990.

[107] Boero S, Brunenghi GM, Carbone M, Stella G, Calevo MG. Pinning in slipped capital femoral epiphysis: long-term follow-up study. Journal of pediatric orthopedics Part B. 2003; 12(6):372–379. PubMed PMID: 14530694.

[108] Carney BT, Weinstein SL, Noble J. Long-term follow-up of slipped capital femoral epiphysis. The Journal of bone and joint surgery American volume. 1991; 73(5):667–674. PubMed PMID: 2045391.

[109] Aronson DD, Carlson WE. Slipped capital femoral epiphysis. A prospective study of fixation with a single screw. The Journal of bone and joint surgery American volume. 1992; 74(6):810–819. PubMed PMID: 1634571.

[110] Larson AN, Sierra RJ, Yu EM, Trousdale RT, Stans AA. Outcomes of slipped capital femoral epiphysis treated with in situ pinning. Journal of pediatric orthopedics. 2012; 32(2):125–130. PubMed PMID: 22327445.

[111] Mooney JF, 3rd, Sanders JO, Browne RH, Anderson DJ, Jofe M, Feldman D, et al. Management of unstable/acute slipped capital femoral epiphysis: results of a survey of the POSNA membership. Journal of pediatric orthopedics. 2005; 25(2):162–166. PubMed PMID: 15718894.

[112] Sonnega RJ, van der Sluijs JA, Wainwright AM, Roposch A, Hefti F. Management of slipped capital femoral epiphysis: results of a survey of the members of the European Paediatric Orthopaedic Society. Journal of children's orthopaedics. 2011; 5(6):433–438. PubMed PMID: 22184504. Pubmed Central PMCID: 3221762.

[113] Chen RC, Schoenecker PL, Dobbs MB, Luhmann SJ, Szymanski DA, Gordon JE. Urgent reduction, fixation, and arthrotomy for unstable slipped capital femoral epiphysis. Journal of pediatric orthopedics. 2009; 29(7):687–694. PubMed PMID: 20104146.

[114] Crepeau A, Birnbaum M, Vander Have K, Herrera-Soto J. Intracapsular pressures after stable slipped capital femoral epiphysis. Journal of pediatric orthopedics. 2015; 35(8):e90–92. PubMed PMID: 25812147.

[115] Gordon JE, Abrahams MS, Dobbs MB, Luhmann SJ, Schoenecker PL. Early reduction, arthrotomy, and cannulated screw fixation in unstable slipped capital femoral epiphysis treatment. Journal of pediatric orthopedics. 2002; 22(3):352–358. PubMed PMID: 11961454.

[116] Kalogrianitis S, Tan CK, Kemp GJ, Bass A, Bruce C. Does unstable slipped capital femoral epiphysis require urgent stabilization? Journal of pediatric orthopedics Part B. 2007; 16(1):6–9. PubMed PMID: 17159525.

[117] Peterson MD, Weiner DS, Green NE, Terry CL. Acute slipped capital femoral epiphysis: the value and safety of urgent manipulative reduction. Journal of pediatric orthopedics. 1997; 17(5):648–654. PubMed PMID: 9592004.

[118] Rached E, Akkari M, Braga SR, Minutti MF, Santili C. Slipped capital femoral epiphysis: reduction as a risk factor for avascular necrosis. Journal of pediatric orthopedics Part B. 2012; 21(4):331–334. PubMed PMID: 22495612.

[119] Walton RD, Martin E, Wright D, Garg NK, Perry D, Bass A, et al. The treatment of an unstable slipped capital femoral epiphysis by either intracapsular cuneiform osteotomy or pinning in situ: a comparative study. The bone & joint journal. 2015; 97-B(3):412–419. PubMed PMID: 25737527.

[120] Vanhegan IS, Cashman JP, Buddhdev P, Hashemi-Nejad A. Outcomes following subcapital osteotomy for severe slipped upper femoral epiphysis. The bone & joint journal. 2015; 97-B(12):1718–1725. PubMed PMID: 26637690.

[121] Biring GS, Hashemi-Nejad A, Catterall A. Outcomes of subcapital cuneiform osteotomy for the treatment of severe slipped capital femoral epiphysis after skeletal maturity. The Journal of bone and joint surgery British volume. 2006; 88(10):1379–1384. PubMed PMID: 17012431.

[122] Clarke HJ, Wilkinson JA. Surgical treatment for severe slipping of the upper femoral epiphysis. The Journal of bone and joint surgery British volume. 1990; 72(5):854–858. PubMed PMID: 2211771.

[123] Madan SS, Cooper AP, Davies AG, Fernandes JA. The treatment of severe slipped capital femoral epiphysis via the Ganz surgical dislocation and anatomical reduction: a prospective study. The bone & joint journal. 2013; 95-B(3):424–429. PubMed PMID: 23450032.

[124] Billing L, Severin E. Slipping epiphysis of the hip; a roentgenological and clinical study based on a new roentgen technique. Acta radiologica Supplementum. 1959; 174:1–76. PubMed PMID: 13649394.

[125] Castro FP, Jr., Bennett JT, Doulens K. Epidemiological perspective on prophylactic pinning in patients with unilateral slipped capital femoral epiphysis. Journal of pediatric orthopedics. 2000; 20(6):745–748. PubMed PMID: 11097247.

[126] Clement ND, Vats A, Duckworth AD, Gaston MS, Murray AW. Slipped capital femoral epiphysis: is it worth the risk and cost not to offer prophylactic fixation of the contralateral hip? The bone & joint journal. 2015; 97-B(10):1428–1434. PubMed PMID: 26430021.

[127] Hagglund G. The contralateral hip in slipped capital femoral epiphysis. Journal of pediatric orthopedics Part B. 1996; 5(3):158–161. PubMed PMID: 8866279.

[128] Hansson G, Nathorst-Westfelt J. Management of the contralateral hip in patients with unilateral slipped upper femoral epiphysis: to fix or not to fix–consequences of two strategies. The Journal of bone and joint surgery British volume. 2012; 94(5):596–602. PubMed PMID: 22529076.

[129] Jerre R, Billing L, Hansson G, Karlsson J, Wallin J. Bilaterality in slipped capital femoral epiphysis: importance of a reliable radiographic method. Journal of pediatric orthopedics Part B. 1996; 5(2):80–84. PubMed PMID: 8811535.

[130] Jerre R, Billing L, Hansson G, Wallin J. The contralateral hip in patients primarily treated for unilateral slipped upper femoral epiphysis. Long-term follow-up of 61 hips. The Journal of bone and joint surgery British volume. 1994; 76(4):563–567. PubMed PMID: 8027141.

[131] Kocher MS, Bishop JA, Hresko MT, Millis MB, Kim YJ, Kasser JR. Prophylactic pinning of the contralateral hip after unilateral slipped capital femoral epiphysis. The Journal of bone and joint surgery American volume. 2004; 86-A(12):2658–2665. PubMed PMID: 15590850.

[132] Lehmann TG, Engesaeter IO, Laborie LB, Rosendahl K, Lie SA, Engesaeter LB. In situ fixation of slipped capital femoral epiphysis with Steinmann pins. Acta orthopaedica. 2011; 82(3):333–338. PubMed PMID: 21504367. Pubmed Central PMCID: 3235312.

[133] Loder RT, Aronson DD, Greenfield ML. The epidemiology of bilateral slipped capital femoral epiphysis. A study of children in Michigan. The Journal of bone and joint surgery American volume. 1993; 75(8):1141–1147. PubMed PMID: 8354672.

[134] Schultz WR, Weinstein JN, Weinstein SL, Smith BG. Prophylactic pinning of the contralateral hip in slipped capital femoral epiphysis: evaluation of long-term outcome for the contralateral hip with use of decision analysis. The Journal of bone and joint surgery American volume. 2002; 84-A(8):1305–1314. PubMed PMID: 12177258.

[135] Yildirim Y, Bautista S, Davidson RS. Chondrolysis, osteonecrosis, and slip severity in patients with subsequent contralateral slipped capital femoral epiphysis. The Journal of bone and joint surgery American volume. 2008; 90(3):485–492. PubMed PMID: 18310697.

[136] Loder RT. Controversies in slipped capital femoral epiphysis. The Orthopedic clinics of North America. 2006; 37(2):211–221, vii. PubMed PMID: 16638452.

[137] MacLean JG, Reddy SK. The contralateral slip. An avoidable complication and indication for prophylactic pinning in slipped upper femoral epiphysis. The Journal of bone and joint surgery British volume. 2006; 88(11):1497–1501. PubMed PMID: 17075097.

[138] Dewnany G, Radford P. Prophylactic contralateral fixation in slipped upper femoral epiphysis: is it safe? Journal of pediatric orthopedics Part B. 2005; 14(6):429–433. PubMed PMID: 16200019.

[139] Emery RJ, Todd RC, Dunn DM. Prophylactic pinning in slipped upper femoral epiphysis. Prevention of complications. The Journal of bone and joint surgery British volume. 1990; 72(2):217–219. PubMed PMID: 2312558.

[140] Hagglund G, Hansson LI, Ordeberg G, Sandstrom S. Bilaterality in slipped upper femoral epiphysis. The Journal of bone and joint surgery British volume. 1988; 70(2):179–181. PubMed PMID: 3346283.

[141] Sankar WN, Novais EN, Lee C, Al-Omari AA, Choi PD, Shore BJ. What are the risks of prophylactic pinning to prevent contralateral slipped capital femoral epiphysis? Clinical orthopaedics and related research. 2013; 471(7):2118–2123. PubMed PMID: 23129473. Pubmed Central PMCID: 3676604.

[142] Phillips PM, Phadnis J, Willoughby R, Hunt L. Posterior sloping angle as a predictor of contralateral slip in slipped capital femoral epiphysis. The Journal of bone and joint surgery American volume. 2013; 95(2):146–150. PubMed PMID: 23324962.

[143] Hansson LI. Osteosynthesis with the hook-pin in slipped capital femoral epiphysis. Acta orthopaedica Scandinavica. 1982; 53(1):87–96. PubMed PMID: 7064685.

[144] Bittersohl B, Hosalkar HS, Zilkens C, Krauspe R. Current concepts in management of slipped capital femoral epiphysis. Hip international: the journal of clinical and experimental research on hip pathology and therapy. 2015; 25(2):104–114. PubMed PMID: 25362879.

[145] Barmada R, Bruch RF, Gimbel JS, Ray RD. Base of the neck extracapsular osteotomy for correction of deformity in slipped capital femoral epiphysis. Clinical orthopaedics and related research. 1978; (132):98–101. PubMed PMID: 679560.

[146] Kramer WG, Craig WA, Noel S. Compensating osteotomy at the base of the femoral neck for slipped capital femoral epiphysis. The Journal of bone and joint surgery American volume. 1976; 58(6):796–800. PubMed PMID: 956225.

Thomas Wirth

12 Apophysenläsionen, Stressläsionen Schambein

Die Apophysenläsionen der Hüftregion können als Resultat akuter oder repetitiver Krafteinwirkung durch den Muskelzug der an der jeweiligen Apophyse inserierenden Muskulatur entstehen.

Dabei übertreffen die Zugkräfte die durch die Apophyse vorgehaltene ortsständige Druckkraft und führen durch eine akute kraftvolle Muskelanspannung oder durch Überlastungsreaktionen zu einer akuten oder chronischen Ablösung der Apophyse im Sinne einer Fraktur durch die Apophysenfuge. Letztlich entspricht diese Verletzung einer akuten oder chronischen Epiphysiolyse. Diese Apophysenverletzungen finden sich in der Regel bei jugendlichen Sportlern, bei denen die Fugen für diese Verletzungen einerseits durch die hormonelle Veränderung in der Pubertät, andererseits aber auch durch den Muskel- und Kraftzuwachs in diesem Alter prädestiniert sind.

Avulsionsverletzungen sind Verletzungen des jugendlichen Sportlers. Die Hüftregion stellt dabei mit Abstand die häufigsten Apophysenverletzungen, weil die an den einzelnen Apophysen der Hüftregion inserierenden Muskeln alle eine hohe Kraftentfaltung generieren können und bei vielen Sportarten mit maximaler Kraft eingesetzt werden müssen. Verschiedene sportliche Aktivitäten belasten dann diese Hüftmuskulatur unterschiedlich stark, weshalb die einzelnen Avulsionsverletzungen der Hüftregion auch bei der Ausübung ganz typischer Sportarten entstehen können (Tabelle 12.1). Die Häufigkeitsverteilung hat sich in den letzten Jahren nicht wesentlich verändert. Die Literatur führt den Abriss des Tuber ischiadicum weiterhin an erster Stelle, gefolgt von den Verletzungen der Spina iliaca anterior inferior und superior. Viel seltener sind die Avulsionsverletzungen des proximalen Femurs. Die Ablösung des Trochanter minor sieht man in der Praxis immer wieder, eine Avulsionsverletzung des Trochanter major aber stellt eine ausgesprochene Rarität dar [1–4]. Selten sind auch Avulsionsverletzungen des Darmbeinkamms als Folge einer akuten Anspannung der Bauchmuskulatur (Tabelle 12.2).

Die meisten der Apophysenverletzungen können bestimmten Sportarten zugeordnet werden. So entsteht der Abriss des Rectus femoris an der Spina iliaca anterior inferior am häufigsten beim Schuss beim Fußballspiel. Der Abriss des Tuber ischiadicum ist die Folge einer akuten Anspannung der ischiocruralen Muskulatur, wie sie sich beim Turnen oder Fechten häufig ereignen kann [3].

In unserem eigenen Krankengut haben wir die in der Literatur beschriebene Verteilung nicht bestätigt bekommen.

DOI 10.1515/9783110470598-012

Tab. 12.1: Sportartbezogene Verletzungsanfälligkeit der hüftnahen Apophysen und der betroffene Muskel

Sportart	Apophyse	verantwortlicher Muskel
Fußball	Spina iliaca ant. inf.	M. rectus femoris
	Spina iliaca ant. sup.	M. sartorius
	Tuber ischiadicum	ischiocrurale Muskulatur
	Os ileum	Bauchmuskulatur
Turnen	Spina iliaca ant. sup.	M. sartorius
	Tuber ischiadicum	ischiocrurale Muskulatur
	Os ileum	Bauchmuskulatur
Leichtathletik	Spina iliaca ant. sup.	M. sartorius
	Spina iliaca ant. inf.	M. rectus femoris
	Tuber ischiadicum	ischiocrurale Muskulatur
	Trochanter minor	M. iliopsoas
Tennis	Spina iliaca ant. inf.	M. rectus femoris
	Os ileum	Bauchmuskulatur
Fechten	Tuber ischiadicum	ischiocrurale Muskulatur

Tab. 12.2: Häufigkeiten der Apophysenausrisse [1–4]

Apophyse	Häufigkeit
Tuber ischiadicum	50 %
Spina iliaca ant. sup.	23 %
Spina iliaca ant. inf.	22 %
Trochanter minor	3 %
Os ileum	2 %
Trochanter major	Rarität

Es überwiegt hier die Verletzung der Spina iliaca anterior inferior deutlich, die des Tuber ischiadicum tritt erheblich in den Hintergrund [5]. Dies hängt wahrscheinlich mit der starken Dominanz des Fußballs als der in unserer Region von den Jugendlichen präferierten Sportart zusammen. Die in der Literatur beschriebene geschlechtsspezifische Häufung dieser Verletzungen beim männlichen Geschlecht spiegelt auch die in unserem Krankengut gefundene Verteilung wider [1–4].

12.1 Apophysenverletzungen des proximalen Femurs

Am proximalen Femur gibt es zwei relativ seltene Abrissverletzungen der dort zu findenden Apophysen. Die Avulsion des Trochanter minormacht mit 3 % der Apophysenausrisse noch einen erkennbaren Anteil der Apophysenausrisse aus, ist trotzdem eher selten, dagegen stellt die zweite Apophysenverletzung am proximalen Femur, die des Trochanter major, eine ausgesprochene Rarität dar.

Eine Avulsion des Trochanter minor erfordert eine akute und plötzliche Maximalanspannung des Musculus iliopsoas, der ja dort inseriert. Solche Anspannungen finden sich beim Sprint oder Weitsprung in der Leichtathletik, gelegentlich aber auch beim Fußball durch abrupte Kontraktionen des Iliopsoas [6, 7]. Die Avulsion des Trochanter minor kommt aber auch im chronischen Sinne vor. Wir sehen sie bei Patienten mit einer spastischen Zerebralparese und einer starken Spastik des Iliopsoas regelmäßig. Ein akuter Abriss des Trochanter minor verursacht starke Schmerzen in der medialen Leistenregion, führt zu einer sofortigen Belastungsunfähigkeit des Beines

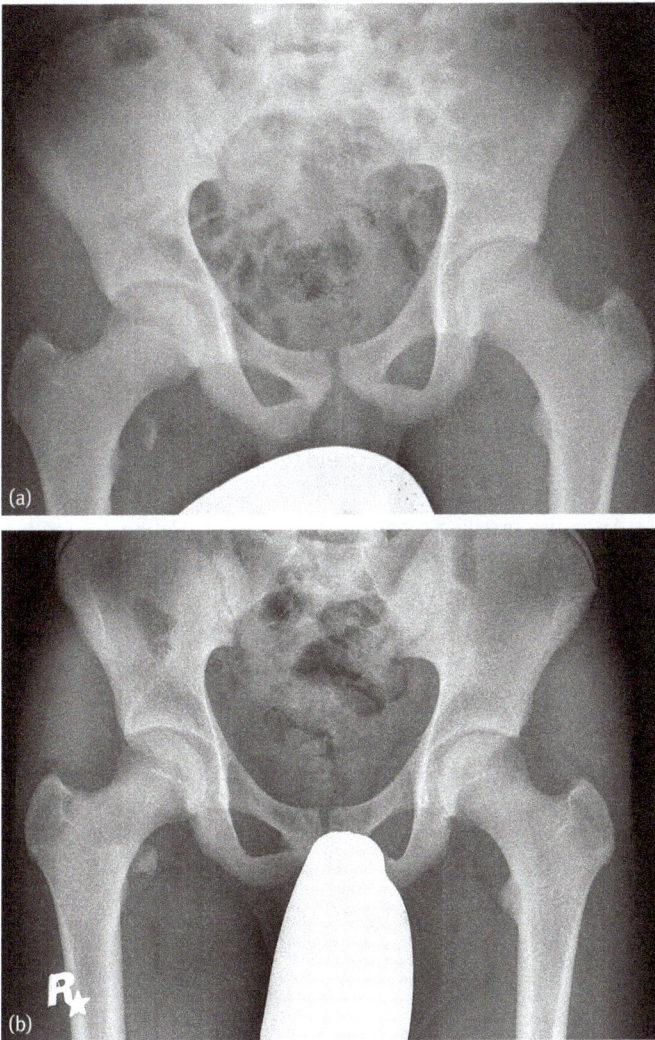

Abb. 12.1: 14-jähriger Junge mit einem Abriss des rechten Trochanter minor (a). Die Konsolidierung ist bei einer Verlaufskontrolle sechs Monate nach dem Trauma gut erkennbar (b).

und zwingt den Betroffenen, eine Entlastung des Psoas durch Hüftbeugung durchzuführen. Die Bewegung des Hüftgelenkes ist schmerzhaft, insbesondere wenn man eine Beugung gegen Widerstand forciert. Das diagnostische Mittel erster Wahl ist die konventionelle Röntgenaufnahme. Dort sieht man den abgerissenen Trochanter minor dissoziiert von seinem ursprünglichen Ort, kranialisiert in Projektion oft auf Schenkelhals und Hüftkopf (Abbildung 12.1). Da diese Veränderungen sehr typisch sind, ist eine zusätzliche bildgebende Abklärung in aller Regel nicht notwendig. Für die chronische Avulsion des Trochanter minor ist ebenfalls eine konventionelle Röntgenaufnahme diagnostisch ausreichend. Hier sieht man aber meistens eine knöcherne Ausziehung, fast einer Exostose ähnelnd, in Richtung der Psoassehne reichend, die sich zum Teil bis zum Leistenband ausdehnen kann. Dann kann eine solche Ossifikation auch zu einer Hemmung der Beugung führen.

Die Avulsionsfraktur des Trochanter major hingegen ist nicht so offensichtlich im Röntgenbild zu diagnostizieren. Hier ist es besonders wichtig, dass man an die Möglichkeit der Avulsion des Trochanter major denkt und dass man dieses in seine differentialdiagnostischen Erwägungen einbezieht. Die Anamnese ist besonders wichtig. Man benötigt zur Avulsion eines Trochanter major eine akute Zugbelastung der Hüftabduktoren. Klinisch finden sich eine massive Schmerzhaftigkeit der Abduktion gegen Widerstand sowie eine lokale Druckschmerzhaftigkeit über dem Trochanter major. Auch eine Adduktion führt zu Schmerzen im Bereich des Trochanter major und sollte an diese Verletzung denken lassen, wenn die dazugehörige Anamnese passt. Eine konventionelle Röntgenaufnahme des Beckens ist das Mittel der ersten Wahl, obwohl man sich oft schwertut, die Dissoziation des Trochanter major vom proximalen Femur im konventionellen Röntgenbild zu erkennen. Deshalb ist eine kernspintomographische Zusatzuntersuchung häufig nicht zu vermeiden, um letzte Gewissheit über die Art der Verletzung zu erhalten [8].

Die Therapie beider Apophysenverletzungen ist konservativ. Neben generellen und lokalen antiphlogistischen Maßnahmen ist zunächst eine Abrollbelastung der verletzten Extremität an Unterarmgehstützen für etwa vier Wochen erforderlich. In Einzelfällen kann eine Belastung früher gestattet werden, wenn die Klinik dies erlaubt. Die sportlichen Aktivitäten müssen für mindestens sechs Wochen ausgesetzt werden. Über eine vorsichtige beschwerdeadaptierte Belastungssteigerung kann dann das sportliche Niveau allmählich wieder in vollem Umfang zurückgewonnen werden. Nur in wenigen Fällen ist eine dauerhafte Leistungseinbuße die Folge dieser Verletzung. Eine Indikation zu operativen Maßnahmen ist selbst im leistungssportlichen Bereich nicht gegeben.

12.2 Apophysenverletzungen des Beckens

12.2.1 Spina iliaca anterior superior

In der Literatur machen die Avulsionsverletzungen der Spina iliaca anterior superior etwas mehr als 22 % der Apophysenverletzungen des Beckens aus. Sie sind klassische Folgen von Sportverletzungen, die sich bei akuter abrupter Anspannung des Musculus sartorius ereignen, also bei der Leichtathletik, beim Sprint beispielsweise oder auch beim Fußball oder Turnen. Selten werden die Avulsionsverletzungen der Spina iliaca anterior superior durch eine akute Kontraktion des Musculus tensor fasciae latae ausgelöst. Die Klinik ist durch eine lokale Schwellung und Druckschmerzhaftigkeit der Spina iliaca anterior superior gekennzeichnet. Die Beweglichkeit im Hüftgelenk ist erschwert. Bei Verdacht auf Avulsion der Spina iliaca anterior superior ist die Röntgenaufnahme durch eine konventionelle Beckenübersicht ausreichend. Bei Zweifel an der Diagnose kann zur besseren Darstellung auch eine Ala-Aufnahme ergänzt werden. Mit der Sonografie kann die Verletzung mit Umgebungsreaktion dargestellt werden. Sie sollte allerdings nicht alleiniges diagnostisches Werkzeug sein. Gelegentlich kommt eine Chronifizierung von derartigen Beschwerden vor, insbesondere dann, wenn man das primäre Unfallereignis nicht ernst nimmt und die Diagnostik mit einer zeitlichen Latenz einsetzt. Dann kann es schwierig sein, die Röntgenbefunde als Avulsionsverletzung zu interpretieren. In solchen Fällen kann auch einmal eine Magnetresonanztomographie indiziert sein, um die richtige Diagnose zu stellen [9]. Eine weitere Irreführung kann durch die lokale Kallusformation im Rahmen der Abheilung der Apophysenverletzung entstehen. Um Fehldiagnosen zu vermeiden, muss hier eine sehr sorgfältige und subtile Anamnese erhoben werden, damit nicht falsche Schlüsse aus der Bildgebung gezogen werden.

12.2.2 Spina iliaca anterior inferior

Eine Avulsion der Spina iliaca anterior inferior entsteht nach plötzlicher Anspannung des Musculus rectus femoris, der an seinem Ursprung mit seiner knöchernen Insertion angehoben oder abgerissen wird. Diese Verletzung hat in den allermeisten Fällen einen harten Schuss beim Fußball als Ursache. Deshalb ist hier wiederum die Anamnese so bedeutend, weil allein aus der Anamnese schon eine Verdachtsdiagnose abgeleitet werden kann, wenn der Patient über akute Schmerzen in der Leiste, eine Unfähigkeit, das Bein anzuheben, und Schmerzen bei der Hüftbeugung angibt. Auch die Kniestreckung gegen Widerstand ist stark schmerzhaft. Wenn die Verletzung mehrere Wochen alt ist und nicht primär diagnostiziert worden ist, kann man gelegentlich eine knöcherne Verhärtung in der Tiefe tasten. Die Diagnostik ist wiederum primär konventionell radiologisch durch die Anfertigung einer Beckenübersicht. Meistens erkennt man dann die abgehobene Apophyse am anterolateralen Pfannenrand sehr gut (Ab-

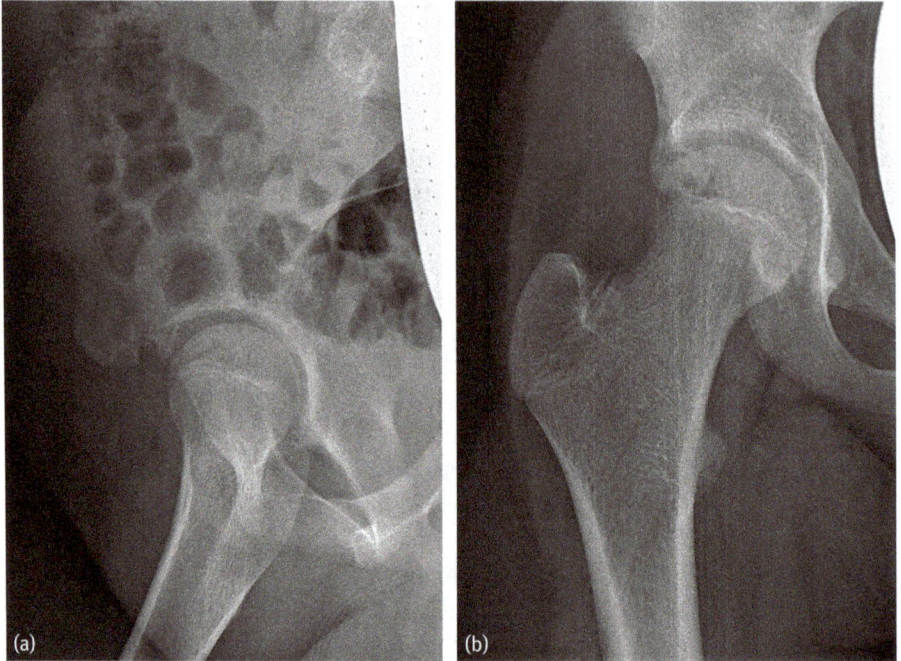

Abb. 12.2: 11-jähriges Mädchen mit Ausriss der Apophyse der Spina iliaca anterior inferior nach Schuss beim Fußball (a, Ala-Aufnahme). Der Dislokationsgrad und die Fragmentgröße sind in der Beckenübersichtsaufnahme nicht ganz so gut zu sehen (b).

bildung 12.2). Eine frische Verletzung kann auch recht zuverlässig sonografisch durch die lokal nachweisbare Schwellung der Weichteile nachgewiesen werden. Es gibt Fälle, in denen das initiale Trauma nicht ganz so groß war, es aber doch zu einer Verletzung am Ansatz der Rectussehne gekommen ist. Diese werden meist nicht primär, sondern erst im weiteren Verlauf diagnostiziert und benötigen häufig eine kernspintomographische Abklärung, weil die Röntgendiagnostik nicht spezifisch genug ist. Es handelt sich aber um eine klare Minorität der Fälle.

12.2.3 Tuber ischiadicum

Apophysenausrisse des Tuber ischiadicum stehen in vielen Statistiken über die Häufigkeit dieser Verletzungen an erster Stelle. Infolge einer akuten abrupten Anspannung der ischiocruralen Muskulatur kommt es zu einem Ausreißen der Apophyse mit unterschiedlichen Dislokationsgraden, entsprechend der einwirkenden Kräfte und des Druckwiderstands der Apophyse (Abbildung 12.3). Der entstandene variable Dislokationsgrad führt therapeutisch zur Forderung nach einem abgestuften Behandlungskonzept [10–12]. Die Patienten haben starke Schmerzen im Gesäß und am

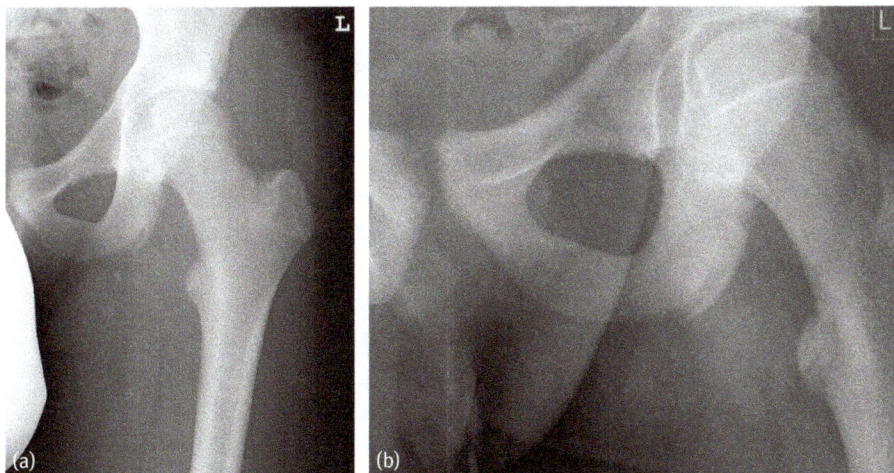

Abb. 12.3: Nichtdislozierte Avulsion des Tuber ischiadicum bei einem 13-jährigen Jungen (a). In der Obturator-Aufnahme ist die Verletzung etwas besser darstellbar (b).

oberen dorsalen Oberschenkel, einen lokalen Druckschmerz und können nur unter starken Schmerzen sitzen. Die Sportanamnese ist wiederum sehr wichtig: Um einen Abriss der ischiocruralen Muskulatur zu erleiden, bedarf es eines starken Impulses bei Hüftbeugung mit gestrecktem Kniegelenk. Typische Sportarten sind Fußball oder Leichtathletik, beispielsweise beim Hürdenlauf. Bei der klinischen Untersuchung muss man einen Muskelriss von der Avulsionsverletzung abgrenzen, auch um Diagnoseverzögerungen zu vermeiden [13]. Die Diagnose wird durch ein einfaches Röntgenbild des Beckens gestellt. Die Ultraschalluntersuchung kann man sehr gut zur Differentialdiagnostik gegenüber dem Muskelriss einsetzen.

12.2.4 Avulsion der Beckenkammapophyse

Die traumatische Lockerung der Beckenkammapophyse ist die mit großem Abstand seltenste Verletzung aller Apophysen des Beckens. Sie entsteht durch einen abrupten Zug an der Bauchmuskulatur, muss also bei entsprechenden Bewegungen unter Zugspannung gesetzt werden. Dies passiert vor allen Dingen bei Sportarten wie Turnen und Ringen, aber auch beim Tennis [14, 15]. Die Diagnostik dieser Verletzung kann mitunter schwierig sein. Ein konventionelles Röntgenbild reicht in der Regel aus, man kann dann gerade im Seitenvergleich die abgehobene Apophyse des Beckenkamms erkennen. Da diese Dislokation aber eher diskret ist, ist zur Sicherung der Diagnose ein MRT des Beckens angezeigt, auf dem man die Diagnose dann meistens eindeutig stellen kann.

12.2.5 Therapiemöglichkeiten der Avulsionsverletzungen des Beckens

Alle Avulsionsverletzungen des Beckens unterliegen sehr ähnlichen Therapieprinzipien und sind eine Domäne der konservativen Therapie [16]. Die Behandlungsschritte sind die Entlastung des betroffenen Beines an Unterarmgehstützen für zwei bis sechs Wochen je nach Beschwerdelage. Eine Abrollbelastung kann meistens erlaubt werden. Hinzu kommen antiphlogistische Maßnahmen und die Empfehlung einer Ossifikationsprophylaxe mit einem geeigneten Antiphlogistikum. Ab der vierten Woche nach der Verletzung kann dann wieder mit dem Belastungsaufbau begonnen werden, wobei zuerst vorsichtige Bewegungsübungen, anfänglich eher passiv unterstützt, später aktiv in den Vordergrund gestellt werden. Die aktive Anspannung des betroffenen Muskels wird vorsichtig ergänzt und verstärkt, wenn keine Beschwerden berichtet werden. Ab der sechsten Woche können wieder vorsichtige sportliche Aktivitäten begonnen werden, wobei natürlich die auslösenden Faktoren berücksichtigt werden müssen, um einen Rückfall zu vermeiden. Der Ausriss des Tuber ischiadicum benötigt in den meisten Fällen eine längere Zeit bei der Rehabilitation des Sportlers, eher drei bis vier Monate bis zur vollen Wiederherstellung der Kräfte, während dies bei den Avulsionsverletzungen der Spinae oft schon nach sechs bis acht Wochen der Fall sein kann. Die sportliche Belastung vor diesen angesprochenen Fristen wiederaufzunehmen ist riskant und kann den gesamten Heilungsvorgang verschleppen.

Es gibt einige wenige Indikationen zur operativen Behandlung von Avulsionsverletzungen der Spina iliaca anterior inferior und superior. In erster Linie werden Leistungssportler, die man möglichst rasch wieder zu ihrer sportlichen Leistungsfähigkeit zurückführen möchte, zu den Kandidaten für eine operative Behandlung gezählt. Hinzu kommt der Dislokationsgrad der abgerissenen Apophyse. In der Regel ist die Erwägung einer operativen Refixation ab einer Abrissdistanz von 2 cm gegeben [17, 18]. Die in der Literatur berichteten Ergebnisse nach operativer Refixation der abgerissenen Muskelansätze sind unter Berücksichtigung der beschriebenen Indikationskriterien positiv [17], insbesondere wenn es darum geht, unangenehme Spätfolgen gerade beim Abriss des Tuber ischiadicum mit grober Dislokation zu vermeiden. Chirurgisch-technisch werden die Avulsionsfrakturen offen dargestellt, angefrischt und mit einer oder zwei Schrauben an ihrem Ursprung reinseriert. Die Nachbehandlung ist dann an typischen Kriterien der konservativen Behandlung angelehnt. Zunächst wird eine Abrollbelastung von sechs Wochen empfohlen, der man ein zügiges Rehabilitationsprogramm mit Belastungsaufbau folgen lässt. Eine Metallentfernung an der Spina iliaca anterior superior und inferior ist nach sechs bis zwölf Monaten angeraten. Das Metall am Tuber ischiadicum kann man belassen, wenn es keine irritierenden Beschwerden hervorruft.

12.3 Ungünstige Verläufe

12.3.1 Differentialdiagnose der Folgezustände

Die Apophysenausrisse im Bereich der Hüftgelenksregion können zwei wesentliche Komplikationen nach sich ziehen, die Bildung einer heterotopen Ossifikation und die Entstehung einer Pseudarthrose. Beides kann ein drittes Problem hervorrufen, nämlich die Ausbildung einer tumorösen Veränderung, die als Pseudotumor bezeichnet wird. Alle drei Folgezustände der Avulsionsverletzungen sind für sich genommen selten und betreffen fast ausschließlich die Apophysen des Beckens und praktisch nie die des proximalen Femurs. Ihre klinische Symptomatik kann aber sehr ausgeprägt sein, ihre Auswirkungen auf das Sitzen, Laufen und auch die sportliche Betätigung extrem, sodass sie alle eine sehr relevante und in der Regel auch therapiepflichtige Komplikation darstellen.

12.3.2 Ausbildung heterotoper Ossifikationen

Im Rahmen der Heilungsvorgänge der Apophysenverletzungen des Beckens kann es zu einer überschießenden Kallusbildung kommen, die dann als knöcherne Resistenz nicht unerheblichen Ausmaßes in der Leiste oder auch im Gesäßbereich bei Betroffenheit des Tuber ischiadicum imponiert. Dabei hängt das Ausmaß der Kallusbildung nicht automatisch vom Dislokationsgrad der ursprünglichen Verletzung ab. Die Größe dieser heterotopen Ossifikationen kann zum Teil so groß sein, dass die betroffenen Patienten auch neurologische Symptome bekommen und dass sie das Gefühl haben, dass ihnen eine Art Exostose gewachsen ist. Die Symptomatik ist oft sehr störend. Patienten mit heterotopen Ossifikationen in der Leistenregion haben Schwierigkeiten beim Beugen des Hüftgelenkes, Schmerzen in der Leiste beim Sitzen und gelegentlich Irritationen des Nervus cutaneus femoris lateralis (Abbildung 12.4). Patienten mit Ossifikationen im Bereich des Tuber ischiadicum können auf diesem knöchernen Gebilde nicht sitzen und haben bei ausgedehnten Ossifikationen auch neurologische Symptome durch Bedrängung des Nervus ischiadicus zu berichten. Die Therapie ist in solchen Fällen immer operativ. Die heterotopen Ossifikationen werden entfernt, die beteiligten Nerven müssen meistens durch Neurolyse freigelegt und entlastet werden, um dem Patienten zu helfen. Dazu gehört eine konsequente medikamentöse Ossifikationsprophylaxe zur Vermeidung eines Rezidivs.

12.3.3 Pseudarthrose

Eine weitere Komplikation der Apophysenausrisse der Hüftgelenksregion ist die Entstehung einer Pseudarthrose, die dann belastungsabhängige Schmerzen insbeson-

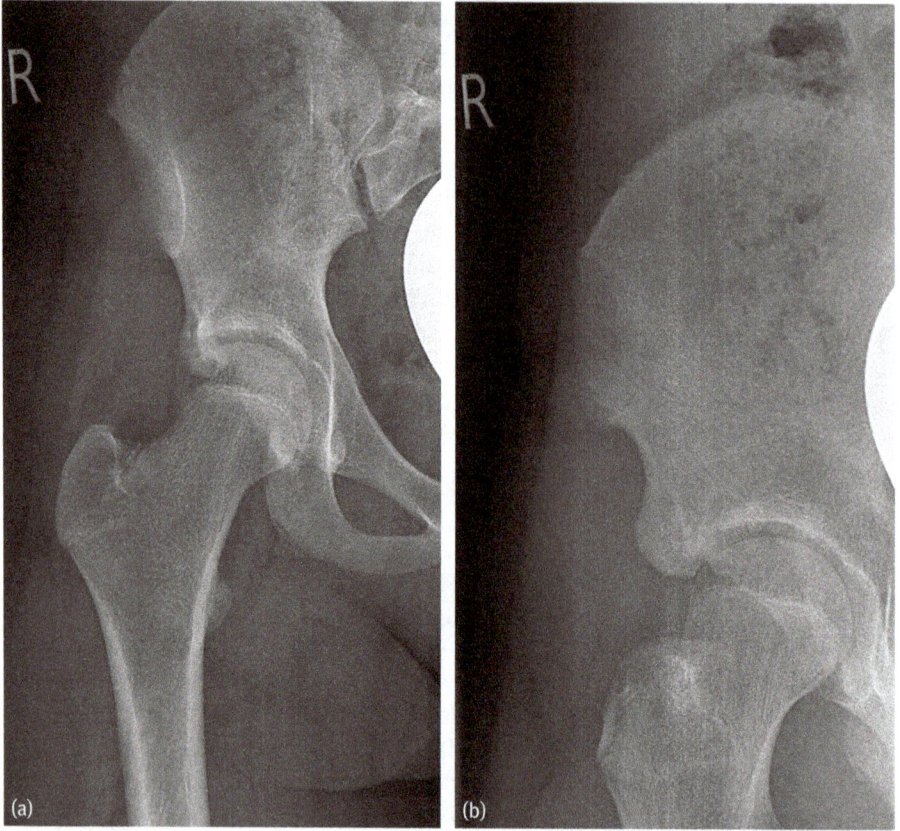

Abb. 12.4: Verlauf der Patientin aus Abbildung 12.2: Entwicklung einer störenden heterotopen Ossifikation mit Irritation des Nervus cutaneus femoris lateralis. Hüfte a.–p. (a) und Ala-Aufnahme (b).

re beim Sport generiert. Für sich genommen ist auch die Pseudarthrose eine seltene Komplikation, die vor allen Dingen das Tuber ischiadicum betrifft, in Einzelfällen aber auch die Spina iliaca anterior inferior und superior. Die Patienten beklagen zunächst belastungsabhängige Schmerzen am Ort des Geschehens, also in der Leiste oder im Gesäß, können nicht mehr die ihnen sonst wohl bekannte Muskelkraft der entsprechenden Muskeln entwickeln und bekommen zunehmend auch anhaltende Dauerschmerzen in der Leiste oder im Gesäß. Bei der klinischen Untersuchung findet man dann eine lokale Druckschmerzhaftigkeit am Ursprung des betroffenen Muskels und auch eine Schmerzangabe bei Kontraktion des Muskels gegen den Widerstand des Untersuchers. Auch hier ist oft eine operative Therapieintervention kaum zu vermeiden (Abbildung 12.5). Die Erfolgsaussichten für die Pseudarthrose an der Spina iliaca anterior superior und inferior und dem Tuber ischiadicum sind aber unterschiedlich. An der Spina kann mit einer Anfrischung der Pseudarthrose und Schraubenrefixation meist ein guter Therapieerfolg erreicht werden, am Tuber ischiadicum sind diese

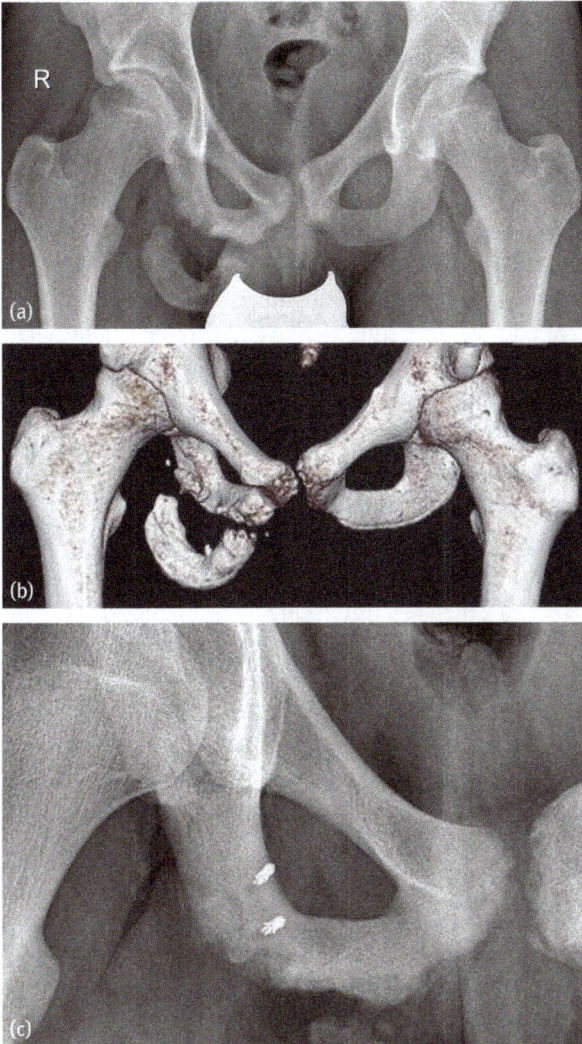

Abb. 12.5: Pseudarthrose nach Abrissverletzung des Tuber ischiadicum mit starken lokalen Beschwerden. (a) zeigt die Veränderung im Röntgenbild, (b) das Ausmaß im 3-D-CT und (c) den Zustand nach Resektion und Refixation der ischiocruralen Muskulatur.

Maßnahmen keinesfalls so erfolgreich und stehen deutlich gegenüber der Schraubenrefixation im akuten Verletzungsfalle zurück [17].

12.3.4 Pseudotumor

Die Entstehung einer heterotopen Ossifikation und die Entwicklung einer Pseudarthrose führen in der Regel zu einer Gewebevermehrung vor Ort und damit zur Entwicklung eines sogenannten Pseudotumors. Das hängt damit zusammen, dass heterotope Ossifikationen eine Wachstumstendenz aufweisen, bis sie letztendlich ausreifen und die Qualität der Pseudarthrose praktisch immer eine hypertrophe Pseudarthrose darstellt. Patienten mit dieser Problematik kommen oft mit großer Tumorangst in die Sprechstunde und im weiteren Verlauf können sich durchaus erhebliche diagnostische Schwierigkeiten ergeben, um die Veränderung richtig einzustufen. Nicht selten wird hier sehr rasch als mögliche Differentialdiagnose ein Osteosarkom genannt [19]. Das hängt damit zusammen, dass die bildgebenden Verfahren sehr unruhige knöcherne Veränderungen darstellen, eine Mischung aus unterschiedlichen Ossifikationsstadien abbilden, die eben auch bei Osteosarkomen gefunden werden. Der entscheidende Unterschied aber ist, dass man bei den Pseudotumoren keinerlei Weichteilkomponente findet. Eine MRT-Untersuchung kann zumindest diese Weichteilkomponente ausschließen, bringt aber meist relativ wenig, um Klärung im Bereich der knöchernen Komponente herbeizuführen, da man ganz viele unterschiedliche Signalveränderungen sehen kann, die wenig Klarheit liefern. Der Schlüssel zur richtigen Einstufung dieser Pseudotumoren ist und bleibt die Anamnese [20]. Dazu kommt die ganz klassische Lokalisation am Becken. Viele Sportler erinnern sich nicht auf die erste Nachfrage an ein auslösendes Ereignis, da sie ja immer wieder die gleichen sportlichen Aktionen ausführen. Deshalb muss man präziser nachfragen und den Fußballer darauf stoßen, dass es nach einem scharfen Schuss zu einer Phase von Leistenschmerzen gekommen ist und zum Beispiel einmal zum Aussetzen eines Trainings oder einer Pause von einer Woche. Dann erinnern sich die Sportler in der Regel doch an ein außergewöhnliches Ereignis und so kann man die Kausalitäten klären. Eine bioptische Abklärung eines solchen Pseudotumors wird nicht angeraten. Dies führt aufgrund der dort ablaufenden Reparationsvorgänge zu weiteren Verwirrungen, da der Pathologe Schwierigkeiten haben wird, die Histologie von vornherein eindeutig richtig einzuordnen. Im Falle des Vorhandenseins älterer Bilder kann durch die vergleichende Betrachtung dieser Röntgenaufnahmen ebenfalls Klarheit in die Sache gebracht werden.

12.3.5 Stressläsionen des Schambeins (Osteitis des Os pubis)

Sportbedingte Leistenschmerzen werden nicht selten durch chronische Überlastung der an der Symphysis pubica ansetzenden Muskulatur verursacht. Ganz besonders bei Fußballern und Eis- und Feldhockeyspielern kommt es zu einer starken Belastung der Adduktoren, insbesondere des M. adductor longus und des M. gracilis, und so zu leistungshemmenden rezidivierenden Leistenschmerzen. Klinisch sind starke Schmerzen in der medialen Leiste und am Adduktorenansatz führend, gelegentlich mit starker Beeinträchtigung des Gehens verknüpft. Man findet einen ausgeprägten lokalen Druckschmerz und auch einen Schmerz bei Abduktion des Beines. Eine Reihe von Bezeichnungen wurden für den gleichen Beschwerdekomplex gewählt: Osteitis pubis, Adduktorendysfunktion, Stressläsion des Schambeins und andere. Es scheint jedoch so zu sein, dass ein unmittelbarer Zusammenhang zwischen der chronischen Ansatzbelastung der Adduktorenmuskulatur am Schambein und den späteren morphologischen Veränderungen der Symphyse besteht [21]. Diese Schlussfolgerungen wurden aus einer Untersuchung an Fußballspielern gezogen, bei denen 97 % der symptomatischen Sportler kernspintomographisch Zeichen der Entzündung am Os pubis, einen Mikroriss am Adduktorenansatz oder beides aufwiesen. Es wird spekuliert, dass diese Adduktorenmikroverletzung der Ausgangspunkt für die morphologisch eindeutigeren knöchernen und reaktiven Veränderungen, die man mit dem Begriff Osteitis pubis belegt, darstellt [21]. Diagnostisch kann eine Röntgenaufnahme folglich erst bei bereits manifesten knöchernen Veränderungen weiterhelfen. Auf ihr sieht man die Erweiterung des Symphysenspalts, Konturunregelmäßigkeiten bis hin zu Osteolysen, die den Verdacht auf eine Osteomyelitis lenken (Abbildung 12.6). Im Frühstadium ist eine MRT zum Nachweis von Signalsteigerungen am Os pubis und Mikrorissen am Adduktorenansatz erforderlich. Therapeutisch ist zunächst die Sportpause für mindesten vier bis sechs Wochen obligat. Das reicht oftmals aber nicht, da die gleichen Beschwerden sehr schnell nach der Rückkehr ins Training wiederaufflammen können

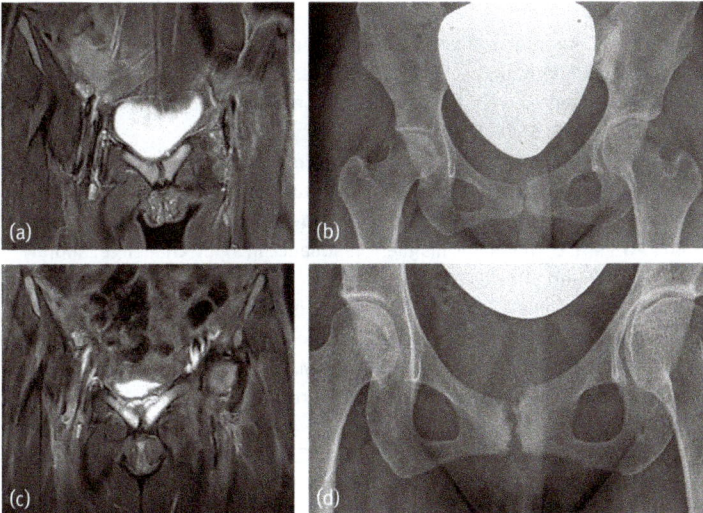

Abb. 12.6: Stressläsion der linken Symphyse/des linken Os pubis in der Entwicklung über vier Jahre. Minimale Signalveränderungen im MRT links zu Beginn, keine Symphysenspalterweiterung (a), ein Jahr später im Röntgenbild gut sichtbare knöcherne Veränderungen mit verbreitertem Symphysenspalt (b) und deutliche Reaktion und Symphysenspalterweiterung im MRT (c) und Röntgenbild (d) vier Jahre später.

und so eine deutlich längere Sportabstinenz nötig wird. Andere therapeutische Optionen sind Corticoidinjektionen und operative Maßnahmen wie Kürettage oder eine Ausräumung mit Antibiotikagabe unter der Vorstellung der Behandlung einer Osteomyelitis [22]. Die Therapiestrategien in der Literatur sind aber so heterogen, dass man keine systematische Therapieempfehlung abgeben kann, da nicht präzise zwischen den möglichen Differentialdiagnosen unterschieden wird. Im Anfangsstadium reicht eine Sportpause bis zur völligen Schmerzfreiheit meist aus. Operative Maßnahmen sind bei gesicherter Osteomyelitis und ggf. im Spätstadium in Einzelfällen gerechtfertigt. Mit der Corticoidinjektion haben wir keine Erfahrung.

12.4 Literatur

[1]   Fernbach SK, Wilkonson RH. Avulsion injuries of the pelvis and proximal femur. Am J Roentgenol 1981; 137: 581–584.

[2]   Metzmaker JN, Pappas AM. Avulsion fractures of the pelvis. Am J Sports Med 1985; 13: 349–358.

[3]   Rossi F, Dragoni S. Acute avulsion fractures of the pelvis in adolescent competitive athletes: prevalence, location and sportsdistribution of 203 cases collected. Skeletal Radiol 2001; 30: 127–131.

[4]   Sundar M, Carty H. Avulsion fractures of the pelvis in children: a report of 32 fractures and their outcome. Skeletal Radiol 1994; 23: 85–90.

[5]   Wirth T. Avulsionsverletzungen der Hüftregion des Jugendlichen. Orthopäde 2016; 45: 213–218.

[6]   Linni K, Mayr J, Höllwarth ME. Apophysenfrakturen des Beckens und des Trochanter minor bei 20 Adoleszenten und 2 Kleinkindern. Unfallchirurg 2000; 103: 961–964.

[7]   Ruffing T, Danko T, Muhm M, Arend G, Winkler H. Traumatische Apophysenlösung des Trochanter minor. Unfallchirurg 2012; 115: 653–655.

[8]   Chotel F, Durand JM, Sales de Gauzy J, Pem R, Garnier E, Bérard J. Avulsion fractures of the greater trochanter in children: two cases, review of the literature and proposition for a classification. Rev Chir Orthop Reparatrice Appar Mot. 2004; 90: 274–279.

[9]   Kjellin I, Stadnick ME, Awh MH. Orthopaedic magnetic resonance imaging challenge: apophyseal avulsions at the pelvis. Sports Health 2010; 2: 247–251.

[10] Ferlic PW, Sadoghi P, Singer G, Kraus T, Eberl R. Treatment of ischial tuberosity avulsion fractures in adolescent athletes. Knee Surg Sports Traumatol Arthrosc 2014; 22: 893–897.

[11] Kaneyama S, Yoshida K, Matsushima S, Wakami T, Tsunoda M, Doita M. A surgical approach for an avulsion fracture od the ischial tuberosity: a case report. J Orthop Trauma 2006; 20: 363–365.

[12] Singer G, Eberl R, Wegmann H, Marterer R, Kraus T, Sorantin E. Diagnosis and treatment of apophyseal injuries of the pelvis in adolescents. Semin Musculoskelet Radiol 2014; 18: 498–504.

[13] Gidwani S, Jagiello J, Bircher M. Avulsion fracture of the ischial tuberosity in adolescents – an easily missed diagnosis. Br Med J 2004; 329: 99–100.

[14] Steerman JG, Reeder MT, Udermann BE, Pettitt RW, Murray SR. Avulsion fracture of the iliac crest apophysis in a collegiate wrestler. Clin J Sports Med 2008; 18: 102–103.

[15] Vandervliet EJM, Vanhoenacker FM, Snoeckx A, Gielen JL, van Dyck P, Parizel PM. Sports-related acute and chronic avulsion injuries in children and adolescents with special emphasis on tennis. Br J Sports Med 2007; 41: 827–831.

[16] Lau LL, Mahadev A, Hui JHP. Common lower limb sports-related overuse injuries in young athletes. Ann Acad Med Singapore 2008; 37: 315–319.

[17] Cohen SB, Rangavajjula A, Vyas D, Bradley JP. Functional results and outcomes after repair of proximal hamstring avulsions. Am J Sports Med 2012; 40: 2092–2098.

[18] Nowack K, Schlickewei W. Beckenring- und Avulsionsverletzungen des Kindes- und Jugendalters. Unfallchirurg 2013; 116: 1069–1075.

[19] Knobloch K, Krämer R, Sommer K, Gänsslen A, Vogt PM. Avulsionsverletzungen der Spina iliaca anterior inferior bei Fußballern – eine Differenzialdiagnose zum Neoplasma Jahrzehnte nach einem Trauma. Sportverl Sportschad 2007; 21: 152–156.

[20] Stevens MA, El-Khoury GY, Kathol MH, Brandser EA, Chow S. Imaging features of avulsion injuries. Radiographics 1999; 19: 655–672.

[21] Cunningham PM, Brennan D, O'Connell M, MacMahon P, O'Neill P, Eustace S. Patterns of bone and soft-tissue injury at the symphysis pubis in soccer players: observations at MRI. Am J Radiol 2007; 188: W291–W296.

[22] Choi H, McCartney M, Best TM. Treatment of osteitis pubis and osteomyelitis of the pubic symphysis in athletes: a systematic review. Br J Sports Med 2011; 45: 57–64.

Michael Poschmann, Peter Bernius

13 Infantile Zerebralparese

13.1 Einleitung

Bei Kindern mit einer spastischen Zerebralparese ist ein unklarer Hüftgelenksschmerz stets weiter abzuklären. Häufig liegt dem Schmerz eine spastische Hüftsubluxation oder Hüftluxation ursächlich zu Grunde und stellt dann oft ein großes therapeutisches Problem dar. Sie führt in den allermeisten Fällen im Verlauf, neben den Schmerzen, zu einer progredienten Bewegungseinschränkung mit Asymmetrie des gesamten Körpers.

Um eine schmerzhafte Hüftluxation zu vermeiden, muss die Behandlung durch ein erfahrenes Team mit Physiotherapeuten, Orthopädietechnikern, Pädiatern/Neuropädiatern und Kinderorthopäden erfolgen.

Alle zur Verfügung stehenden konservativen Behandlungsmöglichkeiten sollten zunächst ausgeschöpft werden, um eine Verschlechterung der Hüftgelenksituation zur vermeiden.

Wenn es trotzdem zu einer Subluxation oder Luxation der Hüfte kommt, muss die operative Therapie mit der notwendigen Expertise in einem hierfür spezialisierten Zentrum mit anschließender intensiver Rehamaßnahme erfolgen.

13.2 Ätiologie, Typen und Schweregrade der spastischen Zerebralparese

Die infantile Zerebralparese (ICP) umfasst eine Gruppe von Erkrankungen mit einer Störung der Entwicklung der Motorik aufgrund einer bleibenden, nichtprogredienten Schädigung des fetalen oder kindlichen Gehirns bei sich änderndem klinischen Bild. Sie ist die häufigste Ursache für eine körperliche Behinderung im frühen Kindesalter. Weltweit sind etwa 1,7 Millionen Kinder betroffen.

Ursächlich sind Schädigungen des sich entwickelnden Gehirns in der Schwangerschaft oder peri-/postnatal. In Abhängigkeit des Zeitpunktes werden zerebrale Fehlbindungen (1. und 2. Trimenon), periventrikuläre Schädigungen im Sinne einer periventrikulären Leukomalazie (PVL) (frühes 3. Trimenon) und die Schädigung der grauen Substanz und/oder der Basalganglien (perinatal) beschrieben. Aktuelle Daten zeigen, dass nur 1/3 der CP-Patienten reif geboren wurden. Die Prävalenz beträgt zwischen zwei und drei pro 1000 Lebendgeburten, sie steigt bei Kindern, die deutlich zu früh oder mit sehr niedrigem Geburtsgewicht geboren wurden, auf Werte von 40–100 pro 1000 Lebendgeburten an.

DOI 10.1515/9783110470598-013

Es werden verschiedene Subtypen unterschieden, u. a. die uni- und bilaterale spastische Zerebralparese, die dyskinetische und die ataktische Zerebralparese. Selten sind auch Kinder mit einer später einsetzenden Schädigung des Gehirns von einer spastischen Bewegungsstörung betroffen (z. B. durch ein Schädel-Hirn-Trauma oder durch einen Ertrinkungsunfall).

Einteilung des Schweregrades: Der Schweregrad der motorischen Beeinträchtigung wird anhand des Gross-Motor-Function-Classification-Systems in fünf Stufen eingeteilt (Abbildung 13.1).

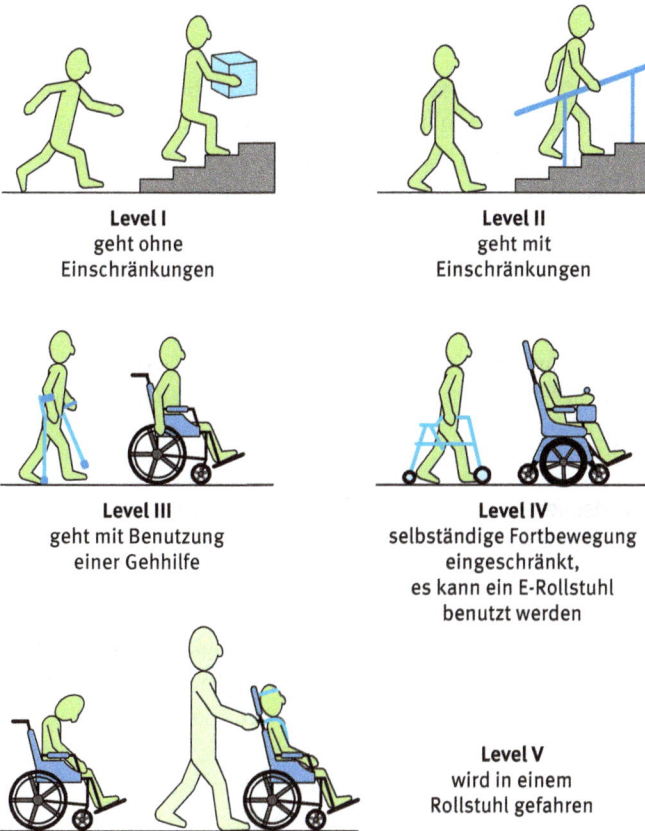

Level I
geht ohne
Einschränkungen

Level II
geht mit
Einschränkungen

Level III
geht mit Benutzung
einer Gehhilfe

Level IV
selbständige Fortbewegung
eingeschränkt,
es kann ein E-Rollstuhl
benutzt werden

Level V
wird in einem
Rollstuhl gefahren

Abb. 13.1: Motorik untere Extremität GMFCS (Level I–V).

13.3 Hüftgelenksubluxation und -luxation

13.3.1 Normale Hüftentwicklung

Gesunde Kinder lernen in der Regel mit dem Erreichen des ersten Lebensjahres sich aufzurichten und beginnen über das Stehen mit dem Laufen.

Dieser Sachverhalt ist bei ausgeschlossener kongenitaler Hüftgelenksdysplasie und bei ausgeschlossener neurologischer Erkrankung normalerweise der Garant für eine regelrechte und ungestörte zukünftige Hüftgelenksentwicklung.

13.3.2 Hüftentwicklung bei infantiler Zerebralparese

Bei Kindern mit einer infantilen Zerebralparese sind in der Regel die Hüftgelenke bei der Geburt normal angelegt, bei der postnatalen Ultraschalluntersuchung sind keine Auffälligkeiten zu erkennen. Lediglich bei anderweitig sehr stark neurologisch betroffenen Kindern erkennt man sonographisch bereits zu diesem frühen Zeitpunkt Pathologien im Sinne einer sonographischen Dysplasie, Subluxation oder gar Luxation. Eine muskuläre Dysbalance kann in seltenen Fällen bereits sehr früh zu sekundären Veränderungen im Hüftgelenksbereich führen.

> Für das Auftreten von spastischen Hüftgelenkssubluxationen und -luxationen gibt es zwei Häufigkeitsgipfel, diese liegen zwischen dem zweiten und siebten Lebensjahr und dem zehnten bis zwölften Lebensjahr.

Die Entwicklung einer spastischen Hüftgelenkssubluxation oder -luxation geht in der Regel mit Schmerzen sowohl in Ruhe als auch bei Belastung einher, kann aber auch komplett schmerzfrei sein. Es kommt zu einer progredienten Bewegungseinschränkung mit Verschlechterung des Gehens bis hin zum Verlust der Gehfähigkeit (falls der Patient primär gehfähig war). Die Sitzfähigkeit und Transferfähigkeit verschlechtern sich kontinuierlich und häufig auch rapide. Darüber hinaus treten durch die schlechte Abduzierbarkeit Probleme bei der Pflege der Patienten auf, die nicht selten auch mit lokalen Hautinfektionen mit bakterieller Keimbesiedelung oder Pilzerkrankung in der Leiste einhergehen. Als Folge der Asymmetrie der Beine kann sich zusätzlich eine häufig rasch fortschreitende Asymmetrie des Rumpfes entwickeln mit Ausbildung einer mitunter auch schmerzhaften neuromyopathischen Skoliose.

Aus biomechanischem Blickwinkel liegt ursächlich ein Ungleichgewicht (Dysbalance) der beckenumgreifenden Muskulatur zu Grunde, bei dem die hüftgelenksdezentrierende Muskulatur rasch die Überhand gewinnt und es den schwächeren hüftgelenkszentrierenden Muskeln nicht mehr gelingt, das Gelenk zentriert zu halten. Das Bein wird in Beugung, Adduktion und Innenrotation gezogen.

Bei zusätzlich ausbleibender rechtzeitiger Vertikalisierung kommt es nicht zu der physiologischen knöchernen Entwicklung mit Varisation des Schenkelhalses, sondern es verbleibt bzw. verstärkt sich die Coxa valga et antetorta des Neugeborenen. Der vermehrte Druck gegen den Erker des Pfannendaches stört die Ausreifung und führt zu einer Steilstellung (abhängig vom Schweregrad der Zerebralparese), zur Entwicklung einer Luxationsrinne und letztlich auch zu einer schmerzhaften, Hüftgelenkssubluxation bis -luxation.

Hierbei spielen die folgenden Muskeln als „Hüftgelenksdezentrierer" eine wichtige Rolle:

die langen Adduktoren (M. adductor longus, M. gracilis), die mediale und laterale Kniegelenksbeugemuskulatur (M. semitendinosus, M. semimembranosus, M. biceps femoris) sowie die Hüftgelenksbeugemuskulatur (M. tensor fasciae latae, M. iliopsoas und M. rectus femoris) und der M. gluteus medius, ventraler Anteil, als oberflächlicher Hüftgelenksinnenrotator.

Die hüftgelenkszentrierenden Muskeln (Hüftabduktoren und hüftaufrichtende Muskulatur = Mm. vasti, M. glutaeus maximus sowie die kleine Glutealmuskulatur) können ihre Aufgabe, bei bekannter vorliegender Schwäche, nicht ausreichend erfüllen. Der Hüftkopf wandert nach hinten, lateral aus der Pfanne.

13.4 Inzidenz

Die Gesamtinzidenz der Hüftgelenkssubluxation und -luxation bei Patienten mit spastischer Zerebralparese beträgt 35 %, steigend mit dem Schweregrad der Erkrankung: Bei GMFCS-Level I beträgt sie nur 1 %, bei Patienten mit einem GMFCS-Level V jedoch 90 %.

Patienten mit rein dyskinetischer oder ataktischer spastischer Zerebralparese sowie unilateraler spastischer Zerebralparese sind selten von Hüftgelenkssubluxationen und -luxationen betroffen.

Bei Patienten mit unilateraler spastischer Zerebralparese liegt das Risiko unter 1 %.

13.5 Diagnostik

Bei der Diagnostik der spastischen Hüftgelenkssubluxation und -luxation sind sowohl die klinische Untersuchung des Patienten als auch die konventionelle Röntgendiagnostik zielführend und in der Regel ausreichend.

Die klinische Untersuchung des Hüftgelenkes umfasst die Beurteilung der Statik und Motorik der gesamten Muskelkette des Rumpfes und der unteren Extremitäten. Dynamische und strukturelle Verkürzungen der Muskulatur und der Faszien müssen beachtet und dokumentiert werden. Das Ausmaß von Gelenkkontrakturen soll ebenfalls festgehalten und dokumentiert werden wie auch das Vorliegen einer Becken-asymmetrie oder einer Beinverkürzung sowie Rotationsasymmetrien.

Die bildgebende Diagnostik umfasst obligatorisch ein Nativröntgenbild. Hier ist eine standardisierte Beckenübersichtsaufnahme (Rippstein 1) zur Beurteilung in der Regel ausreichend. Als gut reproduzierbarer Parameter hat sich für die Verlaufsbeobachtungen der Migrationsindex nach Reimers (RMI) (1980) in Kombination mit der Hüftampel bewährt und wird auch international angewandt. Alle luxationsgefährdeten Hüften sollten mindestens einmal jährlich klinisch und radiologisch untersucht werden. Es sollten radiologisch nicht nur der Reimers-Migrationsindex, sondern auch der AC-Winkel (Pfannendachwinkel), die Ménard- Shenton-Linie, die Hüftpfannenlänge und die Ausrichtung der Hüftkopfepiphyse beurteilt werden. Des Weiteren sollte ggf. die Luxationsrinne beschrieben werden.

Reimers selbst spricht ab einem Migrationsindex (RMI) von 30 % von einer Hüftgelenkssubluxation und ab einem Migrationsindex von 100 % von einer Luxation (Abbildung 13.2). Er weist jedoch darauf hin, dass ab einem Migrationsindex von 50 % es in der Regel zu einer sich rasch verschlechternden Hüftgelenkszentrierung kommt (ca. 10 % pro Jahr) und so eine Hochrisikokonstellation für das betroffene Hüftgelenk vorliegt. Die durchschnittliche Progredienz liegt laut Terjesen (2012) bei 7 % pro Jahr. In Skandinavien gilt eine Hüfte erst ab 100 % RMI als luxiert, in Australien schon ab 90 % RMI.

Bei speziellen Fragestellungen und gelegentlich zur operativen Planung ist eine MRT-Diagnostik oder eine 3-D-CT-Rekonstruktion sinnvoll. Die Sonographie kommt zum Ausschluss eines Hüftgelenkergusses oder bei sehr erfahrenen Untersuchern auch zum Ausschluss einer Hüftgelenkssubluxation/-luxation zum Einsatz.

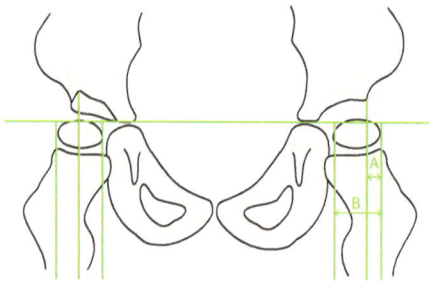

Abb. 13.2: Migrationsindex nach Reimers (RMI): MI = A/B × 100.

13.5.1 Hüftampel

Die „Hüftampel" (Abbildung 13.3) ist ein sehr gutes Instrument für die Überwachung der Hüftentwicklung bei Zerebralparesepatienten, sie beinhaltet einen einfachen und international gebräuchlichen Kontrollalgorithmus. Die Ampel steht bei einem

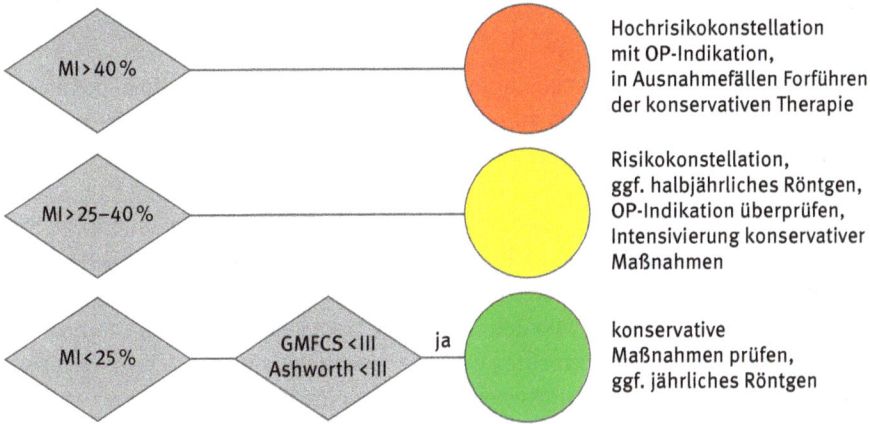

Abb. 13.3: Hüftampel.

MI < 25 % auf Grün, bei einem MI von 25–40 % auf Gelb und ab einem MI > 40 % auf Rot. Ab der Farbe Gelb sollte der operativ tätige Kinderorthopäde mit in das Behandlungskonzept integriert werden.

13.6 Therapie der schmerzhaften spastischen Hüftgelenkssubluxation und -luxation

Das Ziel aller therapeutischen Überlegungen und Maßnahmen in der Behandlung von Patienten mit spastischer Zerebralparese ist der schmerzfreie Patient mit einer möglichst hohen Lebensqualität. Eine starke Bewegungseinschränkung und eine schmerzhafte Hüftgelenkssituation müssen präventiv vermieden werden. Bei Risikopatienten empfiehlt sich die Betreuung in einem interdisziplinären Setting mit Neuropädiatern, Physiotherapeuten, Ergotherapeuten, Hilfsmitteltechnikern und Kinderorthopäden. Unter der gemeinsamen Betrachtung sollen bereits sehr früh geeignete zur Verfügung stehende konservative Maßnahmen zum Einsatz kommen.

Für die therapeutische Entscheidungsfindung ist es unerlässlich, das gesamte motorische Bewegungssystem und die Schwere weiterer Behinderungen zu berücksichtigen.

Eine gute Orientierung bietet hier auch das „Gross Motor Function Classification System" (GMFCS) (s. o.).

13.6.1 Konservative Therapie

Als konservative Behandlungsmaßnahmen kommen die Physiotherapie und entsprechende physikalische Therapien zum Einsatz. Das Ziel ist, eine möglichst normale aktive Bewegung und Belastung des Hüftgelenkes zu erlernen. Mindestens muss die passive freie Beweglichkeit erhalten bleiben. Diese beinhaltet auch eine Versorgung mit Fortbewegungs-, Sitz- und Lagerungshilfen. Bei der Lagerung aber auch beim Stehen soll auf eine ausreichend gute Abduktion der Hüftgelenke (wenn möglich jeweils 25–30° pro Hüftgelenk) geachtet werden.

Bei schwerer betroffenen Patienten ist zusätzlich die medikamentöse Therapie mit oralen antispastischen Medikamenten oder die intrathekale Verabreichung von Baclofen mittels einer individuell eingestellten Pumpe eine wichtige konservative Maßnahme. Des Weiteren hat der gezielte, lokale Einsatz von Botulinumtoxin A in die spastische hüftgelenksdezentrierende Muskulatur einen hohen Stellenwert. Ziel sind eine systemische oder lokale Reduktion der Spastik und damit eine Reduktion der hüftgelenksdezentrierenden Kräfte. Alle konservativen Behandlungsmaßnahmen müssen individuell aufeinander abgestimmt werden und auch laufend kritisch auf ihre Effektivität kontrolliert werden. Sobald Verschlechterungen auftreten, muss die Therapie intensiviert oder gewechselt werden.

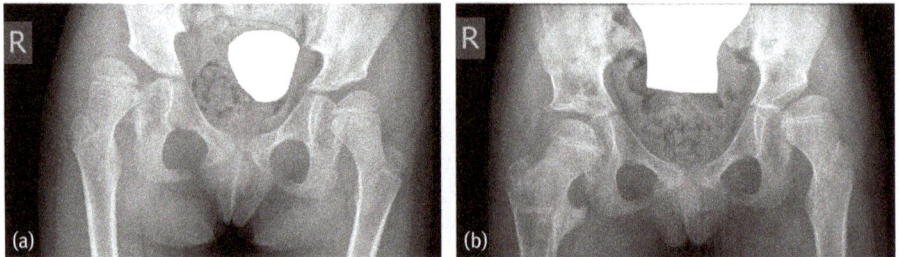

Abb. 13.4: 8-jährige Patientin mit spastischer Hüftsubluxation rechts vor OP (a) und nach Metallentfernung (b) ein Jahr post Hüftrekonstruktion rechts und Weichteil-OP (Hüftbeuger offen, Adduktoren und mediale Kniebeuger perkutan bds.). Im Verlauf progrediente Hüftgelenkssubluxation links, die jetzt zur knöchernen Rekonstruktion ansteht.

13.6.2 Operative Therapie

Trotz Ausschöpfung sämtlicher konservativer Maßnahmen kann es aufgrund der z. T. starken Dynamik der Spastik zu einer schmerzhaften Hüftgelenksdezentrierung kommen, die ein operatives Vorgehen benötigt. Die operative Behandlung der Hüftluxation ist ein zentraler Bestandteil aller Hüfttherapien und stellt gleichzeitig eine große Herausforderung an das behandelnde Team dar. Sie verlangt eine eingehende Kenntnis der komplexen Pathogenese, damit mit den zur Verfügung stehenden operativen

Maßnahmen langfristige Behandlungserfolge mit möglichst geringen Komplikationen erzielt werden können.

Im Vorfeld einer operativen Behandlung ist es wichtig, bestimmte Punkte zu klären:

1. Der optimale Zeitpunkt und die geeignete Operationstechnik sind individuell festzulegen, eine entsprechende operative Erfahrung des operierenden Kinderorthopäden ist obligat.
2. Das private und therapeutische Umfeld des Patienten muss beleuchtet werden. Hier gilt es zu klären, ob eine fachgerechte Nachbehandlung sowie eine gute Kooperation von Physiotherapeuten, Ergotherapeuten und Orthopädietechnikern und eine gute Compliance der Eltern/Betreuer gewährleistet ist.
3. Beim Patienten selbst sollte auf Geh- und Stehfähigkeit sowie das Vorliegen von Begleitbehinderungen geachtet werden. Nur so kann patientenspezifisch und individuell das „passende" Therapiekonzept bezüglich des operativen Vorgehens erstellt werden.

> Es muss zwischen präventiven, rekonstruktiven und palliativen Eingriffen unterschieden werden. Prinzipiell sollte möglichst früh präventiv behandelt werden.

13.6.3 Präventive Operationen

Durch ein selektives Weichteil-Release wird eine Regulierung spastischer Bewegungsmuster und eine Neutralisierung der fixierten Kontrakturen angestrebt. Verschiedene Arbeitsgruppen konnten zeigen, dass hiermit bei Kindern unter sechs Jahren eine deutliche Verbesserung der knöchernen Hüftsituation erreicht werden kann.

Folgende Weichteiloperationen sind, abhängig vom Ausgangsbefund, hüftgelenksumgreifend grundsätzlich denkbar und durchführbar:

- offene, selektive, ursprungsnahe Tenotomie oder intramuskuläre oder perkutane Verlängerung des M. adductor longus und M. gracilis;
- intramuskuläre Verlängerung der Sehnen des M. iliopsoas;
- distale intramuskuläre oder perkutane Verlängerung der medialen Kniebeuger;
- proximale intramuskuläre oder perkutane Verlängerung des M. rectus femoris;
- perkutane Verlängerung des M. gluteus medius ventraler Anteil;
- offene ventrale oder kaudale Hüftgelenkskapsulotomie.

Die richtige Kombination verschiedener Weichteileingriffe in einer Sitzung auf mehreren Etagen der Beine (Hüfte/Knie/Unterschenkel) soll eine annähernd physiologische oder zumindest deutlich gebesserte muskuläre Balance erzielen. Dies kann zu einer verbesserten Zentrierung des Femurkopfes in der Gelenkpfanne führen (Abbil-

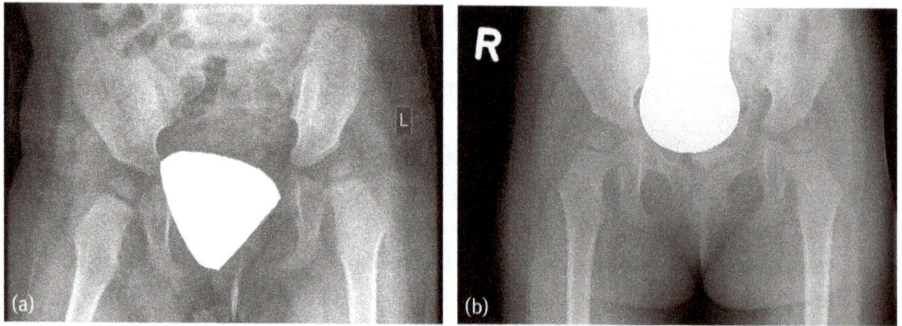

Abb. 13.5: 2-jährige Patientin mit spastischer Hüftsubluxation links vor OP (a) und ein Jahr nach (b) Weichteil-OP (Hüftbeuger offen, Adduktoren und mediale Kniebeuger perkutan bds.). Hüfte links besser zentriert, Beckensymmetrie verbessert, Hüftpfanne links etwas nachgereift.

dung 13.5) und auch die statomotorischen Fähigkeiten und Funktionen können hierdurch verbessert werden.

In Einzelfällen, insbesondere bei gehfähigen Patienten über dem sechsten Lebensjahr, können die Weichteileingriffe mit einer intertrochantären, derotierenden und varisierenden Osteotomie (DVO) kombiniert werden, um eine ausgeprägte Antetorsion und Coxa valga des proximalen Femurs zu korrigieren und so eine Verbesserung des Gangbildes und der Hüftgelenkstatik zu erzielen.

Eine Verbesserung eines stark innenrotierten Gangbildes bei Kindern über dem achten Lebensjahr kann bei radiologisch nachgewiesener guter Hüftgelenkszentrierung auch durch eine suprakondyläre Derotationsosteotomie des distalen Femurs erreicht werden. Vorteil dieser Maßnahme ist, dass der Patient unmittelbar am Tag nach der Operation vollbelastend mobilisiert werden kann und eine postoperative Muskelatrophie durch eine lange Immobilisationsphase verhindert werden kann.

13.6.4 Rekonstruktive Operationen

Eine progrediente Subluxation oder Luxation des Hüftgelenks erfordert eine operative, knöcherne Rekonstruktion, insbesondere wenn diese mit Schmerzen und Ausbildung einer Asymmetrie einhergeht.

Grundsätzlich kann isoliert am Acetabulum und am proximalen Femur operativ vorgegangen werden, meistens müssen die Operationen jedoch kombiniert durchgeführt werden, da sowohl das proximale Femur als auch die Pfanne deformiert sind.

Das Spektrum rekonstruktiver Operationen umfasst korrigierende Eingriffe an der Pfanne in Form der Pfannendachplastik nach Pemberton oder Dega, Pfannenosteotomie, Triple-Osteotomie und anderer Beckenosteotomien.

Am proximalen Femur kommt in der Regel die intertrochantäre, varisierende derotierende Osteotomie meist mit Verkürzung zur Anwendung. Hierbei sollte darauf geachtet werden, dass nicht zu stark varisiert wird, da dann die Gefahr der Entwicklung einer knöchernen Abspreizhemmung besteht. Erfahrungsgemäß ist ein Varisierungsgrad zwischen 10° und 20° akzeptabel.

Ein Multilevel-Weichteil-Release (offen oder perkutan) sollte bei gegebener Indikation (Muskelverkürzung) simultan zur knöchernen Korrektur durchgeführt werden.

Eine suffiziente peri- und postoperative Behandlung inklusive optimaler Schmerztherapie und der entsprechenden Pflege des Patienten sind für ein gutes Operationsergebnis mitentscheidend.

Eine postoperative stationäre Rehamaßnahme hat sich besonders bei Patienten über dem zehnten Lebensjahr als sinnvoll erwiesen (Abb. 13.6 und 13.7).

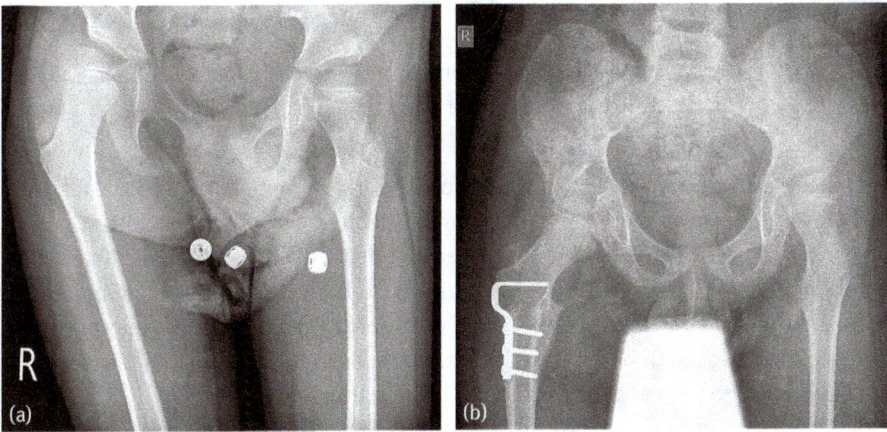

Abb. 13.6: 8-Jahre alter Patient mit spastischer Hüftsubluxation rechts vor OP (a) und ein Jahr nach (b) knöcherne Rekonstruktion (DVO und Pfannendachplastik rechts und Weichteil-OP bds.).

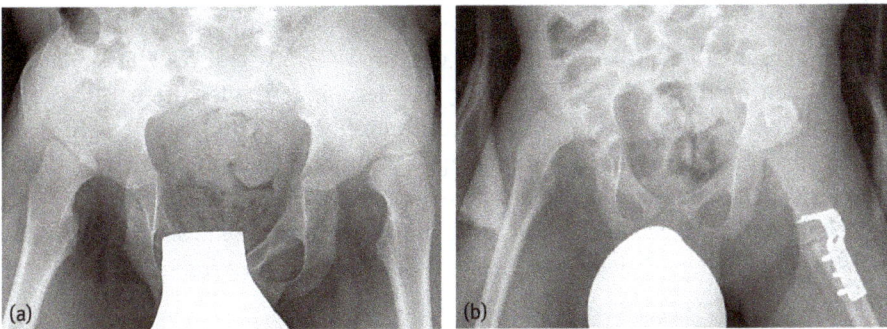

Abb. 13.7: 6-jähriger Patient mit spastischer Hüftluxation bds. vor OP (a) und sechs Wochen nach (b) knöcherner Rekonstruktion (DVO und Pfannendachplastik links und Weichteil-OP bds.). Die rechte Hüftseite steht noch zur knöchernen Rekonstruktion an, der Hüftkopf links sollte sich noch tiefer in die Pfanne modellieren.

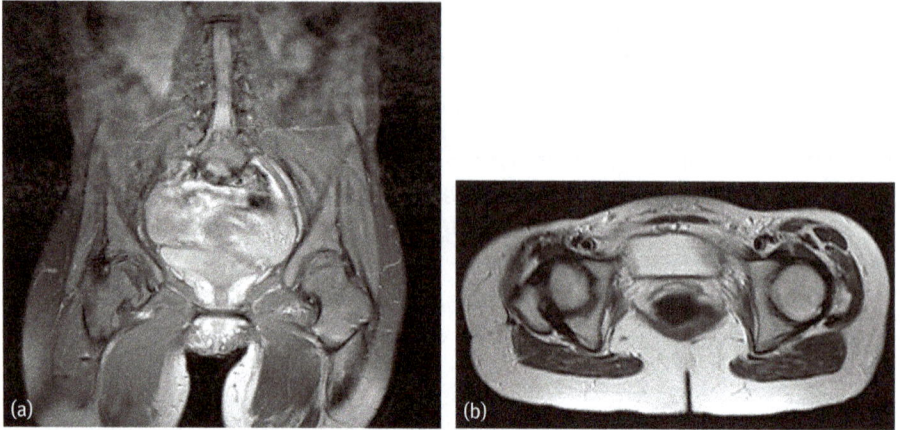

Abb. 13.8: (a,b) Schmerzhafte Inkongruenz der Hüften rechtsbetont bei mittlerweile 23 Jahre alter Patientin und verspäteter Hüftgelenksrekonstruktion.

Der Gesamtaufwand ist oft sehr groß, die Operation sollte ausschließlich in erfahrenen spezialisierten Zentren durch entsprechend ausgebildete Operateure erfolgen.

Durch die winkelstabilen Implantate erfolgt heute die postoperative Behandlung funktioneller und die Gipsruhigstellungszeit ist verkürzt. Auch mit herkömmlichen Winkelplatten ist eine Ruhigstellung nicht notwendig. Die zu lange andauernde Gipsruhigstellung birgt generell die Gefahr der zusätzlichen Muskel- und Knochenatrophie mit einer erhöhten Frakturinzidenz nach Gipsabnahme.

13.6.5 Palliative Operationen

Eine persistierende Gelenkinkongruenz bei nichtgehfähigen Jugendlichen und jungen Erwachsenen (die in der Regel durch ein frühzeitiges operatives Eingreifen hätte verhindert werden können) führt häufig zu einer schmerzhaften Osteoarthrose mit Erschwerung der Pflege (Abb. 13.8). Sie kann durch eine Korrekturosteotomie oder Resektion des proximalen Femurs mit Hüftkopfkappenplastik oder Knochenzementkappenplastik in Kombination mit einem ausgedehnten Weichteil-Release behandelt werden. Stellt sich der Trochanter minor in die Hüftgelenkspfanne ein, so genügt manchmal ein ausgedehntes Weichteil-Release, um das Therapieziel zu erreichen.

Es gilt jedoch anzumerken, dass sämtliche palliativen Operationen problematisch zu werten sind, oft können nur kurzfristig klinische Verbesserungen erzielt werden. Der therapeutische Fokus sollte in der Vermeidung einer schmerzhaften Hüftgelenksproblematik liegen!

13.7 Weiterführende Literatur

[1] Heimkes B, Stotz S, Heid Th. Pathogenese und Prävention der spastischen Hüftluxation.
Z.Orthop 1992, 130:413–418.

[2] Samilson L, Tsou P, Aamoth G, Green WM. Dislocation and subluxation of the hip in cerebral
palsy. J Bone Joint Surg 1972, 54-A:863–873.

[3] Reimers J. The stability of hip in children: a radiological study of resultes of muscle surgery in
cerebral palsy. Acta Orthop Scand Supp 1980, 184:1–100.

[4] Brunner R, Picard C, Robb. Morphology of acetabulum in hip dislocations due to cerebral palsy.
J Ped Orthop 1997, B6:207–211.

[5] Ounpuu S, Deluca P, Davis R, Rommes M. Long-term effects of femoral derotation osteotomies:
an evaluation using three-dimensional gait analysis. J Ped Orthop 2002, 22/29:139–145.

[6] Ries MD, Wolf D, Shaul JA. Hip arthroplasty in mentally impaired patients. Clin Orthop 1994,
308:146–154.

[7] Braatz F, Eidemuller A, Biglari B, Döderlein l. Severe hip dislocation in patients with infantile
cerebral palsy – surgical reconstruction sensible? Z Orthop Ihre Grenzgeb 2003, 141:123–124.

[8] Schörle CM, Manolikakis G. Die operative Behandlung der sekundären Hüftluxation bei der
infantilen Zerebralparese. Orthopäde 2004, 33:1129–1137.

[9] Doll B. Infantile Zerebralparese Pathogenese und Behandlung der gestörten Hüftentwicklung
Neuroorthopädie I. Orthopädie und Unfallchirurgie up 2 date 2006, 1:125–142.

[10] Poschmann M. Hüftgelenksluxationen bei Patienten mit infantiler Cerebralparese – mögliche
Ursache von Schmerzen und therapeutische Optionen. Medizin für Menschen mit geistiger
oder mehrfacher Behinderung 2010, 7(2):41–45.

[11] Pountney T, Mandy A, Green E, Gard P. Management of hip dislocation with postural management. Child Care Health Dev 2002, 28(2):179–185.

[12] Terjesen T. The natural history of hip development in cerebral palsy. Dev Med Child Neurol
2012, 54(10):951–957.

[13] Hägglund G, Andersson S, Düppe H, Lauge-Pedersen H, Nordmark E, Westbom L. Prevention of
dislocation of the hip in children with cerebral palsy. The first ten years of a population-based
prevention programme. J Bone Joint Surg Br 2005, 87(1):95–101.

[14] Hägglund G, Lauge-Pedersen H, Wagner P. Characteristics of children with hip displacement in
cerebral palsy. BMC Musculoskelet Disord 2007, 8:101.

[15] Abdo JC, Forlin E. Hip dislocation in cerebral palsy: evolution of the contralateral side after
reconstructive surgery. Rev Bras Ortop 2016, 51(3):329–332.

[16] Canavese F, Emara K, Sembrano JN, Bialik V, Aiona MD, Sussman MD. Varus derotation osteotomy for the treatment of hip subluxation and dislocation in GMFCS level III to V patients with unilateral hip involvement. Follow-up at skeletal maturity. J Pediatr Orthop 2010,
30(4):357–364.

[17] Valencia FG. Management of hip deformities in cerebral palsy. Orthop Clin North Am 2010,
41(4):549–559.

Andreas Roth, Patrick Stumpp, Franz Wolfgang Hirsch

14 Transitorisches Knochenmarködem

14.1 Einleitung

Mit wachsender Anzahl von MRT-Untersuchungen werden pathologische Befunde am Knochen sichtbar, welche auf normalen Röntgenbildern methodenbedingt nicht gesehen werden. Ein wichtiges Beispiel dafür ist das Knochenmarködem (KMÖ), welches sowohl als isoliertes Krankheitsbild gefunden wird, aber auch als sekundäres Phänomen bei Patienten mit entzündlicher Arthritis, Spondylitis, Sehnenentzündung, Trauma und Fraktur, Infektionen und Tumoren auftritt [1]. Das transitorische KMÖ ist eine seltene Ursache für Schmerzen im Kindesalter [2].

Der Begriff des Knochenmarködems wurde erstmals durch Wilson et al. (1988) verwendet. Die Autoren fanden in T2-gewichteten MRT-Bildern hyperintense Regionen bei Patienten mit Knie- und Hüftschmerzen [3]. So schlagen Thiryayi et al. (2008) vor, das KMÖ als klinisch radiologische Einheit zu bezeichnen, bei der es vorübergehend zu subakuten oder chronischen Gelenkschmerzen, vorwiegend in Hüfte oder Knie, in Gemeinschaft mit charakteristischen MRT-Veränderungen kommt, aber spezifische Zeichen einer avaskulären Nekrose, eines vorangegangenen Traumas oder einer Infektion fehlen [4].

Beim transienten Knochenmarködem handelt es sich aus Sicht der Autoren um eine spezielle, ätiologisch unklare Form des Bone Marrow Edema (BME), das sehr häufig auftritt und meist Folge eines definierten Krankheitsgeschehens ist. Während das transiente Knochenmarködem früher als erste Stufe einer Knochennekrose angesehen wurde, weiß man heute, dass es die reversible Form eines KMÖ bei unbekanntem zugrunde liegendem Prozesse ist, die sich auch spontan zurückbilden kann.

Solomon (1993) schlägt vor, zwischen Knochenmarködem ohne Osteonekrose und mit Osteonekrose zu unterscheiden [5]. Beim Ersten soll es sich um eine hypervaskuläre, in der Regel selbstlimitierende Störung handeln, allerdings wird auch eine Minderperfusion nicht ausgeschlossen [6], während beim Letzteren eindeutig eine ischämische Schädigung vorliegt, welche zu einem Knochenkollaps und einer Gelenkschädigung führen kann. Bohndorf et al. (2015) postulieren für das primäre KMÖ der Hüfte des Erwachsenen eindeutig das Fehlen einer Osteonekrose [7].

14.2 Ätiologie

Die Ätiologie des transitorischen KMÖ ist unklar. Prinzipiell kann unterschieden werden zwischen dem primären (transienten KMÖ im engeren Sinne) und dem sekundären KMÖ, bei dem es als Folge oder Begleiterscheinung auftritt [1]. Vermutet wer-

DOI 10.1515/9783110470598-014

den lokale ischämische Episoden infolge verschiedener Ursachen, die durch eine Kette von Ereignissen in einem Knochenmarködem münden können. Sein Nachweis ist allenfalls begrenzt und die folgenden histologischen Veränderungen weisen auf eine Gefäßfehlbildung, Ödeme und einen erhöhten lokalen Knochenumbau hin. Diskutiert wird immer wieder, ob es sich um eine eigene Entität oder ein Frühstadium einer Osteonekrose handelt. Es besteht daher, das sein nochmals angemerkt, noch keine Einigung, ob das KMÖ eine transiente Erkrankung ist oder aber ein frühzeitiges, potentiell reversibles Stadium einer Osteonekrose. Auch Patel (2014) kann nicht zweifelsfrei klären, ob eine Stressfraktur Ursache oder Folge eines Knochenmarködems ist [1]. Unklar bleibt beispielsweise, ob das Vorhandensein eines Knochenmarködems bei Arthrose und bei rheumatoider Arthritis durch die gleichen pathologischen Prozesse verursacht wird [3]. Es wird daher diskutiert, ob es sich um unterschiedliche Erkrankungen handelt oder aber eine eigenständige Erkrankung mit unterschiedlichen Ausbildungen der klinischen sowie radiologischen Merkmale, die sich im natürlichen Verlauf unterscheiden. Das spiegelt sich in der Verwendung verschiedener Begriffe für das KMÖ wider (Tabelle 14.1).

Die Pathophysiologie zur Schmerzentstehung beim transienten KMÖ ist ebenfalls nicht vollständig verstanden. Man geht davon aus, dass der Prozess multifaktoriell ist. So wird der erhöhte intraossäre Druck verantwortlich für eine Irritation oder Durchtrennung von sensorischen Nerven im Knochenmark gemacht, weiterhin für eine venöse Hypertension sowie einen gesteigerten lokalen Knochenumbau mit oder ohne Mikrofrakturen. Auch eine Schädigung des Periostes sowie der periartikulären Strukturen könnten Ursachen für den Schmerz sein [1].

Tab. 14.1: Unterschiedliche Bezeichnungen für ein Knochenmarködem in der Literatur (nach [1])

Akutes Knochenmarködem
Bone Bruise
Knochenmarkläsionen
Knochenmarködemsyndrom
Ödemähnliche Knochenmarkabnormitäten
Migratorische, transiente Osteoporose
Distal limp syndrome nach Transplantationen
Regionale migratorische Osteoporose
Regionale transiente Osteoporose
Wanderndes Knochenmarködem (Ödem des Kniegelenkes)
Transientes Knochenmarködemsyndrom
Transiente Osteoporose
Transiente migratorische Osteoporose
Transientes Knochenmarködem

14.3 Nomenklatur und Klassifizierung

In Verbindung mit der Komplexität des transienten KMÖ gibt es unterschiedliche terminologische Begriffe, welche die verschiedenen Wahrnehmungen der Erkrankung begründen, so z. B. zwischen Radiologen, Orthopäden und Rheumatologen (vgl. Tabelle 14.1). Daraus resultiert eine Kontroverse hinsichtlich pathologischer, radiologischer und klinischer Klassifizierung, die letztendlich auch zu Unsicherheiten in der Behandlung führt.

Mit Einführung der MRT wurde der radiologische Begriff „Knochenmarködem" eingeführt, da die Signaländerungen im Knochenmark einen erhöhten Wassergehalt und damit ein Ödem reflektieren. Initial war die Terminologie begrenzt auf den Knochen- oder Gewebetod (Osteonekrose), die Avaskularität (avaskuläre Nekrose), welche bei einigen Patienten selbstlimitierend war (transient), sich auf andere Knochen ausdehnen (migratorisch) oder sich aber auch innerhalb des einzelnen Knochens verschieben konnte (Shifting, Verschiebung).

In der orthopädisch-traumatologischen Literatur und in der täglichen Routine werden KMÖ nach Traumata gefunden (Abbildung 14.1). In diesem Zusammenhang hat sich der Begriff Bone Bruise durchgesetzt. Das Krankheitsbild wird auch als transiente Osteoporose beschrieben, welche reversibel ist und möglicherweise das Frühstadium einer avaskulären Nekrose, eine unterschiedlich selbstlimitierende transiente Erkrankung oder auch eine Form der sympathischen Reflexdystrophie darstellt.

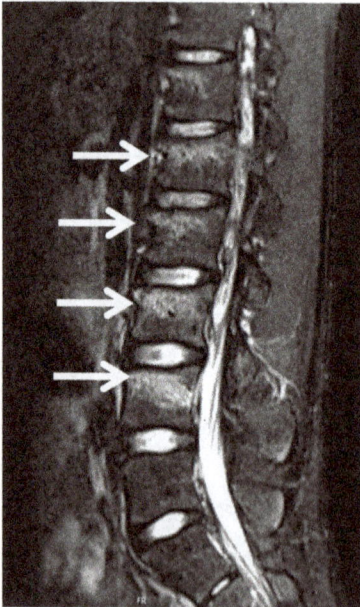

Abb. 14.1: „Sekundäres" Knochenmarködem der Lendenwirbelsäule (LWS) nach einem Stauchungstrauma bei 8-jährigem Kind. Es kam zu einer deckplattennahen Signalanhebung in der T2-Wichtung (Pfeile: Bone Bruise).

Das Knochenmarködem bei Jugendlichen wird auch im Rahmen einer Osteomyelitis oder beim M. Perthes gefunden. Insbesondere bei Kindern und Jugendlichen mit malignen Erkrankungen muss auf das Auftreten von KMÖ und Osteonekrosen geachtet werden. Krankheitsbilder, bei denen diese häufiger auftreten, sind die akute lymphatische Leukämie (ALL) und die Non-Hodgkin-Lymphome (NHL). Meist sind die unteren Extremitäten betroffen. Prospektive MRT-Studien zeigten, dass Kinder mit onkologischen Erkrankungen im Verlauf in bis zu 30 % Osteonekrosen entwickelten. Mehr als die Hälfte dieser Patienten waren zum Zeitpunkt der Diagnosestellung asymptomatisch, andere wiederum zeigten schwere radiologische Veränderungen im Sinne eines KMÖ oder einer Osteonekrose, einhergehend mit ausgeprägten klinischen Symptomen wie Schmerz bis hin zum Funktionsverlust [6, 8, 9].

Die Klassifizierung des KMÖ ist aktuell eher als willkürlich und Zeichen des Mangels an Wissen bezüglich der Krankheitsprozesse beim KMÖ zu verstehen. Patel (2014) stellte eine Klassifizierung in Adaptation der Angaben der Literatur zusammen, welche im Wesentlichen in Tabelle 14.2 wiedergegeben ist [1]. Unklarheiten in der Differenzierung zwischen primärem und sekundärem Knochenmarködem werden immer wieder diskutiert. Wichtig ist, dass ein primäres KMÖ nur dann diagnostiziert wird, wenn andere Ursachen (sowohl klinisch als auch radiologisch) ausgeschlossen sind. Daher ist die Zahl der sekundären Knochenmarködeme deutlich höher.

Tab. 14.2: Klassifizierung der Knochenmarködeme (nach [1])

Primär	Knochenmarködem ohne identifizierbare Ursache
Sekundär	traumatisch (direktes Trauma, ligamentäre Schädigung, Complex regional pain syndrome (CRPS), Fraktur)
	degenerativ (Arthrose)
	entzündlich (Arthritis, Sehnenscheidenentzündung)
	ischämisch (Sichelzellanämie, Polycythaemia vera)
	infektiös (septische Arthritis, Osteomyelitis)
	neoplastisch (primäre oder sekundäre Knochentumore, gutartige Läsionen, wie z. B. Osteoidosteom)
	iatrogen (nach chirurgischen Eingriffen oder nach Radiotherapie, Medikamente wie Steroide oder Calcineurininhibitoren)
	metabolisch (chronische Nierenerkrankungen und deren Behandlung)
	neurologisch (Charcot-Gelenk)

14.4 Klinische Merkmale und Verlauf

Das primäre, transitorische KMÖ betrifft am häufigsten die Hüfte, gefolgt vom Kniegelenk, Sprunggelenk und Fuß, selten die oberen Extremitäten. Kinder sind grundsätzlich selten betroffen. Man geht jedoch davon aus, dass relativ wenige dieser Befunde wahrgenommen werden, da sich milde Verläufe spontan zurückbilden und im

Wesentlichen nie zu einer medizinischen Behandlung kommen. Es wird relativ wenig über dieses Krankheitsbild berichtet. Somit gibt es bisher keine geeigneten epidemiologischen Studien zum Krankheitsbild des transitorischen KMÖ [10–13].

Die Diagnose wird häufig bei Patienten mit muskuloskelettalen Schmerzen gestellt. Der Beginn des Schmerzes variiert von wenig wahrnehmbar über stark bis hin zu einem schnell fortschreitenden schweren Schmerz, der zur Immobilisierung und zum stationären Aufenthalt führen kann. Es können ein oder mehrere Abschnitte des Skelettes betroffen sein. An peripheren Gelenken wie Knie, Sprunggelenk oder Fuß kann eine geringe Ergussbildung nachweisbar sein. In der Regel fehlen trophische oder vasomotorische Veränderungen, das Gelenk ist für gewöhnlich sehr empfindlich und weist einen verstärkten Klopfschmerz im Vergleich zur Gegenseite auf. An Sprunggelenk und Fuß kann vereinzelt ein subkutanes Ödem auftreten. Trotz Taping bestehen eine Reizbarkeit und Schmerzen im betroffenen Areal. Ein wesentliches klinisches Merkmal ist, dass die Symptome und die Beeinträchtigung nicht im Einklang mit den klinischen Befunden stehen [14]. Bei manchen Patienten wechselt das KMÖ die Region oder aber auch (vor allem am Fuß) zu einem anderen Knochen derselben oder aber auch der gegenseitigen Extremität. Es wurde auch beschrieben, dass nach Monaten bis Jahren der ersten Episode ein Rezidiv auftreten kann, nicht selten in einer anderen Region [15].

Die Dauer der Symptome variiert und hängt sowohl von der anfänglichen Intensität als auch der Ausdehnung des KMÖ im Knochen und der Behandlung ab. Typischerweise besteht zu Beginn ein starker Schmerz mit funktioneller Einschränkung, nicht selten in Verbindung mit einer schrittweisen Demineralisierung und mit einem Trabekelverlust auf den Nativröntgenaufnahmen über mehrere Monate, gefolgt von einem spontanen Nachlassen der Symptome mit Verbesserung der Knochendichte. Symptome können zwischen Wochen und drei bis sechs Monaten andauern, z. T. aber auch deutlich länger [16, 17]. In den meisten Publikationen wird für gewöhnlich eine spontane Regression bei Patienten mit transitorischem KMÖ gefunden [9].

Nach Ojala et al. (1999) hatten Kinder mit ALL und Osteonekrose nach Kortisontherapie (mittleres Alter 5,9 Jahre [2,1–15,0]) eine gute Kurzzeitprognose [18].

Häufiger sind die unteren Extremitäten von KMÖ und Osteonekrose betroffen, wobei das transitorische KMÖ häufiger diagnostiziert wurde als die Osteonekrose und im Sprunggelenk nahezu dreimal häufiger als in den anderen Gelenken vorkam. Weibliche Patienten, die zum Zeitpunkt der Diagnose älter als zehn Jahre waren, hatten ein dreifach erhöhtes Risiko, eine Osteonekrose am Knie und/oder den Hüftgelenken zu entwickeln, als jüngere Mädchen oder Jungen jedweden Alters. Spätfolgen, die ein chirurgisches Vorgehen erforderlich machen, wurden bei einem Drittel aller diagnostizierten Mädchen erforderlich. Demgegenüber mussten nur zwei Jungen einer gesamten untersuchten Kohorte operiert werden. Alle diese Patienten waren älter als zehn Jahre zum Zeitpunkt der Diagnosestellung ihres Tumors. Nur 7 % der Patienten entwickelten aus einem KMÖ eine Osteonekrose. Daher ist die Diagnose eines transitorischen KMÖ hinsichtlich der Prognose von begrenzter Aussagefähigkeit [19].

14.5 Diagnostik

14.5.1 Labor und biochemische Marker des Knochenstoffwechsels

Für die Diagnostik gibt es keine spezifischen Labortests. Es gibt auch keinen Hinweis darauf, dass Marker der Knochenbildung und der Knochenresorption im Serum erhöht sind. Jedoch wurde bei der Punktion im Bereich des betroffenen Knochens eine Erhöhung der knochenspezifischen Umbauparameter (knochenspezifische alkalische Phosphatase, Osteocalcin, Procollagen Type I, N-terminale Propeptide und C-terminale cross-linking Telopeptide) gefunden [20].

14.5.2 Bildgebung

Die MRT ist die einzige Methode, um Knochenmarködeme darzustellen. Grund dafür ist die Technik, welche Protonen verwendet um Bilder zu erzeugen (Abbildung 14.2). Nach erfolgter Fettmarkkonversion ist bei Erwachsenen normalerweise das Markraumsignal im MRT ähnlich dem Signal im subkutanen Fett, d. h. es ist hoch auf konventionellen T1- und T2-gewichteten Bildern und mittel bis niedrig in fettunterdrückten Sequenzen. Ein erhöhter Wassergehalt im Markraum im Rahmen des KMÖ führt zu einem Signalabfall auf T1-gewichteten Bildern und einer Signalsteigerung auf T2-gewichteten Bildern [3, 21]. Unter Anwendung von Techniken zur Fettsuppression lässt sich diese T2-Signalsteigerung wesentlich leichter erkennen. Die Signale sind

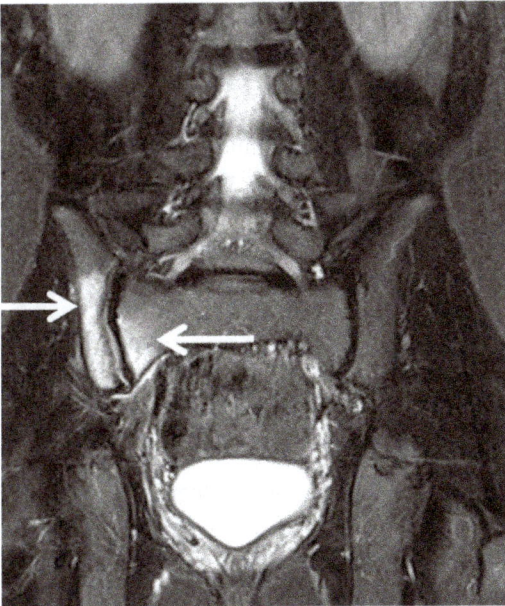

Abb. 14.2: Knochenmarködeme (Pfeile) angrenzend an die rechte Iliosakralfuge im Rahmen einer chronisch rekurrierenden Osteomyelitis (CRMO) bei einem 10-jährigen Knaben. Die KMÖ-Befunde bei der CRMO sind multifokal lokalisiert und wechseln im zeitlichen Verlauf gelegentlich ihre Lokalisation (T2-Wichtung mit Fettunterdrückung in koronarer Schichtführung).

relativ homogen und weisen unscharfe Übergänge zum normalen Knochenmark auf. Es lassen sich vereinzelt auch irreguläre Bänder mit niedriger Signalintensität in allen Sequenzen darstellen, welche als Stressfrakturen interpretiert werden können [21].

Bei Kindern dagegen erschwert das blutbildende Mark, das oft auch lokal oder fokal vorkommen kann, die Diagnose des Knochenmarködems. Die Kenntnis des altersbezogenen physiologischen Verteilungsmusters des roten Markes ist daher eine unverzichtbare Voraussetzung, um ein fokales KMÖ dagegen abgrenzen zu können. Gelegentliche ist die Unterscheidung schwer oder unmöglich.

Im Gegensatz zu Erwachsenen fanden sich bei jungen Patienten mit Tumoren im Becken unter Chemo- und/oder Radiotherapie kombiniert mit einer tiefen regionalen Hyperthermie an der Hüfte (regional deep hyperthermia therapy [RHT]) von Jäger et al. (2008) beim Auftreten von Osteonekrosen nur geringe oder moderate klinische Symptome. Die Autoren empfehlen deswegen eine frühzeitige MRT-Untersuchung sowie Kontrollen in unterschiedlichen Intervallen bei jungen Patienten mit Tumoren, um frühe Stadien der Osteonekrose zu erfassen, die dann beispielsweise mit Iloprost behandelt werden könnten [22].

Ein primäres Knochenmarködem sollte immer als Ausschlussdiagnose betrachtet werden. Insofern Unklarheiten über die zugrunde liegenden Ursachen im MRT bestehen, sind es unverändert die klassischen Röntgenaufnahmen, aber auch CT und szintigrafiebildgebende Verfahren, die zu einer Klärung beitragen [23].

Eine serielle Knochendichtemessung mittels DXA über mehrere Jahre wurde bei einer Patientin mit transienter Osteoporose der Hüfte während der Schwangerschaft durchgeführt. Die Autoren fanden dabei eine Zunahme der Knochendichte über die folgenden vier Jahre [24].

14.5.3 Histologie

Da das primäre Knochenmarködem sich in der Regel selbst limitiert, ist es schwierig, das radiologische und das histologische Bild miteinander zu vergleichen [4, 25]. Plenk et al. (1997) fanden bei erwachsenen Patienten mit KMÖ reichlich neue Knochenbildung, die als reparative Vorgänge gewertet wurden, sowie Veränderungen, die als Folge eines diffusen interstitiellen Ödems und einer Dilatation der medullären Sinus an der Knochenoberfläche gewertet wurden [25].

14.6 Therapie

Die initiale Behandlung des KMÖ ist konservativ und besteht in einer Entlastung und Immobilisierung der betroffenen Region. Wichtig ist die Gabe von Schmerzmitteln. Allgemein wird über eine Gabe von Glucocorticoiden, Bisphosphonaten, Teriparatid, Calciumkanalblockern und Prostaglandininhibitoren (z. B. Iloprost) sowie die hyperbare Sauerstofftherapie (HBO) berichtet, allerdings wurden nicht alle bei Kindern angewendet. Nicol et al. (1984) betonen, dass häufig eine spontane Remission auftritt und daher eine Übertherapie vermieden werden sollte [26]. Die chirurgische Entlastungsbohrung wird in der Therapie weit hinten angesiedelt, zumal die Erkrankung in der Regel selbstlimitierend ist. Im Vordergrund stehen die Schmerzreduktion und möglicherweise das Vermeiden einer Progression bis hin zur Osteonekrose [1].

Bisphosphonate, die primär antiresorptiv sind und den Knochenstoffwechsel bremsen, scheinen eine angemessene Wahl bei vorhandenem gesteigertem Knochenstoffwechsel im Knochenmark beim adulten KMÖ zu sein [27]. Nicht zuletzt erfolgt deren Einbau vorwiegend an Stellen eines aktiven Turn-overs, so dass eine Wirkung „vor Ort" anzunehmen ist. Allerdings gibt es dazu in Bezug auf Kinder keine ausreichende Literatur [1].

Iloprost als Prostacyclin-Analogon wird ursprünglich zur Verbesserung der Gewebedurchblutung bei verschiedenen Situationen benutzt. Da ätiologisch auch eine Ischämie für das KMÖ nicht auszuschließen ist, liegt es nahe, dass Iloprost hier erfolgreich eingesetzt werden kann. Die Verwendung von vasoaktiven Komponenten wie Iloprost wurde auch durch Aigner et al. (2002) empfohlen [6]. Hierbei wird u. a. die terminale Endstrombahn erweitert, die kapilläre Permeabilität reduziert und die Thrombozytenaggregation gehemmt. Die Autoren behandelten Fälle mit KMÖ am Acetabulum bei jungen Patienten mit raschem Rückgang der Symptome und Rückbildung der MRT-Veränderungen als Zeichen einer positiven Wirkung von Iloprost. Die Schmerzen in Ruhe waren nach drei Tagen Behandlung vorüber, die klinischen Symptome komplett nach zwei Wochen. Sechs Wochen nach der Behandlung waren die MRT-Veränderungen fast vollständig rückläufig, nach vier Monaten war das KMÖ nicht mehr vorhanden.

Eine kurative Behandlung von transitorischen KMÖ und aseptischen Osteonekrosen bei pädiatrisch onkologischen Patienten ist unverändert nicht möglich. Eine mögliche Variante zur Behandlung von Radioosteonekrosen ist die **hyperbare Sauerstofftherapie (HBO)**. Sie führt zu einer Linderung der Schmerzen, jedoch ohne deutliche Veränderung der radiologischen Zeichen. Bernbeck et al. (2004) untersuchten 27 Patienten im mittleren Alter von 8,2 Jahren (7 Monate bis 16 Jahre), die wegen einer ALL oder einem NHL behandelt wurden. Sie fanden insgesamt 138 Knochenläsionen, von denen 133 an den unteren Extremitäten lokalisiert waren. Die Autoren fassten zusammen, dass Kinder und Jugendliche mit ALL oder NHL unabhängig vom Alter ein Risiko für die Entstehung von Knochenmarködemsyndromen und/oder Osteonekrosen mit einem fast ausschließlichen Befall der unteren Extremitäten aufweisen. Bei Kindern < 10 Jahre treten diese Läsionen meist in den Sprunggelenken auf, bei Kindern > 10 Jahre überdurchschnittlich häufig im Bereich der Knie- und Hüftgelenke. Bei Kindern unter zehn Jahren wurde eine Abnahme der Osteonekrosen und Umwandlung zu einem Knochenmarködem nachgewiesen. Dies wurde als möglicher positiver Effekt einer HBO-Therapie gewertet. Allerdings konnte kein Nachweis geführt werden, dass die HBO-Therapie bei Kindern > 10 Jahre einen günstigen Effekt auf KMÖ hat [19].

Eine **Entlastungsbohrung** kann die Symptome beim transitorischen KMÖ schnell lindern. Diese invasive Behandlung wird jedoch bei älteren Patienten angewendet [28–32]. Es handelt sich um ein gängiges chirurgisches Vorgehen bei Osteonekrose. Bei Patienten mit transitorischem KMÖ wird sie weniger eingesetzt, da die Erfahrungen gezeigt haben, dass die Symptome sich häufig selbst zurückbilden und im MRT auch dann eine Besserung nachweisbar ist, wenn keine Operation erfolgt. Nicht zuletzt muss hier wieder auf die unterschiedlichen Ansichten verwiesen werden, ob die Erkrankung tatsächlich selbstlimitierend oder aber potentiell progressiv ist und dann zu einer Osteonekrose führt. Letzteres würde eine frühzeitige chirurgische Intervention begründen, da die Progression dadurch eingeschränkt wird. Es gibt jedoch bis dato zu wenig valide Daten für die Entlastungsbohrung bei KMÖ. Daher ist die Entlastungsbohrung möglicherweise für Patienten mit schweren Schmerzen, die schwer zu kontrollieren sind, zu reservieren [1]. Bei Kindern ist sie mit Zurückhaltung einzusetzen.

14.7 Spezielle Krankheitsbilder bei Kindern und Jugendlichen mit KMÖ

14.7.1 Transientes Knochenmarködem des Kindes

Bereits 1989 beschrieben Pay et al. [2] drei pädiatrische Patienten mit Hüftschmerzen, die im MRT Zeichen eines transienten KMÖ aufwiesen, welches sich nicht zu einer Osteonekrose entwickelte. Die Untersuchungen erfolgten mit einem 1,5-Tesla-MRT und Darstellung von T1- und T2-gewichteten Bildern in koronaren, axialen und sagittalen Schichten. Das Alter der Patienten lag zwischen 3,5 und 10 Jahren. In der Anamnese fanden sich kein Trauma, keine Infektion und keine Tumore. Klinisch stellten sich die Kinder mit seit mehreren Monaten bis zu 1,5 Jahren bestehenden unilateralen Hüft- und Oberschenkelschmerzen vor, welche unter konservativer Therapie innerhalb von 1–4 Monaten verschwanden. Bei zwei der untersuchten Kinder fanden sich radiografisch und szintigrafisch keine Abnormitäten. Die MRT-Befunde wiesen pathologische Befunde auf den T1-gewichteten Bildern sowohl in der Epiphyse als auch in der Metaphyse auf, die z. T. denen einer avaskulären Nekrose glichen. Allerdings zeigte sich kein Double-line-Sign auf den T2-gewichteten Bildern. Die unauffällige Szintigrafie bei zwei Kindern ließ schlussfolgern, dass weder Hyperämie noch gesteigerter Knochenstoffwechsel vorhanden waren. Bei den Kontrolluntersuchungen im MRT zeigte sich in allen drei Fällen ein Rückgang der pathologischen Signalgebungen in den T1-gewichteten Bildern. Auf den T2-gewichteten Bildern zeigten sich isointense Signale. Die Rückläufigkeit der pathologischen Signalintensität ging einher mit einer Besserung der klinischen Symptome aller drei Patienten.

Die Autoren diskutieren die Ergebnisse wie folgt. Bekanntermaßen treten Knochenmarködeme nach Trauma, Belastung und bei sympathischer Reflexdystrophie auf. Unter diesen Bedingungen kommt es zu einer Zunahme der extrazellulären Wassermenge, welche durch Perfusion und Gefäßversorgung des Knochens moduliert wird. Möglicherweise unterscheidet sich jedoch das Knochenmarködem bei Kindern von denen der Erwachsenen in Bezug auf das Ausmaß freier extrazellulärer Flüssigkeit. Im Vergleich zu Erwachsenen kann daher bei Kindern auf T2-gewichteten Bildern die Signalintensität niedriger sein, da hier weniger extrazelluläres Wasser vorhanden ist. Unstrittig ist jedoch, dass Hüftschmerzen bei Kindern mit transienten MRT-Veränderungen einhergehen können. Hier ist eine konservative Behandlung in Betracht zu ziehen, da es sich mit großer Wahrscheinlichkeit eher um ein transientes KMÖ als um eine Osteonekrose handelt [2].

14.7.2 Epiphyseolysis capitis femoris

Präoperative MRT-Untersuchungen bei Patienten mit Epiphyseolysis capitis femoris wurden durchgeführt, um die zugrunde liegenden pathologischen Mechanismen zu klären und die morphologischen Hüftanomalien mit der klinischen Klassifikation in Einklang zu bringen bzw. spezifische MRT-Merkmale zu identifizieren, die sich potentiell als prognostisch hinweisend erweisen sollten.

Wichtigste Voraussetzung für die Diagnostik der Epiphyseolysis capitis femoris sind Röntgenbilder mit hoher Qualität. Darauf basierend wird die Entscheidung für das therapeutische Vorgehen – in der Regel chirurgisch – gewählt. Weiterführende präoperative Bildgebungen erfolgen in Fällen, bei denen der Schweregrad des Abrutschens der Epiphyse beurteilt werden soll. Dazu gehört die Magnetresonanztomografie (MRT) oder zur Beurteilung der Durchblutungssituation die MRT oder die Szintigrafie. Die MRT wurde auch vorgeschlagen, um sogenannte Vorstadien des Abrutschens zu beschreiben, bei denen ödemähnliche Veränderungen um die Epiphyse herum auftreten, bevor diese abrutscht [33, 34]. Eine Computertomografie (CT), die vereinzelt angeführt wird [35], ist heutzutage aus Strahlenschutzaspekten zu vermeiden.

Tins et al. (2009) beschrieben im Falle einer Epiphyseolysis capitis femoris ein Knochenmarködem, welches die Wachstumsfuge umgibt und mit einem Gelenkerguss einhergeht, wobei das KMÖ besonders im Bereich der Epiphyse auf der Seite der Verletzung stark ausgeprägt war [36]. Dies überrascht insofern nicht, als die Erkrankung, im Stadium Salter-Harris Typ I eine Verletzung der Wachstumsfuge darstellt. In diesem Zusammenhang wurde ein periartikuläres Ödem außerhalb des Gelenkes beschrieben, auch wenn vorher kein Sturz stattgefunden hatte. In allen beschriebenen Fällen dieser Arbeit waren keine avaskulären Nekrosen aufgetreten.

14.7.3 Idiopathische Chondrolyse des Hüftgelenkes bei Kindern

Eine idiopathische Chondrolyse des Hüftgelenkes wurde erstmals durch Jones (1971) [37], später dann durch Duncan et al. (1975) [38] sowie Wenger et al. (1975) [39] beschrieben. Die Chondrolyse des Hüftgelenkes wird häufig durch ein Trauma, eine Infektion oder eine monoartikuläre Arthritis sowie eine längere Immobilisation verursacht [40]. Es handelt sich um eine seltene pädiatrische Erkrankung, die mit einem Verlust des Gelenkknorpels des Hüftkopfes und am Acetabulum einhergeht. Bei dieser Form der Chondrolyse finden sich kein Befall der Epiphyse, keine Infektion, verlängerte Immobilisierung oder andere vorbestehende Störungen. Das Krankheitsbild tritt vor allem bei afroamerikanischen Mädchen in der zweiten Lebensdekade auf, findet sich jedoch auch bei Nichtafroamerikanern und bei Jungen. Häufig tritt es in der Präadoleszenz auf. Die Ursache der Erkrankungen ist unklar, immunologische Ursachen werden vermutet.

Das Krankheitsbild tritt typischerweise kurz vor dem Jugendalter oder im Jugendalter in Form einer schmerzhaften, unbeweglichen Hüfte auf. Historisch wird die Chondrolyse radiologisch in Form einer Verengung des Gelenkspaltes nachgewiesen. Es finden sich eine Osteopenie, ein verbreiterter Hüftkopf und Schenkelhals, eine Protrusio acetabuli, eine laterale femorale Abstützung in Form von randständigen Osteophyten sowie ein vorzeitiger Verschluss der Epiphyse. Diese radiologischen Zeichen treten typischerweise innerhalb weniger Wochen bis Monate nach dem Beginn der Symptome auf [39, 41, 42].

Klinisch ist das Hüftgelenk bei diesen Kindern zunehmend eingesteift und die Kinder hinken. Die Störung ist rasch progressiv und führt häufig zu einer Flexionskontraktur einhergehend mit einer vermehrten Lordose der Lendenwirbelsäule und Schwierigkeiten beim Stehen. Das Krankheitsbild tritt uni- oder bilateral auf. Differenzialdiagnostisch müssen septische Arthritis, toxische Synovialitis, juvenile idiopathische Arthritis, Epiphyseolysis capitis femoris, M. Perthes, villonoduläre Synovialitis und eine posttraumatische Arthritis in Betracht gezogen werden. Die meisten dieser Krankheitsbilder können jedoch bereits bei der ersten Vorstellung radiologisch und laborchemisch ausgeschlossen werden. Es ist nicht ganz klar, ob eine Parallele zur juvenilen idiopathischen Arthritis besteht [40].

Chung (1976) [43] fand separate anastomosierende arterielle Versorgungen der proximalen Femurepiphyse. Eine Unterbrechung oder anhaltende Trennung der Gefäßversorgung könnte erklären, warum die Signalabnormitäten der frühen Stadien der idiopathischen Chondrolyse segmental nachweisbar sind. Eine folgende entzündliche Reaktion des Hüftgelenkes kann in einer synovialen Hypertrophie und einem begleitenden Knochenmarködem am Acetabulum münden. Allerdings gibt es auch Beschreibungen eines ausgedehnteren Knochenmarködems im Femurkopf, Schenkelhals und Acetabulum. Möglicherweise treten diese jedoch in späteren Stadien der Erkrankung auf [44].

MR-tomografisch kann ein Knorpelverlust der betroffenen Hüftgelenke nachgewiesen werden, meist zentral gelegen und auf der femoralen Seite, einhergehend mit einem vermehrten Knochenumbau und einem ausgedehnten Knochenmarködem im Femurkopf, Schenkelhals und Acetabulum.

Laor und Crawford (2009) [40] fanden bei sechs Kindern, die innerhalb von neun Monaten eine radiologische Diagnostik erhielten, auf dem konventionellen Röntgenbild bereits Zeichen einer fortgeschrittenen Erkrankung. Bei Kindern mit akuten schweren Hüftschmerzen und eingeschränkter Beweglichkeit (zw. zehn Tagen und sechs Wochen), bei denen innerhalb von sechs Wochen nach Beginn der Symptome eine MRT erfolgte, wurde die Diagnose einer idiopathischen Chondrolyse gestellt. Bei allen Kindern erfolgte eine MRT-Untersuchung mittels 1,5- oder 3-Tesla-Systemen unter Verwendung von T2-gewichteten fettsupprimierten Sequenzen in der koronaren Schicht, T1-gewichteten Sequenzen in der koronaren Schicht und T1-fettsupprimierten Sequenzen nach I.-v.-Injektionen von Gadolinium in den koronaren Schichten. Hier zeigte sich eine geometrische Konfiguration von T1-hypointensen und T2-hyperintensen Signalabnormitäten, welche bei allen Patienten zentriert im mittleren Drittel der proximalen Femurepiphyse auftraten. Die Signalabnormität dehnte sich von der Gelenkfläche bis zur proximalen Epiphyse aus und hatte eine Breite von 5–14 mm. Es zeigten sich geometrische oder polygonale fokale Knochenmarködeme, zentriert auf das mittlere Drittel des betroffenen Hüftgelenkes in den koronaren Schichten. Das Ödem dehnte sich von Epiphyse bis zur Gelenkfläche aus und war häufig begleitet von einem Knochenmarködem im Becken. Es bleibt unklar, warum diese geometrischen Figuren auftraten. Nach i. v. Kontrastmittelgabe zeigte sich in fast allen Fällen der abnormen proximalen Femurgeometrie eine milde bis moderate Kontrastmittelaufnahme der Veränderungen. Die verbliebenen Portionen des betroffenen proximalen Femurs zeigten ein normales Enhancement-Muster.

Die konventionellen Röntgenaufnahmen innerhalb von vier Tagen nach dem MRT zeigten eine Beckenverwringung auf der Seite des Schmerzes, verschiedene Ausbildungsgrade einer Osteoporose und eine Gelenkspaltverschmälerung des betroffenen Hüftgelenkes.

Therapeutisch wird die konservative Behandlung mit Analgetika und antientzündlichen Medikamenten empfohlen (weiterhin Gewichtsreduktion, passive Bewegung, intermittierende Traktion und erzwungene Ruhigstellung in Funktionsstellung). Die Behandlung aller Kinder erfolgte in Form einer subtotalen Kapsulektomie und einem Release der Muskulatur, insofern eine Gelenkkontraktur beseitigt werden musste. Zwischen vier Monate und zwei Jahre nach dem Eingriff fanden sich im MRT normale Hüften [40].

14.7.4 Septische Arthritis

Yang et al. (2006) [45] sowie Lee et al. (1999) [46] beschrieben bei septischer Arthritis im Hüftgelenk bei Kindern einen einseitigen Gelenkerguss. Im MRT zeigten sich Änderungen der Signalintensität des Knochenmarkes und der Weichteile sowie eine Verdickung der Synovialis. Eine Änderung der Signalintensität des Knochenmarks fand sich bei 56–89 % [45] bzw. acht von neun [46] der Patienten. Im Gegensatz dazu konnten Amini et al. (2007) [47] bei Lyme-Arthritis im MRT keine pathologischen Veränderungen der Knochenmarksignale nachweisen.

14.7.5 Chemotherapie und tiefe regionale Hyperthermie

Jäger et al. (2008) [22] fanden eine vermehrte Häufigkeit avaskulärer Nekrosen bei Kindern mit Tumoren des Beckens, welche mit tiefer regionaler Hyperthermie und Chemotherapie behandelt wurden. Als Hauptrisikofaktor wurde insbesondere die Prednisolongabe diskutiert. Bei acht von insgesamt 37 derart behandelten pädiatrischen Patienten trat innerhalb eines mittleren Nachuntersuchungszeitraumes von 6,2 Jahren (1–12 Jahre) eine Osteonekrose des Femurkopfes auf. Fünf davon entwickelten innerhalb von sechs Monaten nach der Behandlung ein Knochenmarködem, die drei restlichen Patienten innerhalb des ersten Jahres. Der Beginn dieser Osteonekrosen des Femurkopfes korrelierte mit dem jugendlichen Alter, einer zusätzlichen Radiatio, der Anwendung einer tiefen regionalen Hyperthermie sowie einer Häufigkeit von mehr als acht Sitzungen. Im Gegensatz zum M. Perthes, der in charakteristischen Stadien abläuft, selbstlimitierend ist und zu einer sekundären Revaskularisierung führt, zeigte die avaskuläre Nekrose der mit tiefer regionaler Hyperthermie behandelten Patienten eine Osteonekrose des Femurkopfes mit typischen Zeichen im Sinne einer Progression wie bei Erwachsenen und fehlenden Stadien wie bei M. Perthes. Die avaskuläre Nekrose betraf nicht nur die subchondrale Region, wie sie typisch für Erwachsene ist, sondern reichte bis in die Metaphyse. Allerdings war bei keinem der Patienten die Implantation eines Kunstgelenkes erforderlich. Die meisten Patienten konnten sogar wieder am Sport teilnehmen.

14.8 Literatur

[1] Patel S. Primary bone marrow oedema syndromes. Rheumatology. 2014; 53:785–792.

[2] Pay NT, Singer WS, Bartal E. Hip pain in three children accompanied by transient abnormal findings on MR images. Radiology. 1989; 171:147–149.

[3] Wilson AJ, Murphy WA, Hardy DC, Totty WG. Transient osteoporosis: transient bone marrow edema? Radiology. 1988; 167:757–760.

[4] Thiryayi WA, Thiryayi SA, Freemont AJ. Histopathological perspective on bone marrow oedema, reactive bone change and haemorrhage. Eur J Radiol. 2008; 67:62–67.

[5]   Solomon L. Bone-marrow oedema syndrome. J Bone Joint Surg Br. 1993; 75:175–176.

[6]   Aigner N, Petje G, Schneider W, Krasny C, Grill F, Landsiedl F. Juvenile bone-marrow oedema of the acetabulum treated by iloprost. J Bone Joint Surg Br. 2002; 84:1050–1052.

[7]   Bohndorf K, Beckmann J, Jäger M, Kenn W, Maus U, Nöth U, Peters KM, Rader C, Reppenhagen S, Roth A. S3-Leitlinie. Teil 1: Atraumatische Femurkopfnekrose des Erwachsenen – Diagnose und Differentialdiagnose. Z Orthop Unfall. 2015; 153:375–386.

[8]   Körholz D, Bruder M, Engelbrecht V, Rüther W, Göbel U. Aseptic osteonecrosis in children with acute lymphoblastic leukemia. Pediatr Hematol Oncol. 1998; 15:307–315.

[9]   Ojala AE, Lanning FP, Pääkkö E, Lanning BM. Osteonecrosis in children treated for acute lymphoblastic leukemia: a magnetic resonance imaging study after treatment. Med Pediatr Oncol. 1997; 29:260–265.

[10] Hunder GG, Kelly PJ. Roentgenologic transient osteoporosis of the hip. Ann Intern Med. 1968; 69:633.

[11] Noorda RJ, van der Aa JP, Wuisman PI, David EF, Lips PT, van der Valk P. Transient osteoporosis and osteogenesis imperfecta. A case report. Clin Orthop Relat Res. 1997; 337:249–255.

[12] Karagkevrekis CB, Ainscow DA. Transient osteoporosis of the hip associated with osteogenesis imperfecta. J Bone Joint Surg Br. 1998; 80:54–55.

[13] Crespo E, Sala D, Crespo R, Silvestre A. Transient osteoporosis. Acta Orthop Belg. 2001; 67:330–337.

[14] Aigner N, Meizer R, Meraner D, Becker S, Radda C, Landsiedl F. Tapping test in patients with painful bone marrow edema of the knee. Clin J Pain. 2008; 24:131–134.

[15] Duncan H, Frame B, Frost H, Arnstein AR. Regional migratory osteoporosis. South Med J. 1969; 62:41–44.

[16] Trevisan C, Ortolani S, Monteleone M, Marinoni EC. Regional migratory osteoporosis: a pathogenetic hypothesis based on three cases and a review of the literature. Clin Rheumatol. 2002; 21:418–425.

[17] Lakhanpal S, Ginsburg WW, Luthra HS, Hunder GG. Transient regional osteoporosis. A study of 56 cases and review of the literature. Ann Intern Med. 1987; 106:444–450.

[18] Ojala AE, Pääkkö E, Lanning FP, Lanning M. Osteonecrosis during the treatment of childhood acute lymphoblastic leukemia: a prospective MRI study. Med Pediatr Oncol. 1999; 32:11–17.

[19] Bernbeck B, Christaras A, Krauth K, Lentrodt S, Strelow H, Schaper J, Janssen G, Mödder U, Göbel U. Bone marrow oedema and aseptic osteonecrosis in children and adolescents with acute lymphoblastic leukaemia or non-Hodgkin-lymphoma treated with hyperbaric-oxygen-therapy (HBO): An approach to cure? BME/AON and hyperbaric oxygen therapy as a treatment modality. Klin Padiatr. 2004; 216:370–378.

[20] Berger CE, Kröner AH, Minai-Pour MB, Ogris E, Engel A. Biochemical markers of bone metabolism in bone marrow edema syndrome of the hip. Bone. 2003; 33:346–351.

[21] Starr AM, Wessely MA, Albastaki U, Pierre-Jerome C, Kettner NW, Bone marrow edema: pathophysiology, differential diagnosis, and imaging. Acta Radiol. 2008; 49:771–786.

[22] Jäger M, Balzer S, Wessalowski R, Schaper J, Göbel U, Li X, Krauspe R. Hyperthermia Associated Osteonecrosis in Young Patients with Pelvic Malignancies. Anticancer Agents Med Chem. 2008; 8:571–575.

[23] Korompilias AV, Karantanas AH, Lykissas MG, Beris AE. Bone marrow edema syndrome. Skeletal Radiol. 2009; 38:425–436.

[24] Funk JL, Shoback DM, Genant HK. Transient osteoporosis of the hip in pregnancy: natural history of changes in bone mineral density. Clin Endocrinol (Oxf). 1995; 43:373–382.

[25] Plenk H Jr, Hofmann S, Eschberger J, Gstettner M, Kramer J, Schneider W, Engel A. Histomorphology and bone morphometry of the bone marrow edema syndrome of the hip. Clin Orthop Relat Res. 1997; 334:73–84.

[26] Nicol RO, Williams PF, Hill DJ. Transient osteopaenia of the hip in children. J Pediatr Orthop. 1984; 4:590–592.

[27] Roth A, Beckmann J, Smolenski U, Fischer A, Jäger M, Tingart M, Rader C, Peters KM, Reppenhagen S, Nöth U, Heiss C, Maus U: S3-Leitlinie. Teil 2: Atraumatische Femurkopfnekrose des Erwachsenen – unbehandelter Verlauf und konservative Behandlung. Z Orthop Unfallchir 2015; 153:488–497.

[28] Leder K, Knahr K. Effect of core decompression in the early stages of necrosis of the femoral head. Orthop Int 1995; 3:411–422.

[29] Mont MA, Schon LC, Hungerford MW, Hungerford DS. Avascular necrosis of the talus treated by core decompression. J Bone Joint Surg Br. 1996; 78:827–830.

[30] Hofmann S, Engel A, Schneider W. The histomorphological substrate in bone marrow edema syndrome (BMES) of the hip. J. Bone Joint Surg 1997; 79.

[31] Hofmann S, Schneider W, Breitenseher M, Urban M, Plenk H Jr. „Transient osteoporosis" as a special reversible form of femur head necrosis. Orthopäde. 2000; 29:411–419.

[32] Aigner N, Petje G, Steinboeck G, Schneider W, Krasny C, Landsiedl F. Treatment of bone-marrow oedema of the talus with the prostacyclin analogue iloprost. An MRI-controlled investigation of a new method. J Bone Joint Surg Br. 2001; 83:855–858.

[33] Umans H, Liebling MS, Moy L, Haramati N, Macy NJ, Pritzker HA. Slipped capital femoral epiphysis: a physeal lesion diagnosed by MRI, with radiographic and CT correlation. Skeletal Radiol. 1998; 27:139–144.

[34] Lalaji A, Umans H, Schneider R, Mintz D, Liebling MS, Haramati N. MRI features of confirmed „pre-slip" capital femoral epiphysis: a report of two cases. Skeletal Radiol. 2002; 31:362–365.

[35] Engelhardt P. Slipped capital femoral epiphysis and the „healthy" opposite hip. Orthopade. 2002; 31:888–893.

[36] Tins B, Cassar-Pullicino V, McCall I. The role of pre-treatment MRI in established cases of slipped capital femoral epiphysis. Eur J Radiol. 2009; 70:570–578.

[37] Jones BS. Adolescent chondrolysis of the hip joint. S Afr Med J. 1971; 45:196–202.

[38] Duncan JW, Schrantz JL, Nasca RJ. The bizarre stiff hip. Possible idiopathic chondrolysis. JAMA. 1975; 231:382–385.

[39] Wenger DR, Mickelson MR, Ponseti IV. Idiopathic chondrolysis of the hip. Report of two cases. J Bone Joint Surg Am. 1975; 57:268–271.

[40] Laor T, Crawford AH. Idiopathic chondrolysis of the hip in children: early MRI findings. AJR Am J Roentgenol. 2009; 192:526–531.

[41] Bleck EE. Idiopathic chondrolysis of the hip. J Bone Joint Surg Am. 1983; 65:1266–1275.

[42] Daluga DJ1, Millar EA. Idiopathic chondrolysis of the hip. J Pediatr Orthop. 1989; 9:405–411.

[43] Chung SM. The arterial supply of the developing proximal end of the human femur. J Bone Joint Surg Am. 1976; 58:961–970.

[44] Johnson K, Haigh SF, Ehtisham S, Ryder C, Gardner-Medwin J. Childhood idiopathic chondrolysis of the hip: MRI features. Pediatr Radiol. 2003; 33:194–199.

[45] Yang WJ, Im SA, Lim GY, Chun HJ, Jung NY, Sung MS, Choi BG. MR imaging of transient synovitis: differentiation from septic arthritis. Pediatr Radiol. 2006; 36:1154–1158.

[46] Lee SK, Suh KJ, Kim YW, Ryeom HK, Kim YS, Lee JM, Chang Y, Kim YJ, Kang DS. Septic arthritis versus transient synovitis at MR imaging: preliminary assessment with signal intensity alterations in bone marrow. Radiology. 1999; 211:459–465.

[47] Amini B, Geller MD, Mathew M, Gerard P. MRI features of Lyme arthritis of the hips. Pediatr Radiol. 2007; 37:1163–1165.

Hans Roland Dürr

15 Kindliche Knochentumoren der Hüfte

In den USA werden etwa 8.000 neue kindliche Malignomerkrankungen pro Jahr beschrieben. Eines von 333 Kindern entwickelt bis zum 20. Lebensjahr ein Malignom. 11 % davon betreffen das Skelettsystem (Knochen- und Weichteilsarkome). Benigne Läsionen sind noch etwa 10-mal häufiger anzutreffen.

Fünfzig Prozent aller malignen Läsionen werden, so beschrieben 1995, initial fehltherapiert.

Grund hierfür ist die oft unspezifische Klinik kindlicher Tumoren. Schmerz und Schwellung sind gerade im Hüftbereich klassische Symptome, die nur selten an einen Tumor denken lassen. Benigne Läsionen sind demgegenüber in vielen Fällen Zufallsbefunde, z. B. in der Behandlung von Sportverletzungen. Das Labor ist nicht hilfreich, nach wie vor ist die Röntgenuntersuchung der Hüfte in zwei Ebenen die Standardbildgebung. Gegebenenfalls wird man zur weiteren Abklärung eine MRT veranlassen, was aber gerade bei jüngeren Kindern aufwendig und manchmal nur in Narkose durchführbar ist. Die Skelettszintigraphie tritt in den Hintergrund. Die Computertomographie hat in der Abklärung differentialdiagnostisch schwieriger Läsionen als Zusatzverfahren eine nicht zu unterschätzende Bedeutung.

Ziel der Diagnostik ist es primär einmal, nichtbehandlungs- oder auch nur kontrollbedürftige Befunde wie die fibröse Dysplasie oder das nichtossifizierende Fibrom zu erkennen. Wichtig ist die Abgrenzung tumoröser Läsionen zu den entzündlichen Veränderungen und das rasche Diagnostizieren und Behandeln aggressiver benigner oder maligner Tumoren.

Im Folgenden werden die wichtigsten kindlichen Knochentumoren der Hüfte dargestellt (Tabelle 15.1).

Tab. 15.1: Typische tumorähnliche Erkrankungen und Tumoren der kindlichen Hüfte

Nichtneoplastische Läsionen	Fibröse Dysplasie
	Nichtossifizierendes Fibrom
	Juvenile Knochenzyste
	Aneurysmale Knochenzyste
Benigne Knochentumoren	Osteoidosteom
	Kartilaginäre Exostosen
	Chondroblastom
	Riesenzelltumor
	Langerhans-Zell-Histiozytose
Maligne Knochentumoren	Osteosarkom
	Ewing-Sarkom

DOI 10.1515/9783110470598-015

15.1 Nichtneoplastische (tumorähnliche) Läsionen des Knochens

15.1.1 Nichtossifizierendes Fibrom (nichtossifizierendes Fibrom, fibröser metaphysärer Defekt)

Es handelt sich um eine gut begrenzte nichttumoröse Läsion des Knochens, charakterisiert durch spindelzelliges Bindegewebe mit storiformem Aufbau und einer Reihe von mehrkernigen Riesenzellen, Hämosiderin und Fett enthaltenden Histiozyten. In der Regel handelt es sich um einen häufigen asymptomatischen Zufallsbefund, Schmerzen (Abb. 15.1) oder gar ein Knochenbruch durch einen größeren Defekt sind ausgesprochen selten. In sehr seltenen Fällen kann es zu multiplem Auftreten an mehreren Stellen kommen. Finden sich dann Café-au-Lait-Flecken und weitere Anomalien (z. B. mentale Retardierung, Kryptorchismus, Augenveränderungen, Aortenstenose) spricht man vom Jaffe-Campanacci-Syndrom. Meist kommt es zur spontanen Regression. Nur sehr selten ist die intraläsionale Kürettage mit z. B. Spongiosaplastik zur Stabilisierung indiziert. Eine bösartige Transformation ist nicht bekannt.

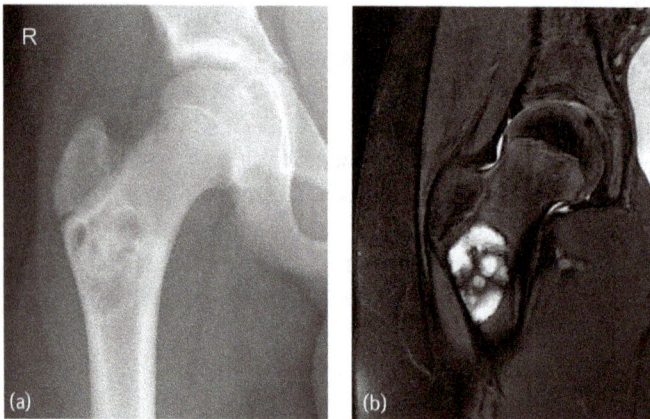

Abb. 15.1: 13-jähriger Junge mit Schmerzen in der rechten Hüfte seit etwa fünf Monaten. Typischer Röntgen- (a) und MRT-Befund (b) eines nicht ossifizierenden Fibroms.

15.1.2 Fibröse Dysplasie

Die fibröse Dysplasie (FD) ist eine gutartige Läsion, mit mittlerweile bekanntem Genlokus, charakterisiert durch fibröses Bindegewebe mit typischer Wirbelbildung und unreifen nichtlamellären Knochentrabekeln, gebildet durch dieses „dysplastische" Bindegewebe.

Man unterscheidet Formen, die nur einen Knochen betreffen (monoostotische Formen), von der multiplen Erkrankung (polyostotische Formen). Mit der fibrösen

Dysplasie können Café-au-Lait-Flecken (20 %) assoziiert sein, es kann zur fortgeschrittenen skelettären Reifung kommen, zur frühzeitigen Pubertät (Pubertas praecox). In diesen Fällen spricht man vom McCune-Albright-Syndrom (5 %). Klinisch treten in monoostotischen Formen Schmerzen oft erst im Erwachsenenalter auf. Teilweise kann es auch zu Einblutungen in die Läsion mit nachfolgender Größenprogredienz kommen. In polyostotischen Formen kommt es früher zu Schmerzen, teilweise auch zu pathologischen Frakturen und zur Entwicklung typischer Fehlbildungen (z. B. Hirtenstabdeformität des proximalen Femurs, Abbildung 15.2). Begleitende Hautläsionen, früher Wachstumsabschluss, multiple Myxome des Weichgewebes, Hyperthyreoidismus, Diabetes mellitus, renale und kardiovaskuläre Anomalien können als Teil von seltenen Syndromerkrankungen auftreten.

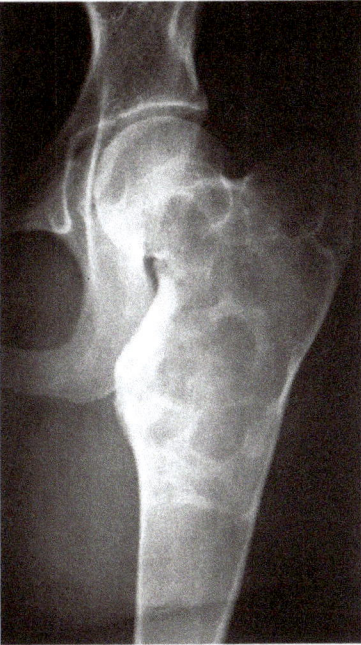

Abb. 15.2: Ausgedehnte fibröse Dysplasie des proximalen Femurs, die zur Ausformung einer Hirtenstab-Coxavara nach Wachstumsabschluss führte.

Im natürlichen Verlauf kann es bis zur Pubertät unvorhersehbar zur Progredienz der Läsionen kommen. In der Regel wachsen dabei alle betroffenen Areale simultan. Im Erwachsenenalter ist eine Progredienz vor allem im Bereich der Rippen, im Becken und metaphysären langen Röhrenknochen durch Einblutung möglich. Bei im Verlauf auftretenden Sarkomen ist deren Zusammenhang mit der FD umstritten.

Generell bleibt das Vorgehen konservativ. Die Frakturheilung ist in der Regel ebenfalls konservativ problemlos möglich. Werden operative Korrekturen durchgeführt, ist bei Kindern wie auch Jugendlichen das Rezidivrisiko hoch, auch nach Implantation kortikaler Späne, insbesondere jedoch nach Spongiosaplastik. Falls erforderlich sollte deshalb die frühzeitige Korrekturosteotomie mit „solider" Osteosynthese durchgeführt werden.

15.1.3 Juvenile Knochenzyste

Bei der solitären Knochenzyste handelt es sich um eine häufige, nichtneoplastische Läsion. Aus letztlich unklarer Ursache kommt es zur Zystenbildung vor allem (50 %) im Bereich des proximalen Humerus oder des proximalen Femurs. Prinzipiell kann jedoch jeder Knochenabschnitt betroffen sein. Hauptauftrittsalter ist das 6.–15. Lebensjahr, Jungen bevorzugt. Vor Wachstumsabschluss können die Zysten durch kontinuierliches Aufbrauchen des betroffenen Knochens zu Knochenbrüchen führen. Da Schmerzen in der Regel nicht vorliegen, sind Frakturen mit bis zu 80 % der diagnostizierten Fälle ausgesprochen häufig.

Therapeutisch kann in vielen Fällen abgewartet werden. Knochenzysten heilen nach Wachstumsabschluss oft von alleine aus, so dass nur jene behandelt werden sollten, die eine deutliche Frakturgefahr des Knochens bedingen (Abbildung 15.3).

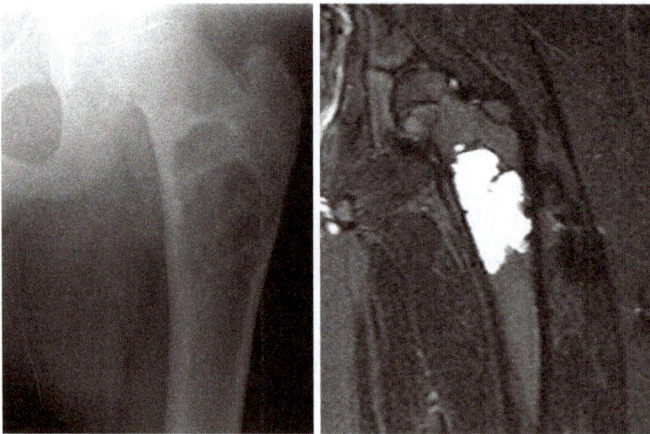

Abb. 15.3: 8-jähriger Junge mit juveniler pertrochantärer Knochenzyste des proximalen Femurs. Lokale Schmerzen, Frakturgefahr.

Es existieren eine Vielzahl von Optionen. Neben der klassischen Kürettage und Auffüllung mit Knochenspänen mit oder ohne Osteosynthese ist auch die Einspritzung von Kortison in die Zyste, eventuell wiederholt, gerade bei jüngeren Kindern mit bis zu 80 % Ausheilung möglich. Auch die Eröffnung der Zystenwand durch Lochschrauben oder Nägel (Prevot) kann zum gleichem Erfolg führen, Letzteres mit dem Vorteil der raschen Belastbarkeit. Eine weitestgehende Zystenausheilung nach nichtoperativ versorgten Knochenbrüchen findet allerdings nur in Ausnahmefällen statt.

15.1.4 Aneurysmale Knochenzyste

Bei der aneurysmatischen Knochenzyste (AKZ) handelt es sich in der aktuellen WHO-Definition um eine nichtneoplastische Läsion, allerdings zeigen neuere Untersuchungen eine monoklonale Zellvermehrung und damit bei der primären AKZ das typische Bild eines benignen Knochentumors. Im Unterschied zur juvenilen Knochenzyste ist die AKZ jedoch ausgesprochen gut durchblutet und wächst expansiv, den Knochen rasch aufbrauchend (Abbildung 15.4). Eine Therapie ist deshalb in den allermeisten Fällen notwendig.

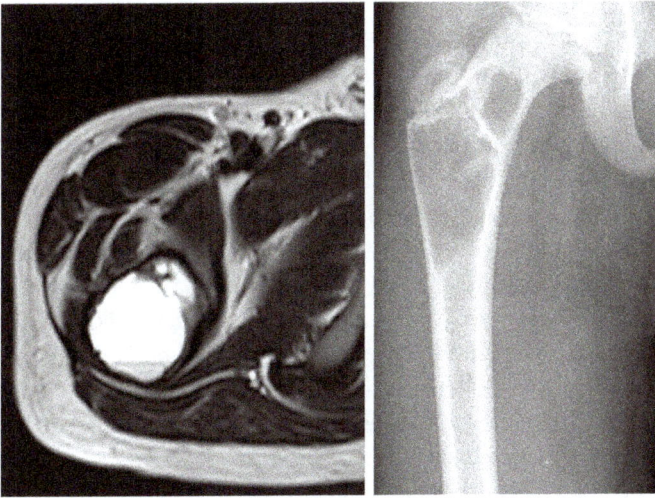

Abb. 15.4: 8-jähriger Junge mit aneurysmaler Knochenzyste des prox. Femurs. Sehr schön sind die Expansion des Knochens und der Sedimentationseffekt der Erythrozyten im MRT zu erkennen.

Obwohl in jedem Alter auftretend, liegt das Inzidenzmaximum zwischen dem 10. und 20. Lebensjahr, 3/4 aller Fälle vor dem 20. Lebensjahr. Dies steht im Gegensatz zum radiologisch ähnlichen Riesenzelltumor, der meist nach dem 20. Lebensjahr auftritt. Obwohl prinzipiell jede Skelettlokalisation möglich ist, werden vor allem die langen Röhrenknochen der unteren Extremität betroffen. Schmerz und Schwellung sind auch hier typische Symptome, an der Wirbelsäule können Nervenausfälle auftreten.

Klassischerweise erfolgt die Therapie durch Kürettage, meist mit Knochenspanauffüllung. Ist dies ohne Beeinträchtigung der Funktion möglich, kann auch die segmentale Resektion durchgeführt werden. In Fällen der Kürettage sollte ein Adjuvans, z. B. Phenol oder Alkohol, angewandt werden. Intraläsionale Injektionen verschiedener Substanzen (z. B. Polidocanol) sind mit gutem Erfolg beschrieben, auch eine Systemtherapie mit Denosumab bei primär nicht oder nur mit erheblichen Risiken operablen Patienten (z. B. im Sakrum) ist möglich.

Die Prognose ist gut, bei einfacher Kürettage mit lokaler Adjuvansgabe kann es allerdings in bis zu 10 % zu Rezidiven kommen. Bei großen Zysten in ungünstiger Lage kann auch die Embolisation sinnvoll sein.

15.2 Benigne Knochentumoren

15.2.1 Kartilaginäre Exostosen

Mit mehr als 40 % aller benignen Knochentumoren sind die Exostosen die häufigsten Knochentumoren überhaupt. In 90 % findet man einen isolierten Tumor teils sessil, teils gestielt von nahe der Epiphysenfuge aus nach peripher wachsend. In 10 % liegt ein hereditäres Leiden in Form von multiplen Exostosen vor (1–2 Fälle/100.000 Einwohner). In diesen Fällen sind zwei Ghenloci bekannt. Die weitaus meisten Exostosen dürften asymptomatisch und nicht entdeckt sein. In vielen Fällen kommt es jedoch neben einer sicht- und tastbaren Tumorbildung zur Entwicklung schmerzhafter Bursen über den Befunden, in Extremfällen auch zu Läsionen benachbarter Nerven, vaskulärer Kompression, Aneurysmabildung oder Bewegungseinschränkung. Im typischen Fall eines Zufallsbefundes einer solitären Exostose, meist während des pubertären Wachstumsschubes, ist ein abwartendes Verhalten gerechtfertigt. Die Indikation zur Resektion sollte nur bei rechtfertigenden Beschwerden gestellt werden. Eine maligne Entartung ist zwar im Einzelfall beschrieben und sollte bei nach Wachstumsabschluss weiter- oder wieder wachsenden Exostosen vor allem stammnaher Lokalisation in Erwägung gezogen werden, ist jedoch eher eine Rarität.

Multiple kartilaginäre Exostosen sind weitaus komplexer zu beurteilen. Zum einen kommt es häufig durch die epiphysennahe Lokalisation zu Achs- und Längenabweichungen der Extremitäten, zum anderen besteht ein relevantes Risiko einer malignen Entartung im Lebensverlauf (ca. 4–6 %). Die Diagnose der Erkrankung wird hier in der Regel sehr früh gestellt, eine kontinuierliche Verlaufsbeobachtung, intensiviert in den Zeiten des größeren Längenwachstums, ist sicher notwendig (Abbildung 15.5). Tumorresektionen und Umstellungsosteotomien müssen wenn notwendig mit dem Augenmaß des erfahrenen Kinderorthopäden erfolgen, im Erwachsenenalter sind die oft großen Tumoren bei jeglicher Wachstumsneigung sofort zu resezieren.

15.2.2 Chondroblastom

Das Chondroblastom ist ein seltener gutartiger Tumor charakterisiert durch eine hohe Zellularität und relativ undifferenziertes Gewebe mit chondroblastenähnlichen Zellen, gut begrenzt, zusammen mit multinukleären Riesenzellen vom osteoklastären Typ vorkommend. Das Vorhandensein knorpeliger Interzellularmatrix mit Arealen fokaler Kalzifizierung ist typisch. Diese ist auch in der Bildgebung oft gut zu erkennen.

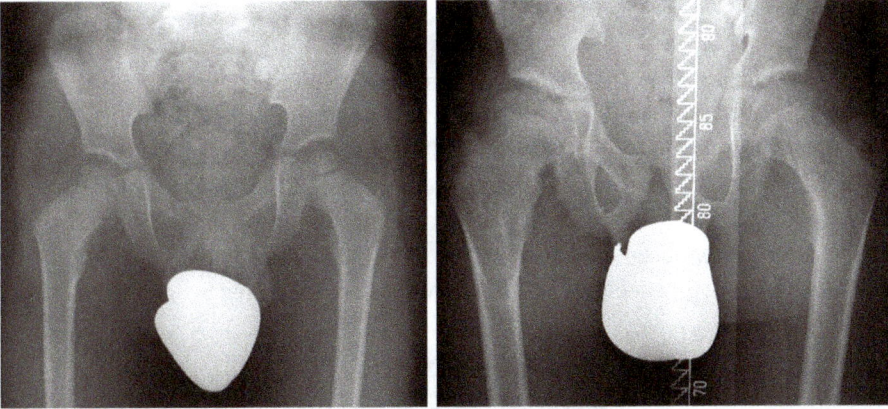

Abb. 15.5: Initial 3-jähriger Junge mit multiplen kartilaginären Exostosen. 9-Jahres-Verlauf der Hüften. Bild 2010 im Alter von 13 Jahren.

Es ist letztlich ein sehr seltener (unter 1.000 publizierte Fälle weltweit) Tumor, der beim jungen Patienten im Bereich knapp unterhalb des Gelenkknorpels, typisch epiphysär, langsam sich ausdehnend zum oft großen Defekt führt (Abbildung 15.6). Trotz primär gutartigen Wachstums gibt es eine Potenz zur Metastasierung, vor allem pulmonal. Die Abgrenzung zu malignen Tumoren, insbesondere zum Klarzellchondrosarkom (des Erwachsenen) ist wesentlich. In höheren Altersgruppen können ossäre Ganglien, gerade am Hüftkopf, radiologisch ähnlich sein. Die Therapie ist primär einmal die intraläsionale Kürettage, ggf. mit Adjuvanzien. Im Rezidivfall, bei aggressiven Verläufen, muss an eine Resektion gedacht werden.

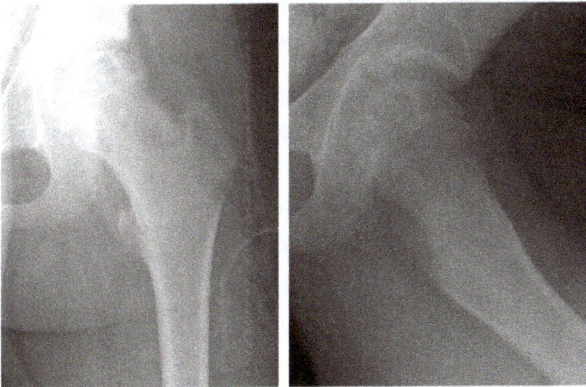

Abb. 15.6: 11-jähriges Mädchen mit Schmerzen und hinkendem Gangbild seit vier Monaten. Typisches epiphysäres Chondroblastom. Biopsiekanal erkennbar, Ausheilung nach Kürettage, Phenolisation und Spongiosaplastik.

15.2.3 Osteoidosteom

Mit 10 % aller benignen Knochentumoren ist das Osteoidosteom ein vergleichsweise häufiger Befund. Die zumeist jungen Patienten geben vor allem nächtliche Knochen- oder Gelenkschmerzen an, im typischen Fall ist eine bis 1 cm große Läsion mit nidus- artigem nichtossifizierten inneren Kern und ausgedehnter osteoblastischer Randre- aktion erkennbar (Abbildung 15.7a). Die kortikale Reaktion kann dabei beträchtliche Ausmaße erreichen. Liegt die Läsion gelenknahe, so sind die klassischen Symptome einer Arthritis mit Gelenkerguss, Gelenkschwellung und lokalen Schmerzen möglich.

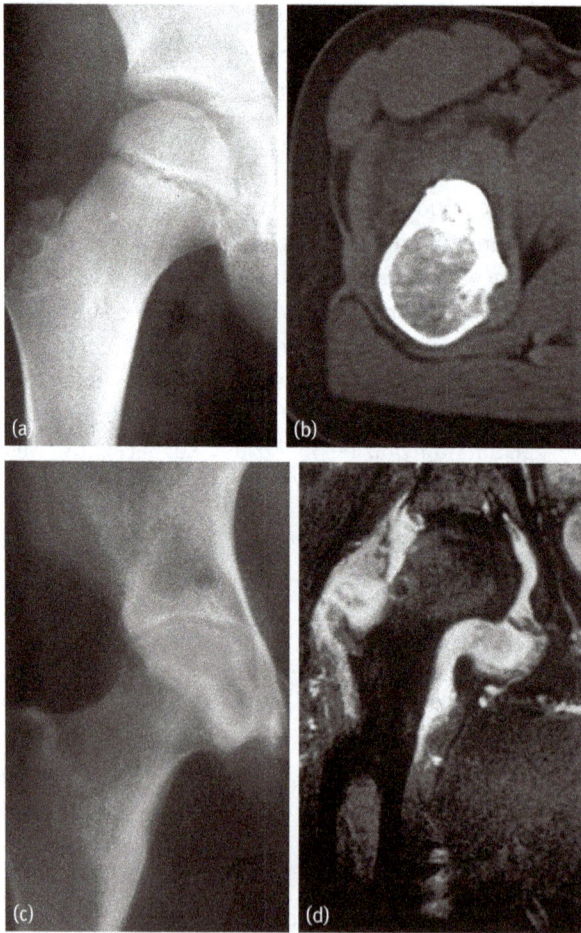

Abb. 15.7: (a) 12-jähriger Junge mit typischem Befund eines Osteoidosteoms des prox. Femurs. Der Nidus ist klar im CT erkennbar. (b) 17-jähriger Patient, bei dem der Nidus des Osteoidosteoms rand- ständig ist und es konsekutiv zu einer massiven Synovitis des Hüftgelenkes kam, welche die Dia- gnose lange hinsichtlich einer monoartikulären rheumatoiden Erkrankung fehlleitete.

Nicht wenige Fälle einer Monarthritis im jugendlichen Alter werden sekundär als Osteoidosteom diagnostiziert, da sich die kleine Läsion an ungünstiger Lokalisation sowohl dem Nativröntgenbild wie auch der MRT entziehen kann bzw. nicht als solche erkannt wird (Abbildung 15.7b). Die CT ist hier sowohl in der Diagnostik wie auch der minimalinvasiven Therapie, z. B. durch Radiofrequenzablation, der MRT überlegen. Ätiologisch ist die Zuordnung zu den Tumoren umstritten, da im Spontanverlauf nach einigen Jahren eine Ausheilung eintritt. Da die Therapie zumeist minimalinvasiv und ambulant erfolgen kann, die Patienten im Regelfall sofort beschwerdefrei werden, empfiehlt sich jedoch dieses Vorgehen. Der oft propagierte „Aspirin-Test" zeigt lediglich das typische Ansprechen des prostaglandininduzierten Schmerzes auf ein NSAR und ist aufgrund seiner mangelnden Spezifität obsolet.

15.2.4 Der Riesenzelltumor des Knochens

Der Riesenzelltumor (Osteoklastom) ist eine häufig lange asymptomatische, rein osteolytische, zumeist exzentrisch gelegene Läsion der epimetaphysären Knochenabschnitte (Abbildung 15.8). Das typische Erkrankungsalter liegt bei 10–30 Jahren, er findet sich jedoch prinzipiell in jedem Lebensalter. Histologisch sind die namensgebenden Osteoklasten lediglich Begleitphänomen, die eigentliche Tumorkomponente sind die fibroblastären Zellen. In 4–10 % werden pulmonale Metastasen beschrieben, eine diesbezügliche präoperative Abklärung und spätere Nachsorge sind Pflicht. Der

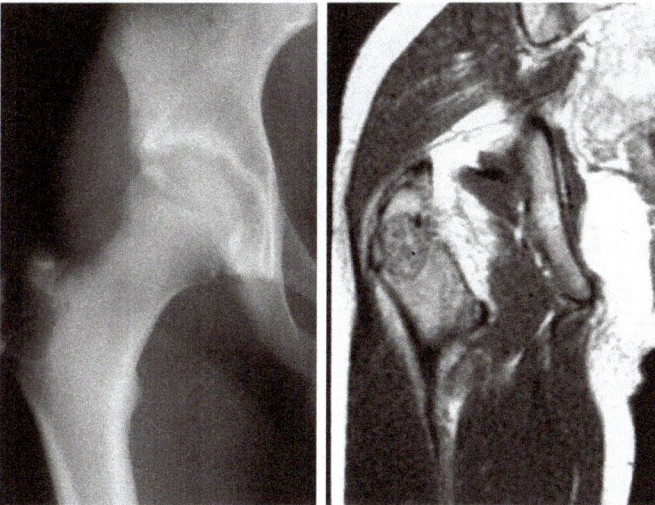

Abb. 15.8: 14-jähriges Mädchen mit Riesenzelltumor des proximalen Femurs. Ausschließlich osteolytische Läsion mit typischer Beteiligung von Epi- und Metaphyse, in diesem Fall der Apo- und Metaphyse.

Spontanverlauf ist nicht absehbar, auch histologische Prognoseparameter existieren nicht. Ausgedehnte Läsionen können vorkommen. Da der RZT histologisch vom so genannten „Braunen Tumor" bei Hyperparathyreoidismus nicht differenziert werden kann, sollte zusätzlich stets, aber vor allem bei multiplen Läsionen, das Parathormon bestimmt werden.

Der Tumor hat wie alle aggressiven benignen Läsionen ein signifikantes Rezidivrisiko nach intraläsionaler Resektion, weniger häufig nach marginaler, so gut wie nie nach weiter Resektion. Intraläsionale Eingriffe, wie sie standardmäßig bei diesem Tumor durchgeführt werden, setzen eine ausgedehnte Freilegung voraus. Die „einfache" Kürettage ist beim RZT als inadäquat zu betrachten, die Rezidivquote liegt hier bei 50 % und mehr. Kürettagen sollten stets durch lokalmechanisch aggressive Verfahren, wie die Turbofräsung und Lavage, ergänzt werden. Da extraläsionale Resektionen insbesondere bei den häufig gelenknahen Befunden zu inadäquaten Funktionsverlusten führen können, muss zusätzlich die lokaladjuvante Therapie zur Ausdehnung des Sicherheitsabstandes erfolgen.

Gängige chemische und physikalische Methoden der adjuvanten Lokaltherapie wie

1. Phenolisation, Ethanol,
2. Methylmethacrylat (Knochenzement),
3. kryochirurgische Verfahren,
4. Kauterisierung

ersetzen nicht die subtile Präparation, finden in der Literatur jedoch eine weite Verbreitung und werden individuell unterschiedlich beurteilt. Zusammenfassend kann mit den zitierten Substanzen bei sorgfältiger operativer Technik eine Reduktion der Lokalrezidivrate auf ca. 10 % erzielt werden.

Ein besonderes Augenmerk sollte bei den scheinbar „harmlosen" Läsionen, auch der Weichteile, der differenzierten Diagnostik gelten, die Biopsie und extensive Bildgebung sind auch hier obligat. Die Unterschätzung der Aggressivität der Läsionen kann zum Lokalrezidiv mit erheblicher Kompromittierung des benachbarten Gelenkes bis hin zum Gelenkverlust führen.

Riesenzelltumoren zeigen auch noch nach mehr als fünf Jahren klinisch oft lange inapparente Lokalrezidive oder pulmonale Metastasen. Eine entsprechende Anpassung der Kontrollzeiträume (mind. zehn Jahre) ist zwingend notwendig.

Die in den letzten Jahren zunehmend eingesetzte Behandlung mit einem „Receptor Activator of NF-κB Ligand"-(RANKL-)Antikörper (Denosumab) ist erfolgreich, führt beim Absetzen jedoch zum Rezidiv und kann gerade bei jüngeren Kindern erhebliche Probleme im Calciumstoffwechsel verursachen. Die Indikation ist deshalb streng einzelfallbezogen, gerade bei Kindern als Heilversuch zu stellen.

15.2.5 Eosinophiles Granulom (Histiozytosis X, Langerhans-Zell-Granulomatose)

Das eosinophile Granulom ist eine nichttumoröse Läsion unklarer Ätiologie, charakterisiert durch eine ausgeprägte Proliferation von retikulohistiozytären Elementen mit unterschiedlicher Anzahl von eosinophilen Leukozyten, Plasmazellen und mehrkernigen Riesenzellen. Nekrosezonen sind häufig, ebenso die Präsenz von Schaumzellen besonders in älteren Läsionen oder bei multiplem Auftreten.

Beim solitärem Auftreten spricht man vom eosinophilen Granulom (ca. 80 %). Treten multiple Läsionen auf (zehnmal seltener ca. 8 %, am besten mit Ganzkörper-MRT zu diagnostizieren), so spricht man von einer chronisch disseminierten Erkrankung (Histiozytose X), dabei in 1 unter 10–20 Fällen Assoziation mit dem Hand-Schüller-Christian Syndrom (multiple Granulome, Diabetes insipidus, Exophtalmus). Die akute disseminierte Erkrankung ist sehr selten (Abt-Letterer-Siwe-Syndrom ca. 1–2 %). Es finden sich hier ein papulöses Exanthem, eine Leber- und Milzvergrößerung, eine Anämie, Thrombozytopenie sowie respiratorische und neurologische Ausfälle. Akut diffuse Formen treten nahezu immer unter dem dritten Lebensjahr auf, lokalisierte oder multiple Läsionen am häufigsten zw. dem 5.–10. LJ, in der Regel immer unter dem 20. LJ. Chronisch disseminierte Formen finden sich zwischen dem 3.–5. LJ, selten nach dem 15. LJ.

Klinisch dominiert der Schmerz, gelegentlich die Schwellung, pathologische Frakturen sind möglich. In der Wirbelsäule kann es zur typische Sinterung (Vertebra plana) kommen. Sonstige Symptome bestehen je nach Lokalisation. Am Femur

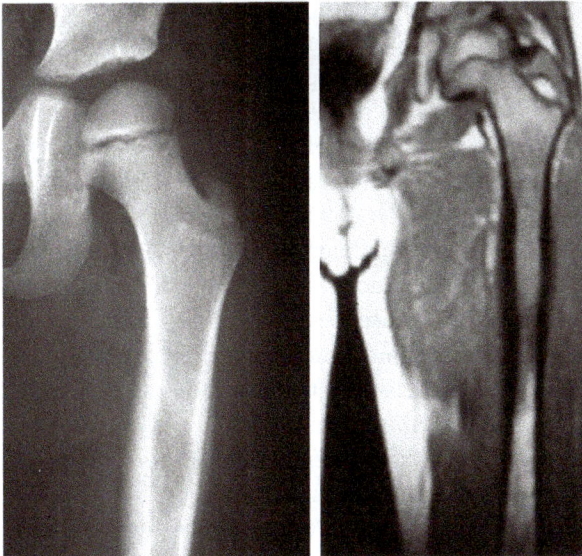

Abb. 15.9: 5-jähriger Junge mit typischem Befund eines eosinophilen Granuloms des prox. Femurs. Kürettage und problemlose Ausheilung.

und Becken ist die typische Differentialdiagnose die Osteomyelitis (Abbildung 15.9). Therapeutisch erfolgt die intraläsionale Kortikoidapplikation (1–3-mal), die Kürettage und Spongiosaplastik in solitären Lokalisationen günstiger Lage oder auch nur die Verlaufsbeobachtung. In ungünstiger Lokalisation kann die Bestrahlung mit ca. 6–10 Gy durchgeführt werden. In disseminierten Fällen ist eventuell die Chemotherapie notwendig.

Prognostisch kann bei solitären Läsionen ohne Rezidiv im ersten Jahr die Heilung erreicht werden. Bei wenigen Läsionen ohne extraskelettäre Beteiligung ist die Prognose ebenfalls exzellent. Das Hand-Schüller-Christian-Syndrom ist quoad vitam gut zu beurteilen, Defektzustände (Niere, Lunge) können persistieren. Das Abt-Letterer-Siwe-Syndrom stellt eine sehr ernste Erkrankung mit oft ungünstigem Ausgang dar.

15.3 Maligne Knochentumoren

15.3.1 Osteosarkom

Das Osteosarkom ist der häufigste primär maligne Knochentumor. Pro einer Million Einwohner treten etwa 2–3 Erkrankungsfälle pro Jahr auf. Kennzeichen des Osteosarkoms ist die Produktion von manchmal auch nur kleinen Mengen an Tumorosteoid. Mehr als 60 % aller Patienten sind jünger als 25 Jahre, aber rund 30 % aller Fälle treten bei Patienten über 40 Jahren auf. Klinisch führend sind zunehmende, oft als belastungsabhängig empfundene Schmerzen der betroffenen Region, in vielen Fällen als Folge eines Sporttraumas interpretiert. Erst später kann eine lokale Schwellung bemerkt werden. Nach der Bildgebung erfolgt immer die Biopsie des Tumors, empfohlen an jenem Sarkomzentrum, das später auch die Resektion des Tumors durchführen wird. Ob die Biopsie in minimalinvasiver Stanz- oder in herkömmlicher offener Technik („Inzisionsbiopsie") erfolgt, bleibt der Erfahrung des behandelnden Zentrums überlassen. Angesichts der raschen Durchführbarkeit, der niedrigen Komplikationsrate und Vorteile bei der definitiven Versorgung nimmt die Zahl der Stanzbiopsien eher zu. Das Risiko der pulmonalen Fernmetastasierung bedingt klassischerweise eine CT des Thorax. Zur Suche nach Knochenmetastasen wird typischerweise eine Skelettszintigraphie in 3-Phasen-Technik, in vielen Zentren heute auch direkt eine Ganzkörper-Positronen-Emissions-Tomographie mit 18F-Fluorodesoxyglukose und CT (FDG-PET/CT) als Ausgangsuntersuchung auch zur Beurteilung des späteren Therapieansprechens durchgeführt.

Prinzipiell werden eine Reihe von Subgruppen unterschieden. Der wichtigste und typischste Vertreter (80–90 %) ist dabei das zentrale Osteosarkom.

Bis zur Einführung der Chemotherapie in den 1970er-Jahren betrug die Überlebenschance trotz radikaler ablativer Therapie nur ca. 20 %. Heute wird die Chemotherapie generell vor der Resektion (neoadjuvant) und nach der Resektion (adjuvant) durchgeführt. Eine Ausnahme stellen aber z. B. hochdifferenzierte (G1-)Osteosarkome

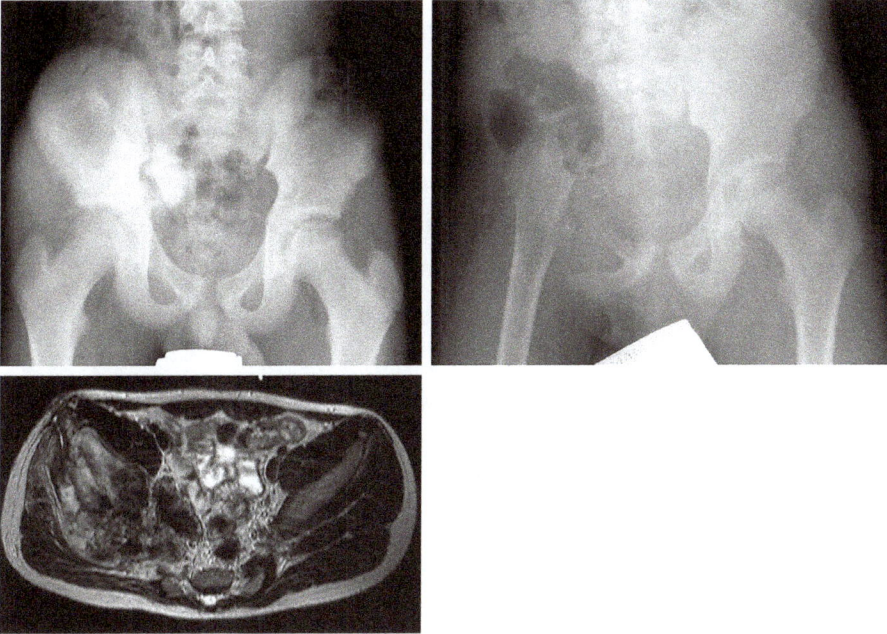

Abb. 15.10: 13-jähriger Junge mit Osteosarkom des rechten Os ileum mit acetabulärer Beteiligung. Resektion mit interner Hemipelvektomie nach Chemotherapie.

dar, wie sie vor allem bei den periostalen Formen häufiger vorkommen. Grundsätzlich muss zumindest die weite Resektion angestrebt werden (Abbildung 15.10). Bei palliativem Therapieansatz (z. B. Tumorreduktionen oder bei Vorliegen inoperabler Metastasierung) sind die Anforderungen an die Radikalität des Eingriffes natürlich weniger streng zu stellen. Auch eine Strahlentherapie kann hier, oder bei anatomisch nicht resektabler Lokalisation, sinnvoll sein.

Generell lässt sich beim Osteosarkom die klare Empfehlung für eine weite Tumorresektion aussprechen. Die oft sehr begrenzten anatomischen Verhältnisse lassen eine über einen weiten Resektionsrand – zumindest im Millimeterbereich – hinausgehende radikalere Resektion unter Mitnahme dieser wichtigen Strukturen nicht begründen. Ist im Einzelfall, z. B. im Becken, ein Resektionsrand kontaminiert, muss unter kritischer Abwägung und Diskussion mit den Patienten u. U. auch eine lokale Nachbestrahlung gegenüber einer ablativen Maßnahme diskutiert werden.

In den Ergebnissen der im deutschsprachigen Raum abgeschlossenen COSS-Studien ließ sich damit ein Extremitätenerhalt in 70–80 % aller Patienten bei einem Gesamtüberleben (zehn Jahre) von ca. 65 % im primär nichtmetastasierten und ca. 30 % im primär metastasierten Stadium bei den konventionellen Osteosarkomformen dokumentieren. Wesentliche prognostische Bedeutung kommt dem Ansprechen des Tumors auf die Chemotherapie zu. Eine Nekroserate von 90 % und mehr, ermittelt bei der Resektion, verbessert die Prognose hochsignifikant. Günstige prognostische Parameter sind die periphere Lage, eine Größe < 1/3 des Extremitätendurchmessers und die Vollständigkeit der chirurgischen Resektion. Die Lokalrezidivrate beträgt dabei abhängig von der Lokalisation im Extremitätenbereich ca. 4–13 % (dist. Tibia – prox. Femur). Patienten mit singulären oder wenigen Lungenmetastasen eines Osteosarkoms haben eine signifikant bessere Prognose im Vergleich zu multiplen Lokalisationen. Eine Heilung ist nur bei vollständiger Resektabilität zu erwarten.

15.3.2 Ewing-Sarkom

Entsprechend der WHO-Klassifikation sind dies Tumoren des Markraumes mit dicht gepackten kleinen Zelltypen mit runden Kernen ohne scharfe Zytoplasmagrenzen oder prominente Nukleoli. Da eine Reihe von Tumoren mit ähnlichen Eigenschaften existieren, spricht man deshalb von einer Gruppe eng verwandter Läsionen, zu denen neben den Ewing-Sarkomen der primitive neuroektodermale Tumor (PNET), das atypische Ewing-Sarkom, das periphere Neuroepitheliom und der Askin-Tumor der Brustwand gehören. Die Gruppe weist eine Reihe konsistenter chromosomaler Translokationen auf, von denen die t(11;22)(q24;q12) (EWS-FLI1-Fusion) mit 85 % aller Fälle am häufigsten ist.

Etwa 25 % der Tumoren finden sich im Femur, jeweils etwa 11 % im Humerus, Os ileum oder der Tibia sowie an anderen Lokalisationen. Mehr 75–90 % aller Ewing-Sarkome treten vor dem 20. Lebensjahr auf. Bevorzugt werden dabei der proximale metadiaphysäre und der diaphysäre Bereich. Radiologisch zeigt sich ein hochpermeatives Wachstum ohne Matrixproduktion mit z. T. erheblichen Weichteiltumoren. Die Röntgenmorphologie kann dabei einer Osteomyelitis durchaus ähnlich sein (Abbildung 15.11).

Das Ewing-Sarkom zeigt als undifferenzierter Tumor mit hoch aggressivem Wachstum systemisch unbehandelt eine schlechte Prognose. Trotz radikaler lokaler Resektion lag die bis Ende der 1970er-Jahre erzielte Prognose bei einer 5-Jahres-Überlebensrate von weniger als 10 % und einem Überleben des ersten Jahres von weniger als 50 %. Erst durch die Einführung der Chemotherapie durch Jürgens mit der Initiierung der ersten CESS-Studie ab 1981 ließ sich die Prognose erheblich verbessern. Prinzipiell sieht das Protokoll dabei neben der neo- und adjuvanten Chemotherapie eine Resektion und/oder Bestrahlung des Tumors vor. Generell zeigten die Daten der CESS-86-Studie, dass von jenen Patienten mit lokalisierter, also primär nichtmetastasierter Erkrankung, nach zehn Jahren 57 % noch am Leben waren. Insgesamt 52 % erlitten dabei nie ein Krankheitsrezidiv. Von den 48 % jener mit Rezidiv der Erkrankung, erlitten 7 % ein Lokalrezidiv, 31 % eine Metastasierung und 4 % beides. An vermuteten Komplikationen der Therapie starben 2 % der Patienten, 1 % erlitt ein Zweitmalignom. Prognostisch ungünstig zeigten sich ein Tumorvolumen von mehr als 200 ml sowie ein schlechtes Ansprechen auf die Chemotherapie. In neueren Studien

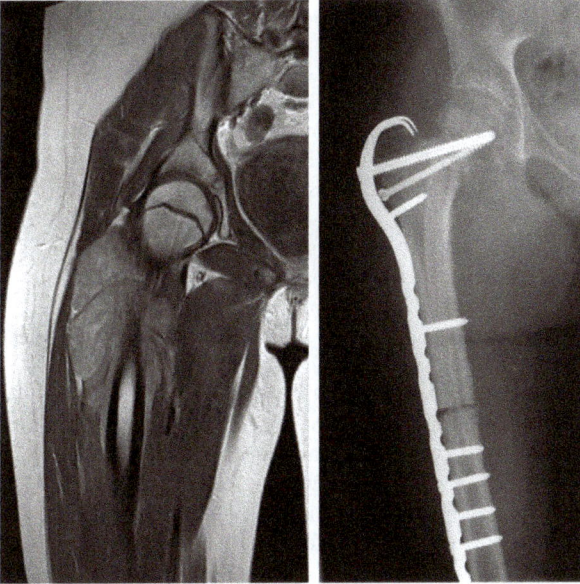

Abb. 15.11: 12-jährige Patientin mit Ewing-Sarkom des proximalen Femurs. Ausgedehnter Weichtei-lanteil. Nach Chemotherapie, Resektion, Strahlensterilisation und Replantation mit Augmentation durch Fibulatransplantat.

zeigte sich auch die EWS-FLI1-Fusion günstiger als andere chromosomale Fusionen. Das Gesamtüberleben der Patienten mit Ewing-Sarkom hat sich in den letzten 20 Jahren erheblich verbessert. Die Prognose bleibt aber deutlich hinter jener von Patienten mit Osteosarkomen zurück.

15.4 Weiterführende Literatur

[1] Fletcher DM, Bridge JA, Hogendoorn PCW, Mertens F (eds). WHO classification of tumours of soft tisue and bone. IARC Lyon, 2013.
[2] Canavese F, Wright JG, Cole WG, Hopyan S. Unicameral bone cysts: comparison of percuta-neous curettage, steroid, and autologous bone marrow injections. J Pediatr Orthop. 2011; 31(1):50–55.
[3] Cottalorda J, Bourelle S. Modern concepts of primary aneurysmal bone cyst. Arch Orthop Trau-ma Surg. 2007; 127(2):105–114.
[4] DiCaprio MR, Enneking WF. Fibrous dysplasia. Pathophysiology, evaluation, and treatment. J Bone Joint Surg Am. 2005; 87(8):1848–1864.
[5] Pietschmann MF, Dietz RA, Utzschneider S, Baur-Melnyk A, Jansson V, Dürr HR. The influence of adjuvants on local recurrence rate in giant cell tumour of the bone. Acta Chir Belg. 2010; 110(6):584–589.
[6] Arbeitsgemeinschaft Knochentumoren, Becker WT, Dohle J, Bernd L, Braun A, Cserhati M, End-erle A, Hovy L, Matejovsky Z, Szendroi M, Trieb K, Tunn PU. Local recurrence of giant cell tumor

of bone after intralesional treatment with and without adjuvant therapy. J Bone Joint Surg Am. 2008; 90(5):1060–1067.

[7] Azouz EM, Saigal G, Rodriguez MM, Podda A. Langerhans' cell histiocytosis: pathology, imaging and treatment of skeletal involvement. Pediatr Radiol. 2005; 35(2):103–115.

[8] Douis H, Saifuddin A. The imaging of cartilaginous bone tumours. I. Benign lesions. Skeletal Radiol. 2012; 41(10):1195–1212.

[9] Tunn PU, Dürr HR. Gutartige Tumoren und tumorähnliche Läsionen des Knochens. Arthritis & Rheuma. 2007; 27(3):129–140.

[10] Hoffmann RT, Jakobs TF, Kubisch CH, Trumm CG, Weber C, Duerr HR, Helmberger TK, Reiser MF. Radiofrequency ablation in the treatment of osteoid osteoma-5-year experience. Eur J Radiol. 2010; 73(2):374–379.

[11] Marina NM, Smeland S, Bielack SS, Bernstein M, Jovic G, Krailo MD, Hook JM, Arndt C, van den Berg H, Brennan B, Brichard B, Brown KL, Butterfass-Bahloul T, Calaminus G, Daldrup-Link HE, Eriksson M, Gebhardt MC, Gelderblom H, Gerss J, Goldsby R, Goorin A, Gorlick R, Grier HE, Hale JP, Hall KS, Hardes J, Hawkins DS, Helmke K, Hogendoorn PC, Isakoff MS, Janeway KA, Jürgens H, Kager L, Kühne T, Lau CC, Leavey PJ, Lessnick SL, Mascarenhas L, Meyers PA, Mottl H, Nathrath M, Papai Z, Randall RL, Reichardt P, Renard M, Safwat AA, Schwartz CL, Stevens MC, Strauss SJ, Teot L, Werner M, Sydes MR, Whelan JS. Comparison of MAPIE versus MAP in patients with a poor response to preoperative chemotherapy for newly diagnosed high-grade osteosarcoma (EURAMOS-1): an open-label, international, randomised controlled trial. Lancet Oncol. 2016; 17(10):1396–1408.

[12] Yarmish G, Klein MJ, Landa J, Lefkowitz RA, Hwang S. Imaging characteristics of primary osteosarcoma: nonconventional subtypes. Radiographics. 2010; 30(6):1653–1672.

[13] Potratz J, Dirksen U, Jürgens H, Craft A. Ewing sarcoma: clinical state-of-the-art. Pediatr Hematol Oncol. 2012; 29(1):1–11.

[14] Paulussen M, Craft AW, Lewis I, Hackshaw A, Douglas C, Dunst J, Schuck A, Winkelmann W, Köhler G, Poremba C, Zoubek A, Ladenstein R, van den Berg H, Hunold A, Cassoni A, Spooner D, Grimer R, Whelan J, McTiernan A, Jürgens H, European Intergroup Cooperative Ewing's Sarcoma Study-92. Results of the EICESS-92 Study: two randomized trials of Ewing's sarcoma treatment–cyclophosphamide compared with ifosfamide in standard-risk patients and assessment of benefit of etoposide added to standard treatment in high-risk patients. J Clin Oncol. 2008; 26(27):4385–4393.

[15] Freyschmidt J, Ostertag H, Jundt G. Knochentumoren mit Kiefertumoren, 3. Auflage. Springer Berlin Heidelberg, 2010.

Mohammad Azizbaig Mohajer, Christian Tschauner

16 Das Labrum acetabulare – Anatomie, Physiologie, Pathomorphologie mit klinischen Konsequenzen

16.1 Einleitung

Um die Hüftdysplasie, das femoroacetabuläre Impingement und die Labrumläsion sowie deren Folgen für das Hüftgelenk und dadurch bedingten eventuellen Hüftschmerzen sowohl im Säuglingsalter als auch im Klein- und Schulkindalter als auch bei Adoleszenten und jungen Erwachsenen zu verstehen, muss man zuerst eine Exkursion in die normale Anatomie des Hüftgelenkes machen. In diesem Beitrag werden neben dem Aufbau des Labrums seine Funktionen und Bedeutung für das Hüftgelenk vom Säuglings- bis ins Erwachsenenalter vorgestellt.

16.2 Die Anatomie des Hüftgelenkes

Das Hüftgelenk ist ein Nussgelenk, eine Sonderform des Kugelgelenkes, das aus dem kugelförmigen Femurkopf und der Hüftgelenkpfanne, dem Acetabulum, zusammengesetzt ist.

Das Acetabulum wird von drei Knochen – Darmbein, Sitzbein und Schambein – gebildet. Im Säuglings- und Kleinkindalter sind die oben erwähnten Knochen durch eine Y-förmige Knorpelfuge miteinander verbunden. Durch die enchondrale Ossifikation verknöchert die Knorpelfuge sukzessive und schließt sich nach der Pubertät.

Die Facies lunata, der hufeisenförmige Teil des Acetabulums, der nach inferior offen ist, stellt mit seinem ca. 3 mm dicken Knorpelbelag die Kontaktfläche mit dem Femurkopf dar. In der Fossa und Incisura acetabuli, einer Einkerbung des inferioren Hüftpfannenrandes, eingebettet in einem lockeren und fettreichen Bindegewebe, befindet sich das Lig. capitis femoris (Lig. teres), das in die Fovea centralis des Femurkopfes, mit den Vasa capitis femoris, den acetabulären Ästen der Vasa obturatoria, einstrahlt (Abbildung 16.1). Es kommt nach dem Wachstumsende zur Involution der Vasa capitis femoris, so dass sie hier in der Regel keine wesentliche blutversorgende Funktion mehr aufweisen. Über die mechanische Funktion des Lig. teres wird kontrovers diskutiert, von „keiner Funktion" bis zur „statischen Stabilisationsfunktion" [1].

Die Facies lunata wird am äußeren Rand durch das Labrum acetabulare verbreitert. Das Lig. transversum acetabuli überbrückt die Incisura acetabuli und verbindet die beiden Enden des Labrums. Das Labrum umfasst den Femurkopf über seinen Äquator hinaus und übt somit eine mechanische Dichtungsfunktion des Hüftgelenkes

DOI 10.1515/9783110470598-016

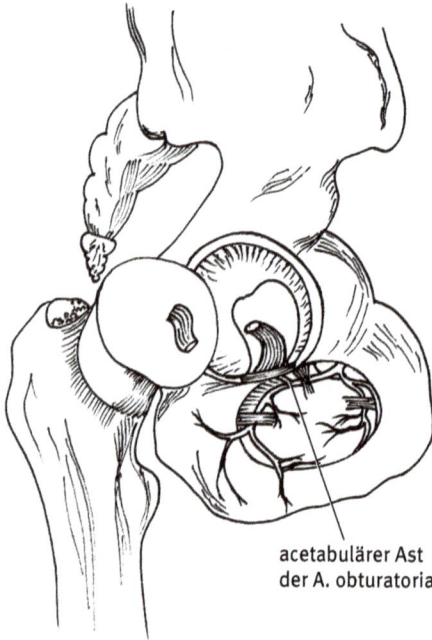

acetabulärer Ast
der A. obturatoria

Abb. 16.1: Die arterielle Versorgung des Lig. capitis femoris durch den R. acetabularis der A. obturatoria.

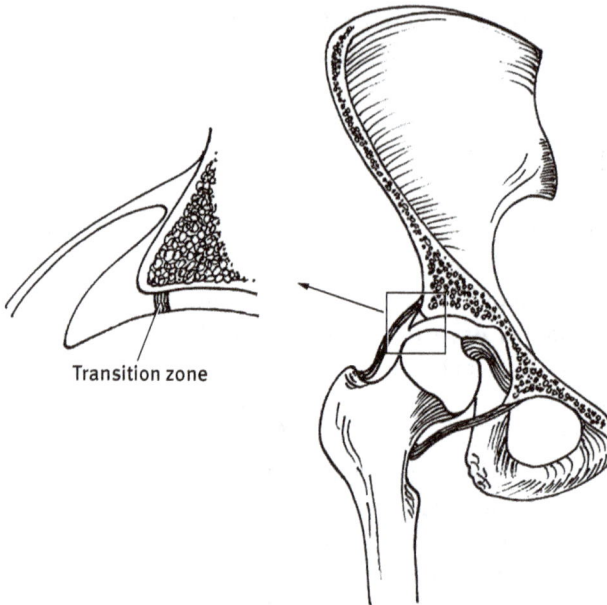

Transition zone

Abb. 16.2: Schematische Darstellung der Übergangszone des hyalinen Knorpels des Acetabulums in den Faserknorpel des Labrums. Diese wird als „Transitionzone" bezeichnet.

aus. Der Übergang des hyalinen Knorpels des Acetabulums in den Faserknorpel des Labrums wird als „Transitionzone" bezeichnet (Abbildung 16.2).

16.3 Das Hüftgelenk im Säuglingsalter und bei jungen Erwachsenen, der Luxationsprozess

Bei dysplastischen Säuglingshüften induzieren die Druck- und Scherspannungen, die durch Hüftabduktoren nach kranial resultieren, pathomorphologische Veränderungen in der Eröffnungszone der Knorpel-Knochen-Grenze am Pfannendach. Das führt zu einer mehr oder weniger großen Verknöcherungsverzögerung mit fortschreitender Abflachung des knöchernen Pfannendaches. Durch diese einseitige Verknöcherungsverzögerung der Pfanne entwickelt sich eine Dysbalance zwischen Hüftkopf und Pfanne. Eine zusätzliche exogene kaudokraniale Druckeinwirkung führt zur weiteren Ossifikationsstörung der tragenden knöchernen Pfanne. Bei weiterer Deformierung des verformbaren knorpeligen Pfannendaches ist eine Dezentrierung des Femurkopfes unausweichlich [2]:

Das hyalinknorpelig präformierte Pfannendach mitsamt fibrokartilaginärem Labrum ändert seine anatomische Position auf Grund der kaudokranial wirkenden Druck- und Scherkräfte beim Luxationsprozess. Dadurch wird die Spitze des Labrums immer nach außen und kranial gedrückt, der Pfannendachknorpel nach kaudal. Diese neu entstandene Trennleiste zwischen Urpfanne und Sekundärpfanne wird als „Neolimbus nach Ortolani" bezeichnet (Abbildung 16.3). Es handelt sich dabei um einen nach kaudal gepressten Anteil des Knorpeldaches [3]. Der optische Eindruck, das Labrum sei „eingeschlagen", entsteht fälschlicherweise dadurch, dass beim Luxationsprozess die rigide Labrumbasis eine kleine Leiste (scheinbar „eingeschlagenes" Labrum) bilden kann [3].

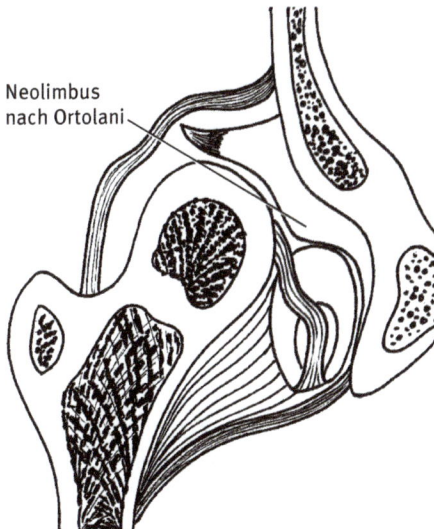

Neolimbus
nach Ortolani

Abb. 16.3: Als Neolimbus nach Ortolani bezeichnet man die Trennleiste zwischen Urpfanne und Sekundärpfanne. Diese entsteht bereits im Säuglingsalter durch den nach kaudal gepressten Anteil des Knorpeldaches nach einer Hüftluxation.

16.4 Das dysplastische Hüftgelenk der jungen Erwachsenen

Das Labrum ist in dysplastischen Hüften typischerweise hypertroph. Die Inside-out-Scherkräfte des Femurkopfes überlasten den Labrum-Knorpel-Komplex in der Transitionzone. Wird diese empfindliche Zone verletzt, beginnt die Delamination des Acetabulumknorpels. In dysplastischen Gelenken junger Erwachsener verstärkt sich der laterale Anteil des M. iliopsoas, auch M. iliocapsularis genannt, reaktiv zur Kompensation der nach anterolateral wirkenden Inside-out-Scherkräfte des Femurkopfes (Abbildung 16.4). Die Aufgabe des M. iliocapsularis ist die Stabilisation des Femurkopfes im Acetabulum in seinem knöchern nichtüberdachten lateralen Bereich.

Durch ständige Überlastung des M. iliocapsularis kommt es allmählich zur Ermüdung und langfristig zur Dekompensation dieses Muskels, mit den typischen Leistenschmerzen. Nicht selten zeigt sich der dekompensierte M. iliocapsularis intraoperativ minderdurchblutet und farblich abgeblasst (chronisches Kompartmentsyndrom) als indirektes Zeichen einer ständigen Überlastung.

Anders als in Dysplasien ist das Labrum bei femoroacetabulärem Impingement (FAI) normotroph. Während die Scherkräfte bei Dysplasien belastungsabhängig sind und von innen nach außen wirken (*Inside-out*-Scherkräfte), sind diese in FAI bewegungsabhängig und wirken von außen nach innen (Outside-in-Scherkräfte). Im Kleinkindalter beobachten wir das FAI bei M. Perthes und im Pubertätsalter bei der Epiphyseolysis capitis femoris (ECF). In den beiden oben genannten Fällen kommt es zur Überlastung des Labrums. Auf Grund der zahlreichen sensiblen Nervenendigungen

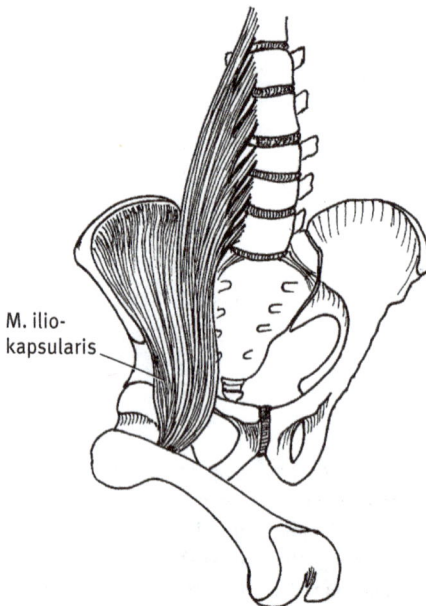

M. ilio-
kapsularis

Abb. 16.4: M. iliocapsularis ist der verstärkte laterale Anteil des M. iliopsoas in dysplastischen Hüften der jungen Erwachsenen.

im Labrum kann das femoroacetabuläre Impingement auch im Kindes- und Pubertätsalter Schmerzen verursachen.

Je nach FAI-Typen werden unterschiedliche Pathomechanismen beobachtet. In FAI vom Pincer-Typ wird das Labrum bei einer Provokationsbewegung (Kombinationsbewegung von Flexion, Adduktion und Innenrotation) wie ein Türstopper direkt gequetscht und verletzt.

In FAI vom Cam-Typ wird primär nicht das Labrum, sondern durch den Riss der Labrum-Knorpel-Grenze der acetabuläre Knorpel verletzt [4]. Haddad et al. [5] unterteilen die durch FAI bedingte acetabuläre Knorpelverletzungen in vier Stadien. Im 1. Stadium kommt es zur Ausbildung eines sogenannten Wave-Signs des Knorpelbelages, das arthro-MR-tomographisch nachweisbar ist. In weiterer Folge bildet sich im Stadium 2 eine Kluft zwischen Labrum und Knorpel in der Transitionzone, in Stadium 3 kommt es zur Delamination des acetabulären Knorpels und im Stadium 4 liegt nach Knorpelschwund der Knochen frei.

16.5 Der histologische Aufbau des Labrum acetabulare

Das Labrum acetabulare besteht aus zwei Teilen, ein dem Femurkopf zugewandter und ein der Kapsel zugewandter Teil. Der der Kapsel zugewandte Teil des Labrums setzt sich aus dichtem Bindegewebe, also aus Kollagenfasern Typ I und III, zusammen, hingegen der dem Femurkopf zugewandte Teil des Labrums aus fibriokartilaginärem Gewebe [6]. Elektronenmikroskopische Untersuchungen zeigen drei unterschiedliche Schichten im Labrum:

Kommt man von der artikulären zur kapsulären Seite des Labrums, ist die erste Schicht ein zehn Mikrometer dickes Geflecht aus zarten Kollagenfibrillen, die keine bevorzugte Orientierung aufweisen. Die zweite Schicht ist ca. 40 Mikrometer dick und besteht aus lamellenartig angeordneten Kollagenfibrillen, deren Bündel sich in unterschiedlichen Winkeln kreuzen und miteinander verknüpfen. Die dritte, wichtigste und der Kapsel zugewandte Schicht misst ca. 200–300 Mikrometer und besteht aus zirkulär angeordneten Kollagenfibrillen [6].

Der frontale Querschnitt des Labrums des jungen Erwachsenen wurde bisher für eine Dreiecksform gehalten, in Wirklichkeit penetriert der keilförmige knöcherne Rand des Acetabulums die Basis des Labrums (Abbildung 16.2). Auf der artikulären Seite, am Übergang vom hyalinen Knorpel des Acetabulums in das Labrum, zeigt sich im histologischen Präparat eine zarte Grenze kalzifizierter Knorpel, diese Zone existiert hingegen nicht auf der kapsulären Seite [7]. Das Labrum ist am Acetabulum im superioren Bereich am dicksten, anterior am breitesten; es ist superior, anterior und posterior scharfkantig, aber inferior plump. Da die zirkulär verlaufenden Kollagenfasern im anterioren Acetabulumbereich parallel zur Labrum-Knorpel-Grenze (LKG) angeordnet sind, zeigt sich in diesem Bereich eine zarte, ca. 1 mm tiefe, scharfkantige Einziehung in der Transitionzone. Da die Kollagenfasern des posterioren Labrums senkrecht zur LKG verlaufen, bildet sich an dieser Grenze ein makroskopisch sichtbarer Sulcus [8].

Die Gelenkkapsel setzt proximal des Labrums am Acetabulumrand an und bildet den paralabralen Rezessus. Dieser Raum ist zwischen ca. 6,6 mm (anteroinferior) und ca. 7,9 mm (posteroinferior) weit, gut vaskularisiert und beinhaltet lockeres Fett- und Bindegewebe [6, 7].

16.6 Die Blutversorgung des Labrum acetabulare

Das Labrum hat keine eigene Blutversorgung [9]. Die Ernährung des Labrums erfolgt einerseits über ringförmig verlaufende Kapselgefäße mit Anastomosen (Abbildung 16.5) und andererseits durch die Synovialflüssigkeit. Die histologischen Untersuchungen zeigen eine signifikante Abnahme der Gefäßdichte an der Labrumbasis von der Kapsel in Richtung der artikulären Seite des Labrums [6]. Der Anastomosenring besteht aus der A. glutea superior (Abbildung 16.6), A. obturatoria und dem Ramus ascendens der A. circumflexa femoris medialis (Abbildung 16.7) [11].

In histochemischen Untersuchungen konnten McCarthy et al. [9] am knöchernen Rand des Acetabulums der Erwachsenen, an dem das Labrum befestigt ist, zahlreiche Vaskularisationen nachweisen, jedoch keine im Labrum. Kelly et al. [10] berichteten, dass sich die Vaskularisation des Labrums an seiner Basis und seiner kapsulären Seite befindet (Abbildung 16.8). In Kadaveruntersuchungen konnten im rupturierten Labrum im Vergleich zu intaktem keine Gefäßeinsprossungen oder Vaskularität nachgewiesen werden [7, 10].

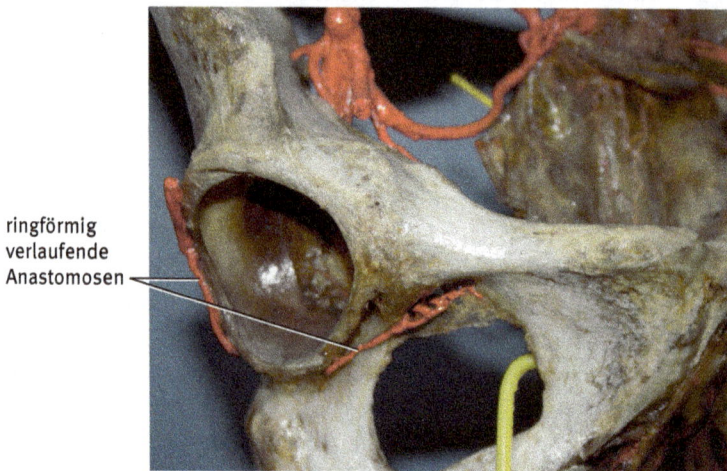

ringförmig
verlaufende
Anastomosen

Abb. 16.5: Die Blutversorgung des basalen Anteiles des Labrums erfolgt über die ringförmig verlaufenden Anastomosen.

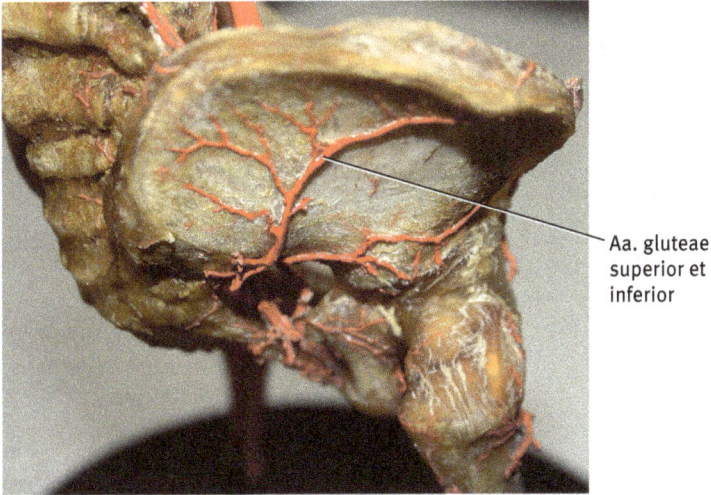

Abb. 16.6: Die Blutversorgung des basalen Anteiles des Labrums erfolgt über die ringförmig verlaufenden Anastomosen der A. glutea inferior.

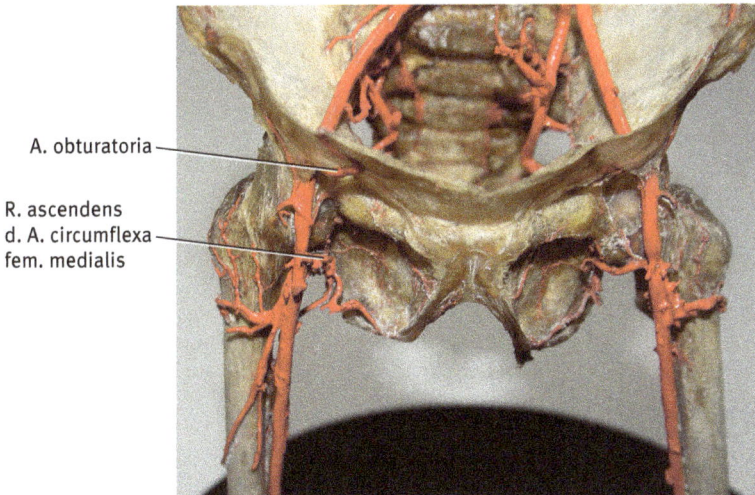

Abb. 16.7: Die Blutversorgung des basalen Anteiles des Labrums erfolgt über die ringförmig verlaufenden Anastomosen der A. obturatoria und R. ascendens der A. circumflexa femoris medialis.

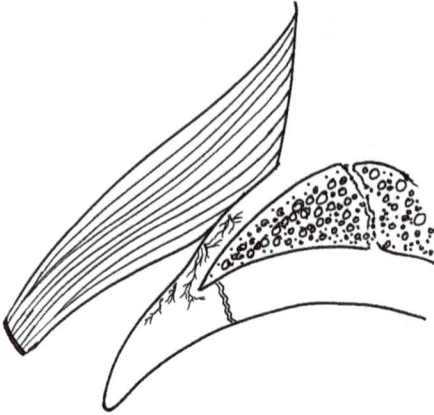

Abb. 16.8: Die Vaskularisation des Labrums erfolgt über die Gefäßinjektionen an der Basis und kapsulären Seite des Labrums.

16.7 Die nervale Versorgung des Labrum acetabulare

Bisher wurden verschiedene sensible Nervenendigungen im Labrum acetabulare identifiziert, zusätzlich zu den nicht myelinisierten freien Nervenendigungen [12, 13], die sich vermehrt im superioren und anterioren Quadranten des Acetabulums befinden und für die Schmerzwahrnehmung im Labrum verantwortlich sind. Es finden sich dort auch zahlreiche Mechanorezeptoren wie Beschleunigungssensoren vom Typ Vater-Pacini-Körperchen und Krause-Endkolben, Druckrezeptoren vom Typ Golgi-Mazzoni-Körperchen und Dehnungsrezeptoren vom Typ Ruffini-Körperchen (Abbildung 16.9). Somit spielt das Labrum eine wichtige Rolle in der Propriozepti-

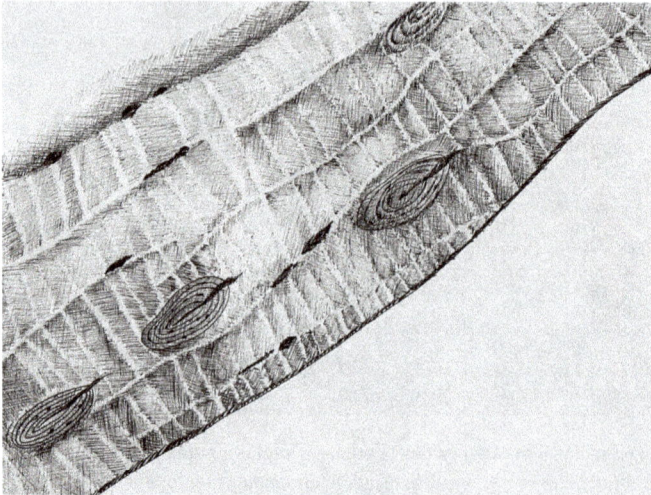

Abb. 16.9: Schematische histologische Darstellung der Mechanorezeptoren vom Typ Vater-Pacini-Körperchen im Labrum.

on des Gelenkes. Die Labruminnervation stammt vom R. quadratus femoris des N. ischiadicus und vom N. obturatorius [11].

16.8 Weitere Funktionen des Labrum acetabulare

Dem Labrum werden viele Funktionen zugesprochen. Man konnte aber nach Druckmessungen mit Hilfe von drucksensitiven Filmen während der Einbeinstandphase keine signifikante Drucksteigerung im Hüftgelenk weder nach Resektion des Labrums noch nach Entfernung des Lig. transversum beobachten [14].

Das Labrum vergrößert die acetabuläre Gelenkfläche um 22 % und das acetabuläre Volumen um 33 % [7]. Es hat zusätzlich eine Dichtungsfunktion für das zentrale Kompartiment [15–17], das ist der intraartikuläre Teil des Gelenkes, der im Cavum acetabulare liegt und durch den Acetabulumrand begrenzt wird. Demgegenüber steht das periphere Kompartiment, das intraartikulär jedoch außerhalb des Acetabulums im Bereich des Femurhalses liegt [18]. Das Labrum sorgt durch seine Dichtungsfunktion für das Aufrechterhalten des Unterdruckes im zentralen Kompartiment und somit für die Gelenkstabilität.

Ein intaktes Labrum verhindert den Austritt von Synovialflüssigkeit aus dem zentralen Kompartiment des Hüftgelenkes. Die ohnehin in geringer Menge vorhandene Synovialflüssigkeit unterstützt sowohl die effiziente nutritive Versorgung des Knorpels als auch ein ungehindertes Gleiten der Gelenkflächen [19–21]. Der Dichtungsfunktionsverlust des Labrums beeinträchtigt einerseits die gleichmäßige Verteilung des auf den Gelenkknorpel wirkenden Flüssigkeitsdruckes, andererseits die Ernährung des Knorpels und führt zu Knorpelschäden [17].

Ferguson et al. [17] konnten in Kadaverstudien zeigen, dass der Kondensations- und Verhärtungsprozess des Hüftgelenkknorpels nach Labrumresektion als Folge eines herabgesetzten intraartikulären hydrostatischen Druckes innerhalb des zentralen Kompartiments viel schneller und in größeren Ausmaßen erfolgt als in einem Hüftgelenk mit intaktem Labrum.

Mit Hilfe der Rotationswiderstandsmessung in Kadaverstudien konnte man die Reibungsfunktion des Labrums bei einem intakten und einem verletzten Labrum beurteilen. Der Rotationswiderstand in einem belasteten Hüftgelenk steigt nach einer partiellen Labrumresektion [21]. Ein intaktes Labrum dichtet das Gelenk ab, verhindert den Austritt der Synovialflüssigkeit aus dem zentralen Kompartiment und sorgt somit für eine reibungsarme Bewegung des Gelenkes [21].

16.9 Die Folgen einer Labrumresektion

Eine Labrumresektion beeinträchtigt die Dichtungsfunktion des Gelenkes und erhöht die Reibung zwischen den kartilaginären Gelenkflächen. Dieser Zustand schädigt den

Knorpel und führt mittel- bis langfristig zu Coxarthrose [21]. Da das Labrum zur Gelenkstabilität beiträgt, ist diese Rolle am wichtigsten während der Extrembewegungen des Hüftgelenkes [15–18, 22]. Crawford et al. [22] zeigten, dass man für die Traktion des Femurkopfes um 3 mm weniger Zugkraft benötigt, wenn artifiziell eine Labrumverletzung gesetzt wird. Dy et al. [23] konnten zeigen, dass es bei der Abduktion und Außenrotation des Femurkopfes zu einer Translation des Femurkopfes nach anterior kommen kann. Das führt zur Überlastung des anterioren Teiles des Labrums und der Kapsel. Die plötzliche traumatische Überlastung oder die repetitive Belastung des anterioren Labrums kann dieses vom Acetabulumrand separieren (Abbildungen 16.10–16.12). Die Zugkraft, die für die Traktion des Hüftgelenkes bei manchen Operationen benötigt wird, nimmt mit der Unterbrechung der Gelenksdichtung durch das Platzieren einer Nadel im zentralen Kompartiment ab [19, 20]. Nach Unterbrechung der Gelenksdichtung passt sich der Unterdruck des zentralen Kompartiments an den Umgebungs-

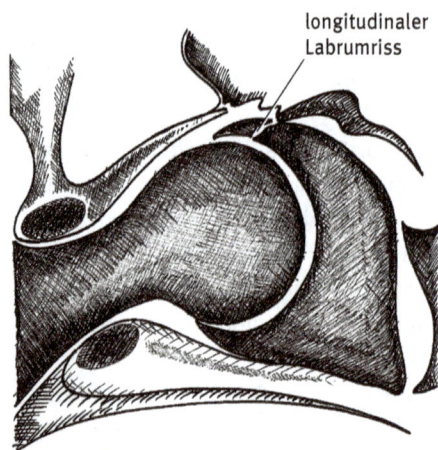

Abb. 16.10: Schematische Darstellung einer im MRT sichtbaren longitudinalen Separation des anterioren Labrums vom Acetabulumrand.

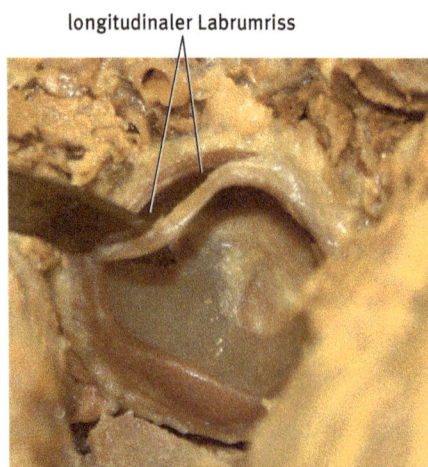

Abb. 16.11: Longitudinaler Riss des anterosuperioren Labrums nach Entfernen des Femurkopfes.

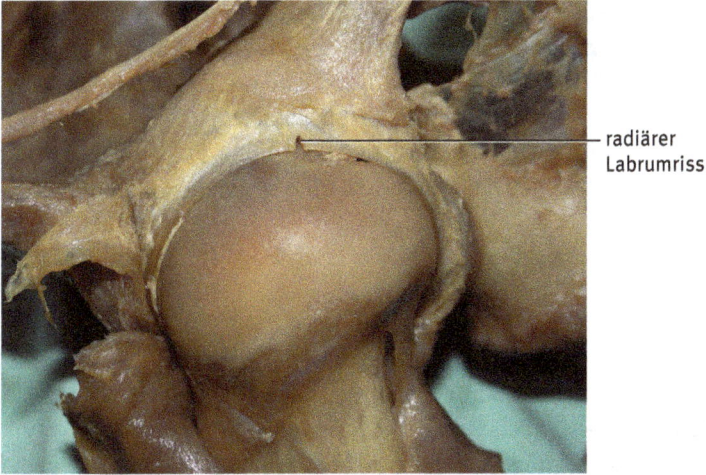

radiärer
Labrumriss

Abb. 16.12: Darstellung eines radiären Labrumrisses nach Entfernen der anterioren Kapsel.

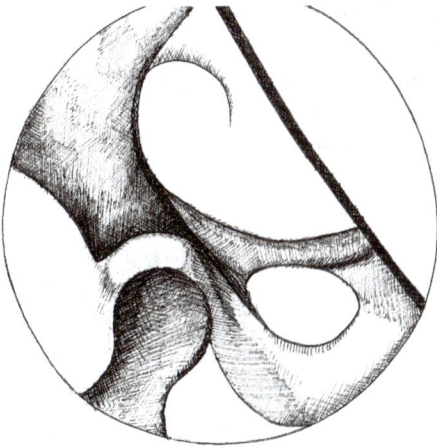

Abb. 16.13: Darstellung eines in Hüftarthroskopie sichtbaren intraartikulären Unterdruckes nach Hüfttraktion bei intakter Dichtung des zentralen Kompartimentes.

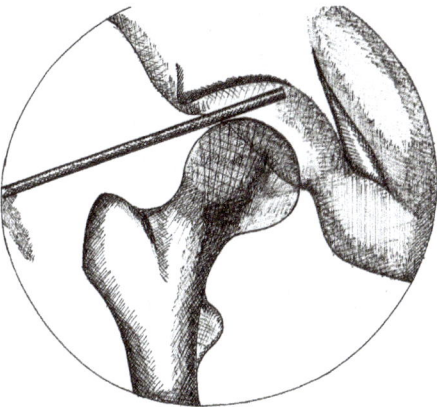

Abb. 16.14: Darstellung der erleichterten Traktion während der Hüftarthroskopie nach Unterbrechung der Dichtung des zentralen Kompartimentes.

druck an und der Gelenkspalt vergrößert sich rapide (Abbildungen 16.13 und 16.14). Von der Hüftarthroskopie kennen wir, dass beim Platzieren der Nadel in das periphere Kompartiment, also in den Bereich des Femurhalses, die für die Traktion notwendige Zugkraft nicht abnimmt: Der Gelenkspalt vergrößert sich nur geringfügig und dies nur mit großer Zugkrafteinwirkung. Das Beispiel zeigt die Bedeutung der Funktion des Labrums als „Dichtungsring" zwischen dem zentralen und peripheren Kompartiment.

16.10 Die Druckbelastung

Ishiko et al. [24] haben in Kadaverstudien den superioren Quadranten des Labrums analysiert und gezeigt, dass a) das Labrum auf Druckbelastung sensibel reagiert, b) das männliche Labrum widerstandsfähiger ist als das weibliche und c) das Labrum im allgemeinen der Druckbelastung gegenüber nicht so widerstandsfähig ist als die Menisken im Kniegelenk.

Die Autoren sind der Meinung, dass die Degeneration des Gelenkknorpels und des Labrums seine Funktion negativ beeinflusst [24]. Neulich analysierten Dy et al. [23] in einer Kadaverstudie mit Hilfe der RSA (Roentgen Stereophotometry Analysis) die Druckbelastung im anterioren Labrum. Obwohl die gemessene maximale Druckbelastung im anterolateralen Bereich des Labrums höher ist als im anterioren und anteroinferioren, führen die Außenrotation und Abduktion der Hüfte zu einer starken Belastungszunahme direkt im anterioren Labrum.

Durch das Platzieren der digitalen variablen Widerstandswandler an vier verschiedenen Lokalisationen der intakten menschlichen Kadaverlabra (im anterioren, anterolateralen, lateralen und posterioren Labrum) untersuchten Giordano et al. [25] die auf das Labrum wirkende Druckbelastung in 36 unterschiedlichen Positionen des Hüftgelenkes beginnend in Neutralstellung (Neutral-Flexion-Extension, Neutral-Abduktion-Adduktion und Neutral-Rotation). Abhängig von der Stellung des Femurkopfes im Acetabulum nimmt die Druckbelastung in verschiedenen Regionen des Labrums zu oder ab. Im anterioren Labrum nimmt die Belastung während der Hüftflexion zu, insbesondere in Kombination mit der Hüftabduktion. Bei der Adduktion und Extension der Hüfte nimmt die Druckbelastung auf das anteriore Labrum relativ zur Ausgangsbelastung ab. Die Flexion und Innenrotation der Hüfte steigern die Belastung im anterolateralen Labrum, wohingegen die Extension und Außenrotation die Druckbelastung des Labrums in diesem Bereich verringern. Die Belastung auf das laterale Labrum nimmt während der Flexion, Außenrotation (oder Neutralrotation) und Abduktion (oder Neutralstellung) der Hüfte zu, während diese in der Streckung abnimmt. Im posterioren Labrum nimmt die Belastung bei Extension, insbesondere in Kombination mit Abduktion und Außenrotation, zu und bei Flexion und Adduktion, ungeachtet der Rotation, ab.

16.11 Die Ringspannung

In einer Kadaverstudie simulierten Safran et al. [26] Labrumrisse in sechs Kadaverlabra und analysierten die Ringspannung, nachdem ein 1 cm breiter Teil des anterolateralen Labrums reseziert wurde. Der größte Ringspannungsverlust wurde, wie erwartet, im anterolateralen Labrum, im benachbarten Bereich des 1 cm breit resezierten Labrums notiert mit abnehmender Spannungsänderung weiter weg von der Resektionsstelle. Diese Daten zeigen, dass die ringförmig verlaufenden Fasern des Labrums eine wichtige Funktion erfüllen, und erhärten zugleich die Annahme, dass die knöcherne Insertion des Labrums eine unterstützende Rolle an der dem Labrumriss benachbarten Stelle des Labrums hat. Das steht im Gegensatz zu den Menisken, die außer im Vorder- und Hinterhornbereich sonst keine knöcherne Verankerung aufweisen und im Falle eines radiären Risses ihre Funktion verlieren [27]. Frühere Arbeiten basierten auf statischen Studien und beachteten keine Funktion des Labrums, die jüngsten Studien allerdings sind auf dynamischen Überlegungen aufgebaut und bewerten die Funktion des Labrums [25–27].

16.12 Der Labrumriss

Über den Labrumriss und seine Folgen wird immer noch kontrovers diskutiert. Harris et al. [28] berichteten bereits vor 30 Jahren, dass der Labrumriss oft an der Stelle beobachtet wird, wo die Knorpeldegeneration am stärksten ist. 2001 beobachteten Seldes et al. [7] den Labrumriss in der Frühphase des Arthroseprozesses der Hüfte. Basierend auf dieser Beobachtung könnte der Labrumriss ursächlich für die Coxarthrose sein, obwohl gegenwärtig weder eine klinische Studie noch eine Grundlagenforschung darüber existiert. Diese Grundlagenstudien [7, 28] helfen die Funktion des Labrums und die Folge eines Labrumrisses aufzuklären, wie Mikroinstabilität, nutritive Störung des Knorpels, Knorpelverdichtung und -verschmälerung und folglich Verkleinerung der knorpligen Kontaktflächen des Hüftgelenkes.

Internationale multizentrische Studien haben gezeigt, dass im Gegenteil zu Kugelgelenkmodell der Mittelpunkt des Hüftgelenkes nicht an konstanter Stelle liegt [29]. Die passive Beweglichkeit des Hüftgelenkes bei intaktem Weichteilmantel ist im Vergleich zur Ausgangstellung (Neutralstellung des Gelenkes) mit einer geringen Translation des Femurkopfes nach distal, lateral und kaudal verbunden. Die Kadaverstudien zeigen, dass der Umfang der Translationsbewegungen zunimmt, wenn die Haut und die Muskulatur entfernt werden, eine noch größere Translation beobachtet man nach Kapsulotomie. Crawford et al. [22] demonstrierten in anatomischen Präparaten nach Erzeugen eines Labrumrisses eine Zunahme des Bewegungsumfanges des Femurkopfes innerhalb des Acetabulums. Die Traktionskraft, die notwendig ist, um den Femurkopf aus dem Acetabulum zu luxieren, nimmt nach der Belüftung der Gelenkkapsel um 43 % ab, nach Erzeugung eines Labrumrisses um 60 %. Die oberflächlichste

Schicht des Gelenkknorpels ist so konstruiert, dass sie den Druckbelastungen optimal Widerstand leistet. Die Translationsbewegungen des Femurkopfes im Acetabulum erhöhen die auf den Gelenkknorpel negativ wirkenden Scherkräfte. Diese können einerseits die Knorpeldegeneration beschleunigen und andererseits die Punktbelastung am Knorpel des Acetabulumerkers steigern. Das Resultat ist ein Zusammenbrechen der knorpeligen Oberfläche an diesen Lokalisationen.

Durch die Dichtungsfunktion des Labrums bedingt bleibt stets eine geringe Restmenge der Synovialflüssigkeit mit gleichmäßiger Verteilung im zentralen Kompartiment bestehen, die sowohl den intraartikulären Unterdruck aufrechterhält als auch nutritive Aufgaben für den Gelenkknorpel übernimmt.

Song et al. [21] demonstrierten in Kadaverstudien, dass ein Riss im Labrum den Rollwiderstand des Femurkopfes im Acetabulum erhöht, und bestätigten somit die Bedeutung eines intakten Labrums zur Aufrechterhaltung der Gelenksflüssigkeitsmenge im zentralen Kompartiment, die für eine geschmeidige Gelenkbewegung notwendig ist.

Ferguson et al. [15–17] zeigten auch in einer Kadaverstudie, dass der Labrumriss den intraartikulären Unterdruck stört und dadurch die Strömungsrichtung der interstitiellen Flüssigkeit von Knorpel in den Intraartikularraum ändert. Die Folge sind die Kondensation des Knorpels und die Zunahme der lokalen Belastung innerhalb der Knorpelschichten bei einem Labrumriss. Greaves et al. [30] bestätigten durch eine Studie über die Auswirkung des Labrumrisses auf den Hüftgelenkknorpel die Arbeit von Ferguson. Sie benützten für ihre Studie eine 7-Tesla-MRI-Maschine und berichteten, dass ein 3 cm langer Longitudinalriss des Labrums an der Labrum-Knorpel-Grenze die Belastung auf den Knorpel minimal erhöht, während eine 3 cm lange Resektion des Labrums die Belastung auf den Knorpel signifikant erhöht. Die erhöhte Belastung führt zur Apoptose der Chondrozyten und Destruktion des Knorpels.

Miozzari et al. [31] konnten in einem Tierversuch mit 18 Schafen 6, 12 und 24 Wochen nach Labrumteilresektionen keinen negativen Effekt auf die Hüftgelenke der Schafe finden. In 16 von 18 Schafen beobachtete man an der Stelle des resezierten Labrums sogar die Reparation mit fibrösem Gewebe.

16.13 Therapeutische Konsequenzen und Schlussfolgerungen

Viele in den letzten Jahren publizierte Artikel bestätigen die Bedeutung des Labrums im klinischen Alltag durch seine wichtigen biomechanischen Funktionen.

Zahlreiche Grundlagenstudien belegen, dass das Labrum eine Reihe von Funktionen erfüllt: Das Labrum dichtet das Hüftgelenk ab und optimiert die Gelenkschmierung, das hat eine nutritive Funktion für den Knorpel. Das Labrum spielt auch eine wichtige Rolle in der Propriozeption des Hüftgelenkes. Eine weitere Funktion des Labrums ist die Optimierung der Lastverteilung und es sorgt somit für die Gelenksstabilität. Ein Labrumriss verursacht häufig Leistenschmerzen und bewirkt Mikroinstabilität im Hüftgelenk und beschleunigt die Gelenkdegeneration durch die Verdichtung des Knorpels und Erhöhung der Reibung zwischen den Gelenkflächen.

Die chirurgische **Labrum-Teilresektion** verbessert zwar die mechanischen Symptome und wirkt schmerzlindernd. Basierend auf der Grundlagenforschung postulieren viele Autoren, dass die Labrum-Teilresektion, wenn notwendig, so klein wie nur möglich gehalten werden soll, damit die Dichtungsfunktion des restlichen Labrums aufrechterhalten bleibt.

Ein deutlich besseres Resultat beobachtet man nach chirurgischer **Labrum-Rekonstruktion**, insbesondere wenn die Labrum-Separation im Bereich der Labrum-Knorpel-Grenze bleibt. Die Blutversorgung der Labrumbasis direkt aus dem Acetabulumrand sorgt für ein hohes Heilungspotential. Eine erfolgreiche operative Reparatur des Labrumrisses wirkt „chondroprotektiv". Die intrasubstantiellen Labrumrisse hingegen zeigen auf Grund der mangelhaften Blutversorgung ein schwaches Heilungspotential und eignen sich deshalb weniger für eine Rekonstruktion.

Entscheidend für eine kausale Therapieentscheidung ist es, sich immer vor Augen zu halten, dass eine Labrumläsion ein **Symptom oder Indikator** für eine zugrunde liegende pathomorphologische Ursache mit Störung der Biomechanik darstellt. Diese biomechanische pathomorphologische Ursache muss gefunden und analysiert werden, um sie gezielt korrigieren zu können: Klassisches Beispiel ist die Korrektur der residuellen Pfannendysplasie durch eine komplexe periacetabuläre Osteotomie (PAO). Nach einer Korrektur der ossären Pathologie wird das Labrum „entlastet" und kann zumindest teilweise regenerieren oder zumindest stabil vernarben. Eine isolierte Labrumchirurgie bei der unkorrigierten residuellen Dysplasie ist frustran und deshalb kontraindiziert!

Fehlbelastungen und beginnende Labrumläsionen können gerade im Kindesalter oft lange Zeit klinisch stumm und ohne Schmerzen verlaufen. Es ist deshalb sinnvoll, Folgezustände nach frühkindlichen Hüftreifungsstörungen bis zum knöchernen Wachstumsende von Zeit zu Zeit mittels sog. **„Meilensteinröntgen"** bildgebend zu kontrollieren.

Eine lange Zeit klinisch stumme Restdysplasie ist eine der wichtigsten und häufigsten biomechanischen Ursachen für eine später symptomatische Labrumläsion.

16.14 Literatur

[1]   Philippon MJ, Rasmussen MT, Turnbull TL, Trindade CA, Hamming MG, Ellman MB, Harris M, LaPrade RF, Wijdicks CA. Structural Properties of the Native Ligamentum Teres. Orthop J Sports Med. 2014; 2(12):2325967114561962. doi: 10.1177/2325967114561962. eCollection 2014.
[2]   Matthiessen HD. Beuge-Spreizbehandlung. Flexion-abduction therapy of the hip. OUP. 2016; 7/8:400–408.
[3]   Graf R. Der Limbus im Säuglingshüftgelenk – eine Begriffsverwirrung. The „limbus" in a baby hip joint – a confusion in the terminology. OUP. 2016; 7/8:396–399.
[4]   Beck M, Kalhor M, Leunig M, Ganz R. Hip morphologie influences the pattern of damage to the acetabular cartilage. Femoroacetabular impingement as a cause of early osteoarthritis oft he hip. J Bone Joint Surg (Br). 2005; 87-B:1012–1018.
[5]   Konan S, Rayan F, Meermans G, Witt J, Haddad FS. Validation of the classification system for acetabular chondral lesions identified at arthroscopy in patients with femoroacetabular impingement. J Bone Joint Surg BR. 2011; 93(3):332–336. doi: 10.1302/0301-620X.93B3.25322.
[6]   Petersen W, Petersen F, Tillmann B. Structure and vascularization of the acetabular labrum with regard to the pathogenesis and healing of labral lesions. Arch Orthop Trauma Surg. 2003; 123(6):283–288.
[7]   Seldes RM, Tan V, Hunt J, Katz M, Winiarsky R, Fitzgerald RH Jr. Anatomy, histologic features, and vascularity of the adult acetabular labrum. Clin Orthop Relat Res. 2001; 382:232–240.
[8]   Cashin M, Uhthoff H, O'Neill M, Beaulé PE. Embryology of the acetabular labralchondral complex. J Bone Joint Surg Br. 2008; 90(8):1019–1024.
[9]   McCarthy J, Noble P, Aluisio FV, Schuck M, Wright J, Lee JA. Anatomy, pathologic features, and treatment of acetabular labral tears. Clin Orthop Relat Res. 2003; 406:38–47.
[10] Kelly BT, Shapiro GS, Digiovanni CW, Buly RL, Potter HG, Hannafin JA. Vascularity of the hip labrum: A cadaveric investigation. Arthroscopy. 2005; 21(1):3–11.
[11] Putz R, Schrank C. Anatomy of the labro-capsular complex [German]. Orthopaede. 1998; 27(10):675–680.
[12] Hosokawa O. Histological study on the type and distribution of the sensory nerve endings in human hip joint capsule and ligament [Japanese]. Nippon Seikeigeka Gakkai Zasshi. 1964; 38:887–901.
[13] Kim YT, Azuma H. The nerve endings of the acetabular labrum. Clin Orthop Relat Res. 1995; 320:176–181.
[14] Konrath GA, Hamel AJ, Olson SA, BayB, Sharkey NA. The role of the acetabular labrum and the transverse acetabular ligament in load transmission in the hip. J Bone Joint Surg Am. 1998; 80(12):1781–1788.
[15] Ferguson SJ, Bryant JT, Ganz R, Ito K. The influence of the acetabular labrum on hip joint cartilage consolidation: A poroelastic finite element model. J Biomech. 2000; 33(8):953–960.
[16] Ferguson SJ, Bryant JT, Ganz R, Ito K. The acetabular labrum seal: A poroelastic finite element model. Clin Biomech (Bristol, Avon). 2000; 15(6):463–468.
[17] Ferguson SJ, Bryant JT, Ganz R, Ito K. An in vitro investigation of the acetabular labral seal in hip joint mechanics. J Biomech. 2003; 36(2):171–178.
[18] Dorfmann H, Boyer T, Henry P, DeBie B. A simple approach to hip arthroscopy. Arthroscopy. 1988; 4:141–142.
[19] Takechi H, Nagashima H, Ito S. Intraarticular pressure of the hip joint outside and inside the limbus. Nippon Seikeigeka Gakkai Zasshi. 1982; 56(6):529–536.
[20] Terayama K, Takei T, Nakada K. Joint space of the human knee and hip joint under a static load. Engineering in Medicine. 1980; 9:66–74.

[21] Song Y, Safran MR, Ito H, Carter DR, Giori NJ. Poster 1153: Articular cartilage friction increases in hip joints after partial and total removal of the acetabular labrum. Presented at the 55th Annual Meeting of the Orthopaedic Research Society, Las Vegas, NV, February 22–25, 2009.

[22] Crawford MJ, Dy CJ, Alexander JW, et al. The 2007 Frank Stinchfield Award: The biomechanics of the hip labrum and the stability of the hip. Clin Orthop Relat Res. 2007; 465:16–22.

[23] Dy CJ, Thompson MT, Crawford MJ, Alexander JW, McCarthy JC, Noble PC. Tensile strain in the anterior part of the acetabular labrum during provocative maneuvering of the normal hip. J Bone Joint Surg Am. 2008; 90(7):1464–1472.

[24] Ishiko T, Naito M, Moriyama S. Tensile properties of the human acetabular labrum: The first report. J Orthop Res. 2005; 23(6):1448–1453.

[25] Giordano G, Lindsey DP, Gold G, Zaffagnini S, Safran MR. Poster 1182: Strains within the intact acetabular labrum during passive range of motion. Presented at the 55th Annual Meeting of the Orthopaedic Research Society, Las Vegas, NV, February 22–25, 2009.

[26] Safran MR, Giordano G, Lindsey DP, Gold G, Zaffagnini S. Poster 1183: Effect of acetabular labrum tears and resection on labral strain. Presented at the 55th Annual Meeting of the Orthopaedic Research Society, Las Vegas, NV, February 22–25, 2009.

[27] Shrive NG, O'Connor JJ, Goodfellow JW. Load-bearing in the knee joint. Clin Orthop Relat Res. 1978; 131:279–287.

[28] Harris WH, Bourne RB, Oh I. Intraarticular acetabular labrum: A possible etiological factor in certain cases of osteoarthritis of the hip. J Bone Joint Surg Am. 1979; 61(4):510–514.

[29] Safran MR, Zaffagnini S, Lopomo N, et al. Poster 1999: The influence of soft tissues on hip joint kinematics: An in vitro computer assisted analysis. Presented at the 55th Annual Meeting of the Orthopaedic Research Society, Las Vegas, NV, February 22–25, 2009.

[30] Greaves LL, Gilbart MK, Yung AC, Kozlowski P, Wilson DR. Effect of acetabular labral tears, repair and resection on hip cartilage strain: A 7T MR study. J Biomech. 2010; 43(5):858–863. doi: 10.1016/j.jbiomech.2009.11.0160301-620X.93B3.25322. Epub 2009 Dec 16.

[31] Miozzari HH, Clark JM, Jacob HA, von Rechenberg B, Nötzli HP. Effects of removal of the acetabular labrum in a sheep hip model. Osteoarthritis Cartilage. 2004; 12(5):419–430.

Stichwortverzeichnis

www.ingramcontent.com/pod-product-compliance
Lightning Source LLC
Chambersburg PA
CBHW081514190326
41458CB00015B/5370